易学、易记、易考、易用

针灸学四易口诀

主编　冷洪岩
主审　周礼伯

中国医药科技出版社

内容提要

本书按照高等中医药院校教材《针灸学》的顺序和内容，将针灸学考试大纲中考试和临床要求必须掌握的相关知识的重点、难点、疑点等揉融综合，融入本书口诀，采用口诀与注释相结合的形式编写而成。注释中的内容是本书的精华。此书适用于参加本科考试、研究生考试、执业医师资格考试、自学考试的考生。“医学四易歌，考试轻松过”。

图书在版编目（CIP）数据

针灸学四易口诀／冷洪岩主编. —北京：中国医药科技出版社，2018.1

ISBN 978-7-5067-9580-7

Ⅰ.①针…　Ⅱ.①冷…　Ⅲ.①针灸学　Ⅳ.①R245

中国版本图书馆 CIP 数据核字（2017）第 217219 号

美术编辑　陈君杞

版式设计　张　璐

出版　中国医药科技出版社

地址　北京市海淀区文慧园北路甲 22 号

邮编　100082

电话　发行：010-62227427　邮购：010-62236938

网址　www. cmstp. com

规格　787×1092mm　1/16

印张　19½

字数　444 千字

版次　2018 年 1 月第 1 版

印次　2018 年 1 月第 1 次印刷

印刷　三河市双峰印刷装订有限公司

经销　全国各地新华书店

书号　ISBN 978-7-5067-9580-7

定价　58.00 元

序

早期医学教育机构的创立，发端于南北朝时期。《唐六典》记载宋元嘉二十年，太医令秦承祖奏置医学，以广传授。秦承祖是创立医学教育机构的始祖。隋唐时期皆设置太医署，开展其正规的医学教育，且唐代太医署已具备较完善的教育体制，教学人员及学生都有明确的编制，各府、州亦仿照太医署建立地方性医校。宋金元时期均开办了医学教育机构，还建立了考试、奖惩、破格录用等制度。

清代医学教育于1749年《医宗金鉴》刊行（即用《医宗金鉴》作为教科书）后，一直沿续到清末。《医宗金鉴》为清政府编纂的医学丛书，其中《四诊心法要诀》《杂病心法要诀》《妇科心法要诀》《幼科杂病心法要诀》《外科心法要诀》《正骨心法要诀》《眼科心法要诀》等，都是采用歌诀体裁编著，使学者熟书明理，易于理解，便于诵记。民国年间，中医界的有识之士为抵制当时国民政府对中医的歧视、压制和西方列强的文化侵略，开办中医学校，培养中医人才，为发展中医药写下了可歌可泣的历史。

为适应中医药教育和临床的需要，国家先后组织由全国著名中医药学专家，编写出版了系统的高等中医药院校教材。本套丛书就是根据这套高等中医药院校教材中的中医基础理论、中医诊断学、中医内科学、中医妇科学、中医儿科学、中医外科学、中医眼科学、中医耳鼻喉科学等学科的内容，系统地编成了口诀并后列注释。口诀包含的内容紧贴教材，顺诀释义可帮助理解、熟悉教材内容；若能进一步诵记口诀，更能促其熟练掌握教材内容。因本口诀易学、易懂、易记、易考、易用，按此诀背记、对照教材理解，可助学员熟练中医的理、熟练中医的证，为自己成为优秀的中医人才打好牢固而准确的基础。

为解决学习中医学各学科广博内容中难于记忆和熟练掌握的问题，周礼伯医师团队作了近20年艰辛的尝试：编著四易口诀，推广利用“口诀法”学习中医学。

此套丛书把中医复杂而深奥的理论用口诀浅显易懂、提纲挈领地表述了出来，让学习中医者易于学习理解和掌握运用中医知识，势将获得良好效果。这对于继承、弘扬中医学，促进中医学的广泛传播与发展，培养国内外中医优秀人才，无疑会起到十分积极的作用。

对此，我甚感欣慰。乐于为之作序。

成都中医药大学教授　李大琦

前言

为方便考试和临床实用，我们根据高等中医药院校教材，结合临床与考试的要求，编成了《针灸学四易口诀》。本口诀清楚而简捷，解决了学习中西医学知识的棘手问题。此书适合于教学需要、自学需要、考试需要和临床需要。

本书参照高等中医药院校教材《针灸学》的顺序和内容，大量采用、分析了《医宗金鉴》《标幽赋》《百症赋》《通玄指要赋》《金针赋》《玉龙歌》《肘后歌》《十二穴主治杂病歌》中的内容，并将《针灸学考试大纲》中的考试和临床都必须掌握的相关知识的重点、难点、疑点等进行了揉融综合，尽量将诸多知识结合点嵌融入了本书口诀，进行了创新编写，并结合编者的临床实践，广泛接受了国家级、省级高端精品课程教学导师和资深针灸临床专家的修改意见，以及对各种考试要点都非常熟悉的一线教学导师的指导意见，再据此基础将口诀进行精化、简化，采用口诀与注释相结合的形式编写而成。据此：本书口诀内容具有切实可据、可用的忠实性、实用性、信赖性、权威性和科学性。

为了减轻记忆负担，本书不再借用“十二井穴歌、十二募穴歌、十二背俞穴歌、十二原穴歌、十五络穴歌、十六郄穴歌”，而把这诸多口诀简编成了“原、井荥输，经合络、郄募”之十二经合句，改为了“十二经脉极其重要的穴位明确记用口诀”，编者称为《十二经要穴歌》，以简化记忆，使之临床易用。将“八脉交会穴”称为“八交会，八交，八”，但新编了“八脉交会穴歌诀”。各经的“交会穴”都嵌入了口诀，读记后一目了然，一记永用。

学用此诀，您会先读得哭，最后，必将读得笑！但您记熟此诀，必将是一位熟练的针灸高手！必将是一位称职的、远近闻名的针灸师！实际要背诵掌握的口诀为：①某经循行部位口诀；②循经病证口诀；③穴名速记口诀和五输络郄募穴口诀；④某经循行口诀；⑤某经循行各穴所治病证概读；⑥穴位针刺深度口诀。应注意：口诀中穴位主治功能中最靠前的内容，就是考试中最正确的、最首选的答案，亦是临床中最重要的内容，如“丰隆痰湿瘘证癫，头晕哮喘喉胸痛”，示含“丰隆”是治痰的首选要穴。这样，针灸学的重点、难点、考点几乎都在口诀中可理解且能找到答案，故此书适用于本科考试、研究生考试、执业医师资格考试、自学考试的贴切需求与要求。医学四易歌，考用轻松过，这就是编此书的目的。

《灵枢·本神》说：“凡刺之法，必先本乎神。”人生三宝精气神，精充气足神旺就是健康。神血协调气机畅，女人健美男人壮。人活一口气，气是器质以上属于“道”的东西。针灸讲气，气学说在针灸临床中点主导地位。针灸治病的特点与规律，都遵循气的运行规律，即在“道”的前提下进行。人体的元气、营气、宗气、卫气、中气、阴气、阳气、先天之气、后天之气、肝气、心气、肺气、脾气、肾气、经络之气等一切气，都要协调不滞，无郁滞无疾病；否则将发气病：气虚、气陷、气逆、气滞（气郁）、气闭、气脱。有郁滞必发疾病，有疾病必有郁滞。小郁滞小疾病，大郁滞大疾病，多发、多样、多重郁滞必发多种多样疾病。针灸对脏腑功能的调整就是注重“气化”，对经络气血的调整注重“气机”，进针注重“得气”，行针注重“气至病所”，纵然是调整“血”，因“血能载气”，最终调整的结果依然是“气”；而精、津、液、痰、瘀、水亦同此理。

针灸必须辨证才能取穴处方，故本书编入了《中医基础理论》的内容以供使用，且将经络循行部位及循经病证的临床表现也编成了口诀。据此，本书口诀具有“新创、齐博、精辟、实用、灵活”的特点，使学习和掌握针灸学变得容易了，虽简切但不难理解，易学、易记、易考、易用，故名《针灸学四易口诀》。此“四易”为学习针灸、按摩、推拿者提供了精简实用的最易学到手的扎扎实实的针灸知识，是学习针灸学、按摩学者能顺利通过考试、做好临床工作的得力助手，对穴位针灸按摩的应用与传承起到一定的促进作用。

拥有此书，不畏考试，乐于临床！

谨向对此书支持、修改、提炼的我的导师们及主审者周礼伯导师致以诚挚的谢意！

冷洪岩

目　　录

绪　言

针灸学历代专著及作者记忆口诀：

砭石早记《山海经》。灸载《素问异法方…》。
"十一脉灸""马王堆"。最早针经《灵枢》藏，
药王《千金方》阿是，葛洪《肘后备急方》。

针灸专著皇甫谧："针灸甲乙：349"。
药王《明堂三人图》。王焘《外台秘要》灸。
《铜人腧穴…》王惟一。《针灸大成》杨继洲。

陈会编著《神应经》。《十四经发…》滑伯仁。
《针灸集成》廖润鸿。吴人知聪带日本：钦明天皇受《针经》，
知聪带日《明堂图》。《针灸大全》徐凤著。
时珍《奇经八脉考》。汪机《针灸问对》书。

注

砭术最早记载在《山海经·东山经》这部书中。灸法最早载于《素问·异法方宜论》。"阴阳十一脉灸经"见于长沙马王堆三号汉墓文物所载。《灵枢》又叫针经。药王孙思邈著《千金方》并在其书中说明了阿是穴，并绘制了"明堂三人图"。葛洪著《肘后备急方》。

晋代皇甫谧著的《针灸甲乙经》是最早的针灸专著，确定了349个穴位（读作：针灸甲乙三四九）。王焘所著《外台秘要》一书介绍了灸法。北宋王惟一编撰了《铜人腧穴针灸图经》。明代杨继洲以家传《卫生针灸玄机秘要》为基础编成《针灸大成》。

廖润鸿著《针灸集成》。元代滑伯仁著的《十四经发挥》将任、督二脉由十二经并论为十四经。陈会编著《神应经》。公元562年吴人知聪将《明堂图》带到了日本。

徐凤著《针灸大全》书。汪机著《针灸问对》书。李时珍著《奇经八脉考》。

作为针灸按摩学员，这诸般内容都应了解掌握，因其内也有考试内容。

第一章　经络总论

一、经络学说总述

经络经脉络脉成，经是主干纵行深，
络是网络纵横交。经络气血濡养身，
表里上下内外通，联系脏腑器官用，
濡养脏窍经脉间，渗灌气血运输送，
保卫机体抗病邪，感应传导平衡功。
阐释生理病理变，疾病诊断治疗宗，
针灸推拿取穴位，指导药物归经中。

注

学习者顺诀释义可知（本书各诀皆用此顺诀释义的方法去学习）：

经络是经脉和络脉的总称。经是经脉，犹如途径，是经络系统的主干。经是纵行分布的，位置较深。络如网络，是经脉的分支，其特点是纵横交错，遍布全身。经络的功能活动叫"经气"。因此，经络系统由经脉、络脉及其连属部分组成，经脉"内属于脏腑，外络于肢节"。

经络的功用。经络的生理功能主要表现在：①沟通表里、上下、内外；②联系濡养脏腑器官（在脏腑与脏腑之间、脏腑与官窍之间、脏腑与体表之间、经脉与络脉之间起联系作用），运行气血，濡养全身，抗御病邪，保卫机体；③感应传导；④调节身体阴阳平衡（即调节身体功能平衡）。

经络学说的临床应用。经络学说用于以下几点：①阐释说明脏腑的生理和病理变化；②指导疾病的诊断辨证治疗（循经诊断、分经诊断）；③针灸和按摩推拿取穴治疗；④指导药物的归经。

经络学说是古人对针灸远隔诊疗作用的一种直观解释，应从临床角度而不应从解剖学的角度去解读经络理论。十二经脉理论的构建是从临床的总结得来的。《灵枢·经脉》说："经脉者，所以能决死生，处百病，调虚实。"经络反映了脏腑病候、循经性病候及相关症候群。要根据经脉、经脉循行的相关性，去了解、分析、探索经脉病候及病证出现的部位、性质和分类。

中医师知晓经络理论，有助于分经辨证、确定病位、预测病邪传变、循经取穴、分经用药、提高中医疗效。

二、经络系统的组成

十二奇八正经别，十五别孙浮筋皮。

注

经络系统的组成有：十二正经、十二经别和奇经八脉，三者是经络的主干。络是络脉（是经脉的小分支），即由十五别络、浮络、孙络及其连属组织（十二经筋、十二皮部）组成。

三、十二经脉的组成和名称及表里络属关系

十二经脉的名称由手足、阴阳经和脏腑组成：

手太阴肺经，手阳明大肠经，
足阳明胃经，足太阴脾经，
手少阴心经，手太阳小肠经，
足太阳膀胱经，足少阴肾经，
手厥阴心包经，手少阳三焦经，
足少阳胆经，足厥阴肝经。

四、十二经脉的走行交接规律

表里阴阳肢末接，异名阴经胸交汇，
同名阳经头面接，头为诸阳之交会。

注

相为表里的阴经和阳经在四肢末端相交接。相互衔接的异名阴经在胸部交接。同名的阳经与阳经在头面部相交接（头为诸阳之会）。

五、手足阴阳十二经络走向规律

手三阳手外走头，手三阴腹胸内手。
足三阳头背下足，足三阴足腹胸走。

注

手三阳从手起始，从手臂外侧上行到头止。手三阴从腹胸起始，经手臂内侧到手为止（接于三阳）。足三阳（接续手三阳）从头起，经背部下足（接足三阴）。足三阴从足起始，经人体内侧上行到腹胸（接手三阴）。

参考：手之三阴胸内手，手之三阳手外头，足之三阳头外足，足之三阴足内胸。

六、十二经脉的流注次序口诀

经脉气血流注畅，肺大胃脾心小肠，
膀肾包三胆肝肺，如环无端人健康。

手足六阳会督脉，六阴阴维冲会任。
联系脏腑通内外，联络运输传感应，
抗御病邪卫机体，运行气血养全身，
濡润筋骨利关节，平衡阴阳调机能。

注

经脉气血流注次序为：肺→示指端大肠→鼻旁胃→足大指内端脾→心中心→手小指端小肠→目内眦膀胱→足小趾端肾→胸中心包→环指端三焦→目外眦胆→足大趾外端肝→肺内肺。手足六阳经会合于督脉。

六阴经和阴维、冲脉都会于任脉。十二经的功能是联络全身，感应传导，运输营养物质，

濡润筋骨，疏利关节，平衡阴阳，调节机能。

七、元气在十二时辰所走达的穴位口诀

元气子时走尾闾，丑走背堂寅玄枢，
卯走夹脊辰陶道，巳走玉枕泥丸午，
未走明堂申膻中，酉走中脘戌神阙，
元气亥时归气海。循环全身不停绝。

注

元气（又名原气、真气）根于肾（即为肾中精气所化生，来源于先天之精气与后天水谷精微物质），是人体最为基本、最为重要的气，是人体生命活动的原动力。故元气是生命之本。元气循行于全身，内至脏腑，外达肌肤腠理，以三焦为通道，到达、作用于机体的各个部分。元气的主要功能是温煦和激发各个脏腑、经络等组织器官的生理活动且促进人体的生长和发育。脏腑之气和经络之气（元气、营气、宗气、卫气、中气、阴气、阳气、先天之气、后天之气、肝气、心气、脾气、肺气、肾气、胆气、胃气、心包气、膀胱气、大小肠之气、经络之气等人体内的一切气）都是元气派生的，皆属于人体元气的一部分。

口诀拆开，即元气在12个时辰所行的穴位：元气子时走尾闾，丑时走背堂，寅时走玄枢，卯时走夹脊，辰时走陶道，巳时走玉枕，午时走泥丸，未时走明堂，申时走膻中，酉时走中脘，戌时走神阙，元气亥时归气海。元气循环全身不停不绝灭。

八、地支十二经流注歌

寅肺卯大辰时胃，巳脾午心小肠未，
申膀酉肾戌心包，亥三子胆丑肝寅肺。

注

每日寅时从肺起，卯时流入大肠经，辰胃巳脾午心火，未时应注小肠经，申属膀胱酉属肾，戌走包络亥焦宫，子胆丑肝寅又肺，十二经脉周环行。

人有十二经，昼夜有十二时，每一经主一时。先从寅时入肺起，卯入于大肠，辰入于胃，巳入于脾，午入于心，未入于小肠，申入于膀胱，酉入于肾，戌入于包络，亥入于三焦，子入于胆，丑入于肝，至于寅时，则又从肺起。此十二经与十二时，相循环而行者也。

九、十二经穴周流歌

中府肺经注少商，少阳注大肠商阳，
商阳接鼻迎香走，香接头维到库房，
头维又下降厉兑，兑传隐白到胸乡，
隐白上传到大包，大包连接极泉场，
泉贯少冲心井穴，冲连少泽经小肠，
泽到听宫接睛明，睛明下达至阴强，
至阴斜出到涌泉，涌泉归入俞府藏，
府连心包经天池，池接中冲心关冲，
关冲再传丝竹空，空传瞳子髎之中，
瞳子髎下足窍阴，足窍阴连大敦同，

敦接肝脉期门穴，期门终还中府中。

注

十二经的经气通过经穴交相传接，循环不息，如下：

肺经中府→肺经少商→大肠经商阳→大肠经迎香→胃经头维→胃经库房→胃经厉兑→脾经隐白→脾经胸乡→脾经大包→心经极泉→心经少冲→小肠经少泽→小肠经听宫→膀胱经睛明→膀胱经至阴→肾经涌泉→肾经俞府→心包经天池→心包经中冲→三焦经关冲→三焦经丝竹空→胆经瞳子髎→胆经足窍阴→肝经大敦→肝经期门→肺经中府，如此循环不息。

十二经穴周流歌的新口诀（比上面的原诀减少了10句）：

十二经穴周流歌，中府少商到商阳，
迎香头维流库房，头维向下厉兑降，
隐白胸乡上大包，极泉少冲少泽畅，
听宫睛明下至阴，涌泉俞府天池藏，
中冲关冲丝竹空，瞳子髎足窍阴乡，
大敦期门回中府，循环不息血脉畅。

十、十二经脉的分布规律

十二经脉对称布（在），头面躯干四肢身。
阴经胸腹肢内侧，头面身肢外阳经。
阳前少中太阳后。太阴前厥（中）少阴后。
内踝上的八寸下，厥前太中少阴后；
内踝以上八寸上，太前厥中少阴后。

注

十二经脉对称分布在头面、躯干、四肢及全身。六条阴经走行在胸腹、四肢内侧，六条阳经走行在头面、身、四肢外侧。

手、足三阳经在头、身、四肢的分布规律是：阳明经走行在头、身、四肢的前面，少阳在体正中，太阳在体后面（注意口诀字意的缩略：以太阳记忆阳经）。

手、足三阴经在头、身、四肢的分布规律：太阴在头、身、四肢前面，厥阴在中，少阴在后面（注意口诀字意的缩略：以少阴记忆阴经）。内踝上的8寸以下，厥阴在体前面，太阴在体的正中，少阴在体后面。内踝上的8寸以上，太阴在体前面，厥阴在体正中，少阴在体后面。

十一、奇经八脉的含义及其特点

奇经八脉督任冲，带阴阳维阴阳跷。
督脉任脉有腧穴，合称十四经明了。
奇八脏腑无络属，奇八之间无里表，
走向分布不规则，奇恒之腑密切绕。

注

奇经八脉不隶属于任何脏腑，也无阴阳表里配合（即表里配属关系），“别道奇行”，所以叫“奇经”。奇经八脉中的任脉和督脉因为都有它自己所属的腧穴，就和十二经脉相提并论了，合起来叫“十四经”。跷与跻两字皆可用。

奇经八脉的特点是：①奇经八脉与五脏六腑没有络属关系；②奇经八脉之间无表里相配

关系；③奇经八脉的走向、分布都没有规律；④奇经八脉与奇恒之腑的关系密切联绕。

十二、奇经八脉的主要功能

奇经八脉上肢无，不与脏腑相络属。
奇八纵横循十二，联统气血调阴阳，
密切十二经联系，肝肾子宫脑髓养，
蓄灌调十二气血，犹如湖泊水库样。
阳气真元督脉帅，阴气精血任脉海。
带脉约束纵行经，冲脉十二经血海。
阳维一身表主管，一身之里阴维管。
两侧阴阳阴阳跷，调节腿动管睡眠。
大椎手足三阳督，足三阴任交中极、关元。

注

奇经八脉在上肢无分布，不与脏腑相络属，也就没有表里相配的关系。

奇经八脉纵横交错地循行分布于十二经脉之间，将部位相近、功能相似的经脉联系起来，达到统帅有关经脉气血，协调阴阳的作用。

因此，奇经八脉有以下三个方面的作用。

（1）奇经八脉进一步密切了十二经的联系。

（2）与肝、肾、子宫、脑、髓等奇恒之腑的关系密切，增强了它们相互之间的生理、病理联系。

（3）对十二经脉的气血有着蓄积和渗灌的调节作用，当十二经脉和脏腑的气血旺盛之时，奇经八脉就如湖泊水库一样加以储蓄；当十二经脉生理功能需要气血供应时，奇经八脉又能渗灌和供应（注意顺诀释义时的言词补加）。

督脉统帅全身的阳气和真元，称为“阳脉之海”。

任脉妊养全身之阴经，总调全身阴气和精血，称为“阴脉之海”。另外，任脉起于胞中，与女子妊娠有关，叫“妊主胞胎”。

冲脉有涵蓄十二经气血的作用，有“十二经之海”和“血海”之称，与女性月经密切相关。

带脉约束躯干部的纵行的经脉。

阳维脉主管一身表，“维络诸阳”；阴维脉主管一身里，“维络诸阴”。阴、阳维脉具有维系一身阴经和阳经的作用。

阴跷脉和阳跷脉“分主一身左右之阴阳”，两侧的阴阳由阴、阳跷脉主管，有濡养眼目，司眼睑开合，且调节下肢运动与管理睡眠的作用。

督脉的大椎穴为手、足三阳经的交会处。任脉的关元、中极是足三阴经的交会处。

十三、十二经别

经别离入出合行，肘膝关节旁别离离，
深入体腔脏腑联入，浅出体表头项际出。
头项阳经合本经合，阴经合于表里阳，
阴经经别合头面，表里六组六合匡。

六合加强表里联，加强经脉脏腑联，
弥补十二经不足，增强经别头面联，
扩大十二经主治，表内肢躯向心联。
阳明经别上联心，加强各经与心联。

注

经别是十二经别的简称，是十二经脉别出的，分布于胸腹和头部，是沟通表里两经并加强与脏腑联系的另一经脉系统，是包括在十二经脉范围以内的经脉，故叫“别行的正经”。

十二经别具有“离入出合”的特点，其走行是：多从肘膝关节旁的正经别出（离）。经过躯干深入体腔内与相关的脏腑联系（入），再浅出于体表上行头项部（出）。在头项部阳经的经别合于本经的经脉（合）。阴经的经别合于与其相为表里的阳经的经脉（合）。阴经经别合于头面。

十二经别按阴阳表里关系汇合成六组，故有“六合”之称。

十二经别通过“六合”：①加强了表里两经的联系；②加强了经脉与脏腑的联系，即加强了体表与体内、四肢与躯干的向心性联系；③加强了经脉与头面部的联系；④弥补了十二经的不足；⑤扩大了十二经脉的主治范围，足阳明胃经的经别上联于心；⑥十二经别各自都加强了各经与心的联系。

十四、十二经筋、十二皮部口诀

十二经筋起肢末，结聚节骨走头身，
不入内脏只行表，束骨利于关节伸。
联络四肢与百骸，保护主管关节运。
十二皮部十二经，人体气血通外层，
络脉卫气散布处，卫体抗邪反映病，
协助诊断扩疗法，增强治疗之效应。

注

经筋是十二经筋的简称，是十二经的经气濡养筋肉骨节的体系，是附属于十二经脉的筋膜系统，是经脉经气在人体四肢百骸、骨骼筋肉之间运行的另一路径。

十二经筋起于四肢末端，结聚于关节、骨骼部，走向躯干、头面，不入内脏只行表。因经筋只运行于体表筋肉，故称“经筋”。经筋也分为手、足三阴三阳，其数目与经脉相同，其循行道路也多与经脉相接。

十二经筋与十二经脉的分布循行基本上相一致，但是，十二经脉有顺逆之不同，而经筋走向都起于四肢指爪之间，在踝、膝、臀、腕、肘、腋、髀、颈等处结聚，终结于头面等处，沿行于体表，不入内脏，而与他经相接。经筋的作用主要是联络四肢百骸，约束骨骼，司关节运动，对关节有保护作用，利于关节屈伸活动，以保持人体正常的运动功能。

十二皮部分布在人体的体表的最浅部位，其循行范围是以十二经脉来划分区域的。十二皮部是十二经脉及其所属络脉在体表的分区。十二皮部受十二经脉及其络脉气血的温润濡养，而维持正常的功能。十二皮部位于体表的最浅部位，与外界直接接触，对感受到的外界变化具有调节作用，还能从“面”上加强十二经脉的联系。

十二皮部是十二经脉功能活动反应于体表的部位。十二皮部是人体外层，又与经络气血相通，是络脉之气即卫气散布之处，起着以下作用：①保卫机体、抵抗外邪；②反应病候；

③协助诊断，扩展治疗方法，增强治疗效果。

十五、根结、气街

“根结”是指经气的所起之始和所归之终，反映出经气上下两极间的关系。“根”指根本、开始，即四肢末端的井穴。“结”指结聚、归结，即头、胸、腹部。《灵枢·根结》说：太阳经根于至阴，结于命门（目）；阳明经根于厉兑，结于颡大（钳耳）；少阳经根于窍阴，结于窗笼（耳中）。太阴经根于隐白，结于大仓；少阴经根于涌泉，结于廉泉；厥阴经根于大敦，结于玉英，络于膻中。九针之玄，要在终始。故能知终始，一言而毕，不知终始，针道咸绝。

“气街”是经气聚集运行的共同通路。《灵枢·卫气》说：“胸气有街，腹气有街，头气有街，胫气有街。”《灵枢·动输》又指出：“四街者，气之径路也。”说明了在头、胸、腹部有经脉之气聚集与循行的通路。

第二章　腧穴总论

一、十四经各经的穴位数目和主治规律口诀

腧穴分类阿是穴，十四经穴奇穴计。
穴位三百七十一，心心包九肺十一，
大肠二十小十九，胃四十五脾二一，
胆四十四肝十四，膀六十七肾二七，
焦二十三督二八，任脉穴位二十四。
腧穴主治两规律，分经主治分部治，
奇穴一百一十一。奇穴治病有特效，
阿是穴无固定处，不定天应压痛找。
近治远治特殊治，双向调整特异疗。

注

腧穴分类有阿是穴，十四经穴和奇穴。人体穴位总共有371个。十四经各经的穴位数目是：心经和心包经都是9穴，肺经11穴，大肠经20穴，小肠经19穴，胃经45穴，脾经21穴，胆经44穴，肝经14穴，膀胱经67穴，肾经27穴，三焦经23穴，督脉28穴，任脉24穴。本书收集了奇穴111个。

腧穴的主治有两个规律：分经主治和分部主治。

分经主治是指某一经脉所属的经穴均可治疗该经循行部位及其相应脏腑的病证。同一经脉的不同穴位，可以治疗本经的相同病证。

分部主治是指处于身体某一部位的腧穴均可治疗该部位及与之相关的某类病证，即腧穴的主治作用与腧穴的位置特点相关。

腧穴的主治特点有以下几种。

（1）近治作用：治此穴所在部位及其邻近组织、器官病证的作用。一切腧穴都有此特点。

（2）远治作用：腧穴具有治疗远隔部位的脏腑、组织、器官病证的作用。十四经穴，尤其是十二经穴中位于肘、膝、关节以下的经穴的远治作用最明显。

（3）特殊作用：是指某些腧穴具有双向的良性调整作用和相对的特异治疗作用。

双向的良性调整作用，指同一腧穴对机体的不同病理状态，可以起到两种相反而有效的治疗作用。

相对的特异治疗作用：是指某些腧穴的治疗作用具有相对特异性。

奇穴的主治范围小，对某些病有特殊疗效，阿是穴无固定处，又叫“不定穴”“天应穴”“压痛点”；以其压痛点或其他反应点作为针灸施术的部位。

二、十四经腧穴分经主治规律

手三阴经胸部病，手厥少阴神志病。

手少阴心胸神志，肺经肺喉胸部神。
手厥阴心胸神胃。手三阳热咽喉病。

手少阳和手太阳，同治热喉眼耳病。
手阳明牙前头鼻，热病眼耳咽喉病。
手少阳肋侧头病，热病眼耳咽喉病。
手太阳肩后头神，热病眼耳咽喉病。

足三阳治热病神，足少太阳眼热神。
足阳明牙喉胃头，眼病热病神志病。
足少阳治胁肋胆，耳项偏头眼热神。
足太阳项背后头，腰病肛肠眼热神。

足三阴妇腹前阴。足太阴治脾胃病，
妇科腹部前阴病。足厥阴治肝脏病，
妇科腹部前阴病。足少阴妇腹前阴，
肾病肺病咽喉病。任督脏腑妇科神。
任脉回阳固脱壮。督脉瘫热头面昏。

注

手三阴经同治胸部病。手厥阴和手少阴经同治神志病。
手少阴经治心病、胸部病和神志病。手太阴经治肺病、喉病、胸部病和神志病。
手厥阴经治心病、胃病、胸部病和神志病。
手三阳经同治热病、咽喉病。手少阳经和手太阳经同治热病、咽喉病、眼病和耳病。
手阳明经治口齿病、前头病、鼻病、热病、眼病、耳病和咽喉病。
手少阳经治胁肋病、侧头病、热病、眼病、耳病和咽喉病。
手太阳经治肩甲病、后头病、神志病、热病、眼病、耳病和咽喉病。

足三阳经同治热病和神志病。足少阳和足太阳经同治眼病、热病和神志病。
足阳明经治口齿病、咽喉、胃病、头部病、眼病、热病和神志病。
足少阳经治胁肋病、胆病、耳病、项病、偏头病、眼病、热病和神志病。
足太阳经治项病、背腰病、后头病、肛肠病、眼病、热病和神志病。

足三阴经同治妇科病、腹部病和前阴病。足厥阴经和足少阴经同治前阴病。
足太阴经治脾胃病、妇科病、腹部病和前阴病。
足厥阴经治肝脏病、妇科病、腹部病和前阴病。
足少阴经治妇科病、腹部病和前阴病、肾病、肺病和咽喉病。
任脉和督脉同治脏腑病、妇科病和神志病。
任脉还有回阳、固脱、强壮作用。督脉还可治中风瘫痪、热病、头面病和昏迷。

三、头面颈项部经穴主治病证

头面前头侧头部，主治局部眼鼻病。

项区神眼喉头项，后头区治头神志。
眼区眼病鼻区鼻，前项舌喉音喘颈。

注

头面经穴的前头和侧头部的穴位，主治局部病，眼、鼻病。项区的穴位主治神志病，眼、咽喉、头项病。后头区的穴位主治头部病和神志病。眼区的穴位主治眼病。鼻区的穴位主治鼻病，前项的穴位主治舌、咽喉、音哑、哮喘、颈部病。

四、胸腹背腰部经穴主治

胸膺上背上肺心，胁腹下背肝胆脾，
少腹腰尻下焦病，肾膀二肠前后阴。

注

上背部的胸膺穴位主治上焦（肺、心）。胁腹的穴位主治下背部（中焦肝、胆、脾、胃）的病，少腹的穴位主治腰尻部（下焦、肾膀、二肠、前后阴）病。

五、十二正经的原、五输穴、络郄募及交会穴歌诀

1. 手太阴肺经的原、五输穴、络郄募及交会穴歌诀

肺起中府终少商，肺经原输太渊穴，
井穴少商荥鱼际，经穴经渠合尺泽，
络穴列缺郄孔最，肺经募穴中府穴。
肺十一穴中府交，原输太渊八交穴。

注

肺经起于中府穴、终于少商穴，共11个穴位。手太阴肺经的原穴和输穴都是太渊穴，井穴少商，荥穴鱼际，输穴太渊，经穴经渠，合穴尺泽，络穴列缺，郄穴孔最，募穴中府。肺经有11个穴位。肺经的交会穴有：中府、太渊（八脉交会穴）。

极重要穴位是指各经的原穴、五输穴（子午流注中的井、荥、输、经、合）、络郄募穴的纲领性口诀所述共108个穴位以及交会穴，其也因此而编入口诀。

各经重要穴位依此顺序记熟后最利于应用。建议此诀应作重点读熟，每经的重要穴位依此顺序就背出来了。于考试与临床大有裨益！口诀中出现两处太渊，是因为太渊穴是手太阴肺经的原穴和输穴（这是三阴经以输为原的特点，即三阴经的原穴、输穴是同一个穴位）。

可以把口诀中的每个穴位的功用口诀从此书中抄写下来背熟。

2. 手阳明大肠经的原、五输穴、络郄募及交会穴歌诀

大起商阳终迎香。大肠原穴合谷是，
井穴商阳荥二间，输穴三间经阳溪，
合穴曲池络偏历，温溜郄募天枢使。
大肠二十交会三：肩髃巨骨迎香是。

注

手阳明大肠经起于商阳穴，终于迎香穴，有20个穴位。手阳明大肠经的原穴是合谷穴，井穴商阳，荥穴二间，输穴三间，经穴阳溪，合穴曲池，络穴偏历，郄穴温溜，募穴天枢

（天枢在足阳明胃经上）。手阳明大肠经20个穴位中有三个交会穴：肩髃、巨骨、迎香。

3. 足阳明胃经的原、五输穴、络郄募及交会穴歌诀

胃起承泣止厉兑，胃四十五原冲阳，
井穴厉兑荥内庭，输陷谷经解溪乡，
合足三里络丰隆，郄梁丘募中脘当。
胃经交会穴承泣，下关巨髎和地仓，
头维人迎两巨虚，胃之大络虚里上。

注

足阳明胃经起于承泣，止于厉兑，共45个穴位。足阳明胃经的原穴是冲阳，井穴厉兑，荥穴内庭，输穴陷谷，经穴解溪，合穴足三里，络穴丰隆，郄穴梁丘，募穴中脘。足阳明胃经的交会穴有：承泣、下关、巨髎、地仓、头维、人迎、上巨虚、下巨虚。胃之大络是虚里。

4. 足太阴脾经的原、五输穴、络郄募及交会穴歌诀

脾起隐白终大包。脾经原输太白选，
井穴隐白荥大都，经商丘合阴陵泉，
络穴公孙郄地机，脾的募穴章门见。
脾经交会三阴交，地机冲门府舍连，
大横腹哀交会穴，脾之大络大包兼。

注

足太阴脾经起于足大趾末端的隐白穴，终于大包穴，共21个穴位。足太阴脾经的原穴和输穴都是太白穴，井穴隐白，荥穴大都，输穴太白，经穴商丘，合穴阴陵泉，络穴公孙，郄穴地机，募穴章门。足太阴脾经的交会穴有：三阴交、地机、冲门、府舍、大横、腹哀。脾在胸胁处还有脾之大络的络穴是大包穴。

5. 手少阴心经的原、五输穴、络郄募及交会穴歌诀

心起极泉终少冲，心九穴原输神门，
井穴少冲荥少府，经灵道合少海深，
络穴通里郄阴郄，心经募穴巨阙针。
心经没有交会穴，胸部穴位无心经。

注

手少阴心经起于极泉，终于少冲，共9个穴位。手少阴心经的原穴和输穴都是神门，井穴少冲，荥穴少府，输穴神门，经穴灵道，合穴少海，络穴通里，郄穴阴郄，募穴巨阙。手少阴心经没有交会穴，并且心经在胸部没有穴位。

6. 手太阳小肠经的原、五输穴、络郄募及交会穴歌诀

小起少泽终听宫，小肠十九原腕骨，
井穴少泽荥前谷，输穴后溪经阳谷，
合穴小海络支正，郄养老募关元处。
小肠交会穴臑俞，秉风颧髎听宫处。

注

手太阳小肠经起于少泽，终于听宫，有19个穴位。手太阳小肠经的原穴是腕骨，井穴少泽，荥穴前谷，输穴后溪，经穴阳谷，合穴小海，络穴支正，郄穴养老，募穴关元。手太阳小肠经的交会穴有臑俞、秉风、颧髎、听宫。

7. 足太阳膀胱经的原、五输穴、络郄募及交会穴歌诀

膀起睛明终至阴，膀胱六七原京骨，
井至阴荥足通谷，经穴昆仑输束骨，
合穴委中络飞扬，郄金门募中极处。
阳跷郄穴是跗阳，膀胱交会穴大杼，
风门膈俞和附分，仆参申脉要记住。

注

足太阳膀胱经起于睛明，终于至阴，共67穴。足太阳膀胱经的原穴是京骨，井穴至阴，荥穴足通谷，输穴束骨，经穴昆仑，合穴委中，络穴飞扬，郄穴金门，募穴中极。跗阳穴是阳跷脉的郄穴，故足太阳膀胱经上有两个郄穴。足太阳膀胱经的交会穴有：大杼、风门、膈俞、附分、仆参、申脉。此要记住。

8. 足少阴肾经的原、五输穴、络郄募及交会穴歌诀

肾起涌泉终俞府。肾二十七原太溪，
井穴涌泉荥然谷，输太溪经复溜是，
合穴阴谷络大钟，郄水泉募京门使。
筑宾阴维脉郄穴，阴跷郄穴交信是。
肾经交会气照海，大赫四满和中注，
肓俞商曲与石关，阴都幽门腹通谷。

注

足少阴肾经起于涌泉，终于俞府，共27个穴位。足少阴肾经的原穴是太溪，井穴涌泉，荥穴然谷，输穴太溪，经穴复溜，合穴阴谷，络穴大钟，郄穴水泉，募穴京门。足少阴肾经上有3个郄穴：水泉是足少阴肾经的郄穴，筑宾是阴维脉的郄穴，交信是阴跷脉的郄穴。足少阴肾经的交会穴有：气穴、照海、大赫、四满、中注、肓俞、商曲、石关、阴都、幽门、腹通谷。

9. 手厥阴心包经的原、五输穴、络郄募及交会穴歌诀

包起天池中冲完，心包原输大陵穴，
井穴中冲荥劳宫，经间使合曲泽穴，
络穴内关郄郄门，募穴膻中九个穴。
心包两个交会穴，天池穴和内关穴。

注

手厥阴心包经起于天池，止于中冲穴，共9个穴位。手厥阴心包经的原穴和输穴都是大陵穴，井穴中冲，荥穴劳宫，输穴大陵，经穴间使，合穴曲泽，络穴内关，郄穴郄门，募穴膻中。手厥阴心包经有两个交会穴：天池穴和内关穴。

10. 手少阳三焦经的原、五输穴、络郄募及交会穴歌诀

三焦二十三穴位，起关冲止丝竹空。
三焦原穴是阳池，荥穴液门井关冲，
输穴中渚经支沟，合天井络外关中，
郄穴会宗募石门。三焦交会穴翳风，
肩髎角孙耳和髎。禁止艾灸丝竹空。

注

手少阳三焦经起于关冲，止于丝竹空，有23个穴位。手少阳三焦经原穴阳池，井穴关冲，荥穴液门，输穴中渚穴，经穴支沟，合穴天井，络穴外关，郄穴会宗，募穴石门。手少阳三焦经的交会穴有：翳风、肩髎、角孙、耳和髎。禁止艾灸丝竹空。

11. 足少阳胆经的原、五输穴、络郄募及交会穴歌诀

胆四十四起瞳髎，井穴足窍阴停止。
胆经原穴是丘墟，荥侠溪输足临泣，
经阳辅合阳陵泉，络穴光明外丘郄，
募穴日月阳交郄。胆经交会穴悬厘，
上关颔厌瞳子髎，曲鬓率谷二临泣，
天冲完骨浮阳白，目窗正营和风池，
承灵脑空肩井穴，日月带脉五枢使，
维道居髎阳陵泉，环跳悬钟绝骨奇。

注

足少阳胆经起于瞳子髎，止于井穴足窍阴。共有44个穴位。足少阳胆经的原穴是丘墟，井穴足窍阴，荥穴侠溪，输穴足临泣，经穴阳辅，合穴阳陵泉，络穴光明，郄穴外丘，募穴日月。胆经2个郄穴，阳交是阳维脉的郄穴。

足少阳胆经的交会穴有：悬厘、上关、颔厌、瞳子髎、曲鬓、率谷、头临泣、足临泣、天冲、完骨、浮白、阳白、目窗、正营、风池、承灵、脑空、肩井、日月、带脉、五枢、维道、居髎、阳陵泉、环跳、悬钟（绝骨）。

髓会绝骨，筋会阳陵泉。胆募日月肾京门（日月是胆的募穴，京门是肾的募穴）。

12. 足厥阴肝经的原、五输穴、络郄募及交会穴歌诀

肝起大敦终期门，肝十四原输太冲，
井穴大敦荥行间，合穴曲泉经中封，
络穴蠡沟中都郄，肝募期门又交会，
脏会章门八会穴，肝经穴位针灸对。

注

足厥阴肝经起于大敦，终于期门，共14个穴位。足厥阴肝经的原穴和输穴都是太冲，井穴大敦，荥穴行间，输穴太冲，经穴中封，合穴曲泉，络穴蠡沟，郄穴中都，募穴期门。期门又是交会穴。脏会章门，章门八会穴。

肝经的所有穴位都可以针或灸。

或者这样按十二正经的原、井荥输，经合络、郄募总诀背记（任随学习者自选其一，但是，上诀有交会穴）：

（1）手太阴肺原、井荥输，经合络、郄募：手太阴肺原太渊、少商鱼际和太渊，经渠尺泽和列缺、孔最募中府。

说明1：每条经络9个要穴。本书编者取名为《十二经九要穴歌》：背诵“十二正经的原、井荥输，经合络、郄募”总诀，要这样按引号中的作为3句背诵，下同：（第1句）“手太阴肺原、井荥输，经合络、郄募”，（第2句）“手太阴肺原太渊、少商鱼际和太渊”，（第3句）“经渠尺泽和列缺、孔最募中府”。

虽不押韵，但记后用时最方便。以下同此理解。

（2）手阳明大原、井荥输，经合络、郄募：手阳明大原合谷、商阳二间和三间，阳溪曲池和偏历、温溜募天枢。

（3）足阳明胃原、井荥输，经合络、郄募：足阳明胃原冲阳、厉兑内庭和陷谷，解溪足三里丰隆、梁丘募中脘。

（4）足太阴脾原、井荥输，经合络、郄募：足太阴脾原太白、隐白大都和太白，商丘阴陵泉公孙、地机募章门。

（5）手少阴心原、井荥输，经合络、郄募：手少阴心原神门、少冲少府和神门，灵道少海和通里、阴郄募巨阙。

（6）手太阳小原、井荥输，经合络、郄募：手太阳小原腕骨、少泽前谷和后溪，阳谷小海和支正、养老募关元。

（7）足太阳膀原、井荥输，经合络、郄募：足太阳膀原京骨、至阴足通谷束骨，昆仑委中和飞扬、金门募中极。

（8）足少阴肾原、井荥输，经合络、郄募：足少阴肾原太溪、涌泉然谷和太溪，复溜阴谷和大钟、水泉募京门。

（9）手厥阴包原、井荥输，经合络、郄募：手厥阴包原大陵、中冲劳宫和大陵，间使曲泽和内关、郄门募膻中。

（10）手少阳三原、井荥输，经合络、郄募：手少阳三原阳池、关冲液门和中渚，支沟天井和外关、会宗募石门。

（11）足少阳胆原、井荥输，经合络、郄募：足少阳胆原丘墟 、足窍阴侠溪足临泣，阳辅阳陵泉光明、外丘募日月。

（12）足厥阴肝原、井荥输，经合络、郄募：足厥阴肝原太冲、大敦行间和太冲，中封曲泉和蠡沟、中都募期门。

说明2：按3句背诵，简单明了，终身受益！这两种编诀背诵法简化、减少了许多口诀，让学习者容易学习记用了。

六、原井荥输、经合络郄募穴的治病作用口诀

春井夏荥季夏输，秋刺经穴冬刺合。
井穴急救荥治热，输穴治疗关节疼，
经穴咳喘或寒热，合逆气泄脏腑病。

原穴治本脏腑病。原络配穴先后病。

先病取原后病络，一个络穴通两经，
络穴治疗两经病。郄穴肘膝关下节寻，
阳经郄穴急性痛，阴经郄穴治血证。
背募脏腑气所注。双募肺脾肝胆肾，
单募胃三小膀心和心包，心的背俞是厥阴俞。
六腑六个下合穴，胃三大上小下斟，
三焦委阳膀委中，阳陵泉下合胆经。

注

腧穴的分类是：十四经穴、奇穴、阿是穴。

原穴：脏腑原气（元气）输注、经过和留止于十二经脉在四肢部位的腧穴，叫原穴，又叫十二原。这是《灵枢·九针十二原》的出处。十二经脉各有一个原穴，都在四肢上找穴，是各经使用较频繁的重要穴位。十二原穴用于治疗本脏腑病，还可用于协助诊断。根据脏腑经络的表里关系，先病者为主、取其原穴，后病者为客取其络穴。

五输穴：五输穴是十二经脉分布在肘、膝关节以下的5个特定穴位，分别称为“井、荥、输、经、合”，合称五输穴。井主治心下满，荥主身热，输主体重节痛，经主喘咳寒热，合主逆气而泄。春刺井，夏刺荥，季夏刺输，秋刺经，冬刺合。子午流注是据十二经脉气血盛衰开合应候其时间而选用不同的五输穴。

阴经的五输穴是“以井为木”，即井（木），荥（火），输（土），经（金），合（水）。阳经的五输穴是“以井为金”即井（金），荥（水），输（木），经（火），合（土）。（口诀：阴经井荥输经合，阴经木火土金水。阳经井荥输经合，阳经金水木火土）相生水木火土金，相克水火金木土。此可看出肺经的井穴少商，属木，尺泽属水，则尺泽为母，少商为子，针刺可据此母子关系施治疾病。各经之五输穴类推。虚证补母，实证泻子。这样记忆后便于系统思考许多问题：如十二井穴刺血，可接通十二经之气，调和阴阳。

络穴：络穴是从十二经脉分支出的络脉起始处的各个腧穴。十五条络脉有十五个络穴、加胃之大络虚里穴共16个络穴。一个络穴通两经，是联络表里两经的穴位，这个穴位扩大了经络的主治范围，可治表里两经的病证。因十二经的络穴有沟通表里两经气血的作用，临床用治表病、里病、表病及里、里病及表、表里同病的病证。先病取原穴、后病取络穴，原络配穴治疗先、后病。

郄穴：“郄”是空隙的意思。郄穴属本经气血曲折汇合聚集的空隙处，即各经经气深聚的部位，是病证反应点，常用于急救。郄穴在肘、膝关节下取穴。十二经脉有十二个郄穴，加阳维脉的郄穴阳交穴，阴维脉的郄穴筑宾穴，阳跷脉的郄穴跗阳穴，阴跷脉的郄穴交信穴共16个郄穴。阴经郄穴善治血证，阳经郄穴善治急性痛证。

募穴：募穴是脏腑之气结聚于胸腹部的腧穴，又叫腹募穴。五脏六腑加心包各有一个相应的募穴，共十二个募穴。肺、脾、肝、胆、肾各经有双募穴，胃经、三焦经、小肠经、膀胱经、心经和心包经有单募穴。募穴是经气聚在胸腹处。十二经脉在胸腹的十二个募穴处有压痛或敏感点，这就是异常反应。募穴可作诊断治疗之用，与背俞配合叫俞募配穴。

俞穴：背俞穴是脏腑之气注于背腰部的腧穴。背俞穴分布于背腰部的膀胱经第一侧线，大体依脏腑所在位置的高低而从上到下排列。五脏六腑加心包的背俞穴厥阴俞（即心包的背俞穴是厥阴俞），共十二个相关脏腑名称的背俞穴。背俞穴治疗本脏腑及其组织、器官的病证。背俞穴还可协助诊断。脏腑病变可在相应相关的背俞穴处出现压痛或敏感现象。俞募配穴是指选取所病脏腑的背俞穴和募穴配方，以协同治病，也叫前后配穴。

下合穴：下合穴是六腑之气在身体下部汇合于下肢的手、足三阳经的腧穴。六腑有六个下合穴：胃下合穴是足三里，大肠的下合穴是上巨虚，小肠的下合穴是下巨虚。三焦的下合穴是委阳，膀胱的下合穴是委中，胆的下合穴是阳陵泉。

七、十二经互为表里经的原穴配络穴主治歌

1. 肺经表里原络穴主治歌

肺原太渊大肠偏历，尿频胸胀便溏泻，
皮肤肩背缺血木，短气寒热气喘咳。

注

经的原穴与络穴，是指互为表里经的原穴和络穴。肺为里，肺经之原穴太渊；大肠为表，大肠经之络穴偏历；二穴应刺之证即：胸胀，大便溏泻，小便频数，洒洒恶寒，翕翕发热，咳嗽，喘促，短气，皮肤、肩背、缺盆麻木疼痛。以上皆属肺与大肠经病。

2. 大肠经表里原络穴主治歌

大原合谷肺络列缺，大次不仁肩臂疼，
面颊腮肿气痞满，皮肤麻木耳聋鸣。

注

大肠经表之原穴合谷，肺经里之络穴列缺，二穴应刺之证即：手之大指、次指麻木不能用，肩臂疼痛，皮肤麻木不仁，面颊腮肿，耳鸣，耳聋。以上皆属大肠与肺经之病。

3. 胃经表里原络穴主治歌

胃原冲阳脾络公孙，项膺股胫足跗疼，
发狂高歌弃衣走，恶闻烟火易恐惊。

注

胃经表之原穴冲阳，脾经里之络穴公孙，二穴应刺之证即：项、颈、胸、膺、胯、股、胫、足跗疼痛，发狂妄言，高歌弃衣而走，恶烟火，易惊恐。以上皆属胃与脾经之病。

4. 脾经表里原络穴主治歌

脾原太白胃络丰隆，重倦面黄舌强痛，
善饥不食脾生病，泄泻呕吐腹胀痛。

注

脾经里之原穴太白，胃经表之络穴丰隆，二穴应刺之证即：身重，倦怠，面黄，舌强而疼，善饥而不欲食，腹满时时作痛，或吐、或泻。以上皆属脾与胃经之病。

5. 心经表里原络穴主治歌

心原神门小络支正，消渴背腹引腰疼，
眩仆咳吐下泄气，热烦好笑善忘惊。

注

心经里之原穴神门，小肠经表之络穴支正，二穴应刺之证：饮水即消，背腹引腰作痛，眩晕仆倒，上咳吐，下泄气，热而心烦，好笑善忘，多惊。以上皆属心与小肠经之病。

6. 小肠经表里原络穴主治歌

小原腕骨心通里，颧颔耳肿寒热证，
肩臑肘臂内外廉，腰痛如折难转挣。

注

小肠经表之原穴腕骨，心经里之络穴通里，二穴应刺之证即：颧颔耳肿，苦寒热，肩、臑、肘、臂内外侧痛，腰痛似折不能转动。以上皆属小肠与心经之病。

7. 膀胱经表里原络穴主治歌

膀原京骨肾大钟，目脱泪出头项疼，
脐突大小腹胀痛，尿难尿血膀肾病。

注

膀胱经表之原穴京骨，肾经里之络穴大钟，二穴应刺之证即：目胞脱陷泪出，头项疼痛，脐突、大腹、少腹胀痛，按之其尿难出，而尿血脓。以上皆属膀胱与肾经之病。

8. 肾经表里原络穴主治歌

肾原太溪膀飞扬，大小腹痛大便难，
脐下气逆背腹痛，吐血温热两足寒。

注

肾经里之原穴太溪，膀胱经表之络穴飞扬，二穴应刺之证即：大腹、少腹、脊背疼痛，大便燥结，脐下气逆上冲，口渴吐血，两足寒冷。以上皆属肾与膀胱经之病。

9. 心包经表里原络穴主治歌

包原大陵三外关，面红目赤笑不休，
心中动热掌中热，胸腋臂手痛中求。

注

心包经里之原穴大陵，三焦经表之络穴外关，二穴应刺之证即：面红目赤，好笑不休，心中动悸，内热，手心热，胸腋与臂手疼痛。以上皆属心包络与三焦经之病。

10. 三焦经表里原络穴主治歌

三原阳池包内关，小指次指如废用，
目眦耳后咽喉疼，自汗肩臑内外痛。

注

三焦经表之原穴阳池，心包里之络穴内关，二穴应刺之证即：手之小指、次指如废而不能用，目眦、耳后、咽喉肿痛，自汗，肩臑内外侧疼。以上皆属三焦与包络经之病。

11. 胆经表里原络穴主治歌

胆原丘墟肝蠡沟，口苦胸胁痛不宁，
髀膝外踝诸节痛，太息马刀侠瘤瘿。

注

胆经表之原穴丘墟，肝经里之络穴蠡沟，二穴应刺之证即：口苦，胸、胁、髀、膝、外踝诸节疼痛，太息，马刀瘿瘤。以上皆属胆经与肝经之病。

12. 肝经表里原络穴主治歌

肝原太冲胆光明，头痛颊肿胁疝疼，
妇女少腹胞中痛，便难溲淋怒色青。

注

肝经里之原穴太冲，胆经表之络穴光明，二穴应刺之证即：头痛，颊肿，胁疝疼痛，妇人少腹胞中疼痛，大便难，小便淋，好怒，色青。以上皆属肝经与胆经之病。

八、马丹阳《十二穴主治杂病歌》中的穴位口诀

马氏内庭足三里，曲池合谷与承山，
委中通里和列缺，太冲昆跳阳陵泉。

注

先贤马丹阳把“三里内庭，曲池合谷，承山委中，通里列缺，太冲昆仑，环跳阳陵泉”此12个穴作为纲领穴，称360穴不出这十二穴。意即此十二穴单用、合用、配用治病广泛，疗效显著。

九、古代治癫狂痫的十三个鬼穴口诀

十三鬼穴癫痫狂，水沟隐白和少商，
风府颊车加劳宫，大陵申脉与承浆，
上星会阴加曲池，十三舌下缝选当。

注

这是古代治癫、痫、狂的13个经验有效穴。此病发作突然，如鬼作祟，而得此名。最后第13个穴选舌下缝。最后一个穴另有说“男取阴下缝，女取玉门头”。

十、回阳九针口诀

回阳九针急救疗，哑门劳宫三阴交，
中脘合谷足三里，涌泉太溪和环跳。

注

回阳，是针对急性发作的猝然昏倒、不省人事、肢冷脉伏、阳虚欲脱甚至口噤不开、不能言语等症，通过针灸治疗，恢复正常生理功能的一种疗法。根据病情选用诸穴，不是每穴皆取。

十一、十二个背俞穴口诀

三椎肺俞四厥阴（俞），五心九肝十胆俞，

十一脾俞十二胃，十三三焦下肾俞，
十六大肠十八小，十九椎找膀胱俞。

注

背俞穴是脏腑之气输注于背部的一定部位的穴位。背俞穴都位于背部第一侧线，位置与脏腑部位的高低基本一致。胸三椎是肺俞，四椎是厥阴俞，五椎是心俞，九椎是肝俞，十椎是胆俞，十一椎是脾俞，十二椎是胃俞，十三椎是三焦俞，下面的十四椎是肾俞，十六椎是大肠俞，十八椎是小肠俞，十九椎是膀胱俞。各脏腑疾病常在相关的背俞穴有压痛点或敏感点，这是异常反应，常用于疾病的诊断和治疗。与募穴配用叫“俞募配穴。”

十二、八会穴口诀

脏会章门腑中脘，气膻血膈脉太渊，
骨会大杼髓绝骨，全身筋会阳陵泉。

注

脏会章门，腑会中脘，气会膻中，血会膈俞，脉会太渊，骨会大杼，髓会绝骨（悬钟），筋会阳陵泉。八会穴是脏、腑、气、血、筋、脉、骨、髓八者的精气会聚处，都分布在肘、膝以下，用于治疗相应器官疾病效果显著。

十三、八脉交会穴新编口诀

公孙脾络冲八交，脾胃心胸呕痢疗。
内关包络阴维联，心胸脾胃晕眠癫。
后溪小输督八交，疟疾耳眼喉头腰。
申脉阳跷膀八交，癫眠头项目腿腰。
足临泣胆输带八，耳后颈肩外眦达。
外关三络阳维逢，热头目耳胁手痛。
列缺肺络任八交，咽喉胸膈肺病找。
照海阴跷肾八交，喉痛妇科癫泌尿。

八脉交会穴新编四易口诀：

公孙内关心胃胸。列缺照海喉肺胸。
后溪申脉面颊颈，肩部耳后内眦通。
外关足临泣面颊，耳后颈肩外眦逢。

（古典诀：公孙冲脉胃心胸，内关阴维下总同。临泣胆经连带脉，阳维目锐外关逢。后溪督脉内眦颈，申脉阳跷络亦通。列缺任脉行肺系，阳跷照海膈喉咙。）

注

八脉交会穴：“公孙内关，后溪申脉，足临泣外关，列缺照海”。

合用主治病证的新诀为“公孙内关肺心胸。列缺照海喉肺胸。后溪申脉面颊颈，肩部耳后内眦通。外关足临泣面颊，耳后颈肩外眦逢。”

古人说：这八个腧穴“周身三百六十穴，统于手足六十六穴、《医学入门·子午八法》指出全身360穴，统于手足66穴，66穴又统于八穴（即八脉交会穴）。八脉交会穴是十二经与奇经八脉相通的8个腧穴。又叫“交经八穴”“流注八穴”“八脉八穴”，本书叫“八交穴”。八脉交会穴可单独用，也可配合用，用于治疗与其各自相通的奇经病证，如督脉病见腰脊强痛，可选与督脉相通的后溪治疗；冲脉病出现胸腹气逆，可选通冲脉的公孙治疗；公孙配内关治胃、心胸病和疟疾等。灵龟八法和飞腾八法就是以这八穴为基础创立的。

“后溪小输督八交，疟疾耳眼喉头腰”即后溪为小肠经的输穴，与督脉交会，是八交穴之一，主治疟疾、耳、眼、喉、头、腰之病证。

十四、八脉交会穴之八穴主治歌

1. 冲脉公孙穴主治歌

公孙冲脾九心疼，结胸翻胃食难停，
胸腰腹胁胀膈满，水食气疾膈脐疼，
疟疾肠风大便红，酒食积聚肠中鸣。

注

公孙穴是足太阴脾经的络穴，八脉交会穴之一，通于冲脉。九种心疼者：一饮、二食、三风、四冷、五热、六悸、七虫、八注、九去来痛。结胸者则胸满硬痛。翻胃者，即朝食暮吐，食难停留。伤酒、伤食、积滞、肠胃雷鸣、水食、气疾、膈间脐腹疼痛、两胁作胀、胸膈满闷、疟疾、肠风、大便下血，以及妇人胞衣不下，瘀血上攻迷心，皆可刺公孙穴，其效速应。

2. 阴维内关穴主治歌

内关阴维心胸痞胀，心胸肠鸣泄脱肛，
食难下膈豪饮酒，积块坚硬横胁旁，
妇女胁疼并心痛，里急腹痛势难当，
伤寒不解结胸病，疟疾里实刺之良。

注

内关穴是手厥阴心包经的络穴，八脉交会穴之一，通于阴维脉。中满心胸痞胀，谓腹满心胸痞满胀。不通快、肠鸣泄泻、或暴泻脱肛、食难下膈伤于酒者，或呕吐食不能下、或因酒伤、积块坚硬、横冲于胁、妇女心胁疼痛、里急胀痛、伤寒结胸硬痛、疟疾、里实等病，皆刺内关，可愈。

3. 带脉足临泣穴主治歌

足临泣带脉瘫痪，麻痛发热筋拘挛，
头风肿痛连腮项，眼赤两耳喉肿患，
腿肋耳聋牙咽肿，游风瘙痒筋脉牵。

注

足临泣穴是足太阳膀胱经的输穴，八脉交会穴之一，通于带脉。中风手足举动难，叫手足不随。若疼痛麻木拘挛，兼发热者属风热。头风眩晕及肿痛连腮、项、目、牙齿、两耳、咽喉皆赤肿痛，游风瘙痒，筋脉牵引，腰、胁、四肢与肋疼痛，皆刺足临泣穴，立时有功。

4. 阳维外关穴主治歌

外关阳维关节冷，四肢不遂破伤风，

麻木头项眉棱病，背胯内外筋骨痛，
伤寒盗汗烘烘热，目红头风脚跟肿。

注

外关穴是手少阳三焦经的络穴，八脉交会穴之一，通于阳维脉。四肢骨关节肿痛，两膝痹冷，手足不遂，以及破伤游风，手足发热麻木，头项、眉棱疼痛，脊背、腰胯、筋骨痛；伤寒，夜间盗汗，阳明自汗，蒸热烘烘，两眼赤红，偏正头风，脚跟肿痛，皆宜刺外关穴，其病可效。

5. 督脉后溪穴主治歌

后溪督脉颤挛眩，言謇麻木中风瘫，
癫痫盗汗头眼肿，背腰腿膝痛绵绵，
项强伤寒破伤风，牙齿腮肿喉病难。

注

后溪穴是手太阳小肠经的输穴，八脉交会穴之一，通于督脉。手、足拘挛者，屈伸艰难，手、足颤摇不能握。眩即晕也。中风卒然昏仆，不能言语，手、足麻木不仁，瘫痪，癫痫不省人事，瘈疭抽掣，头痛及暴发火眼，热泪常流，行痹，腿、膝、背、腰历节周身疼痛，项强，伤寒感冒，汗不出，不能解，上下牙齿、腮、龈、咽喉肿痛，破伤受风，盗汗等症，先刺后溪穴，开通脉道，可愈。

6. 阳跷申脉穴主治歌

申脉阳跷腰腿风，头疼自汗又恶风，
身肿麻挛臂间冷，雷头赤目眉棱痛，
吹乳耳聋鼻衄癫，头汗肢节苦烦重。

注

申脉穴是足太阳膀胱经穴位，八脉交会穴之一，通于阳跷脉。腰背脊强，即不能俯仰。足内踝红肿，叫绕踝风。足外踝红肿，名穿踝风。恶风自汗与雷头风痛，暴发火眼，眉棱骨痛，手足麻木拘挛，臂冷，及妇人吹乳，乳房红肿（未产者名内吹，已产者名外吹），耳聋，鼻衄，癫痫抽搐，肢节烦疼，遍身肿满，头汗淋漓等症，均属风热痰饮，流注攻冲为病，当先针申脉，立时有功。

7. 任脉列缺穴主治歌

列缺任脉泄痢患，吐红溺血咳嗽痰，
痔疮喉牙肛门肿，心胸腹疼吞咽难，
产后言謇胎死腹，瘀滞腰痛脐腹寒。

注

列缺穴是手太阴肺经的络穴，八脉交会穴之一，通于任脉。内痔肛肿，泄痢赤白，咳痰唾血、溺血，以及牙龈、咽喉肿痛，小便赤涩艰难，心胸腹痛，吞咽不快，产后败血，上扰心气，身发强直，不能言语；或瘀滞腰痛，脐腹间寒，子死腹中，胎衣不下，上攻膈塞，皆刺列缺，其症可愈。

8. 阴跷照海穴主治歌

照海阴跷胸中肿，膀胱气痛肠中鸣，
喉闭食积脐腹痛，呕泻淋涩乳痈疼，
便燥难产产后昏，血瘀肠风下血证。

注

照海穴是足少阴肾经穴位，八脉交会穴之一，通于阴跷脉。上焦火盛，胸中肿痛；咽喉闭塞不通；下焦热结，膀胱气痛，小便淋涩；或食积酒积，内蓄伤脾，发黄；或脐腹痛；或呕泻，胃翻吐食，乳痈，大便燥结，以及妇人生产艰难，瘀血块痛，昏迷，肠风下血不已；或隔中之气，怏怏不快，如梅核气格塞咽喉之间，咯之不出，咽之不下等疾，急刺照海穴，则诸症可散。

第三章 经络腧穴各论

第一节 十四经络腧穴

一、手太阴肺经

(一) 手太阴肺经循行部位口诀

肺起中焦络大肠，回绕胃上过横（膈）间，
属肺肺系横出来，行手少阴厥阴前，
向下沿上臂内侧，下肘窝前臂桡面，
进寸口过大鱼际，再出拇指桡侧端，
列缺分支示指桡，大肠商阳从此连。

注

手太阴肺经起于中焦，向下络大肠，回绕循行向上经过胃的上口，过横膈，属肺脏，从肺系横行（中府）走出来，行于手少阴经和手厥阴经的前面，向下沿着上臂内侧，下行肘窝沿前臂的桡侧，进入寸口过大鱼际，再出拇指的桡侧端，在列缺处分支，走向示指桡侧端与手阳明大肠经的商阳穴相连接，手阳明大肠经从此起始向前。

(二) 手太阴肺经循经病证口诀

肺经肺胀胸胀满，苔白少气咳嗽喘，
缺盆中痛咽喉肿，肩背臑肘痛冷寒。
手臂内侧前缘痛，洒淅寒热又自汗，
口眼歪斜掌中热，脉搏浮紧或浮缓。

注

手太阴肺经病证：肺胀，胸部胀满，少气，咳嗽，气喘，缺盆中痛，咽喉肿痛，肩背部、臑、肘疼痛或寒冷，手臂内侧前缘痛，洒淅寒热，自汗出，口眼歪斜，掌中热，苔白，脉搏浮紧或浮缓。

(三) 手太阴肺经 11 个穴位名称速记口诀

肺起中府终少商，列缺分支交商阳。
云门天府侠白藏，经渠太渊鱼（际）少商。

注

肺经起于中府穴，在列缺分支到示指的商阳。肺起于中府穴，止于拇指桡侧指甲角的少商穴，本经顺次是中府（募，交会）、云门、天府、侠白、尺泽（合、水）、孔最（郄）、列缺（络）、经渠（经、金，禁灸）、太渊（输、土，原，八会）、鱼际（荥、火）、少商（井、木）等共11个穴位。其中中府穴是肺经的“募”穴，又是足太阴脾经和手太阴肺经的交会穴。太渊穴是手太阴经的“输”穴和肺经的“原”穴、八会穴中的脉会穴，即脉会太渊，肺朝百脉。

手太阴肺经必须掌握的7个穴位：中府、尺泽、孔最、列缺、太渊、鱼际、少商。（本书将《针灸学》教学大纲要求的每经必须掌握的穴位都予以列出，以利学习者参加考试和临床应用，请留心学记。下同）

各经的原穴，五输穴（井、荥、输、经、合），络穴，郄穴，募穴的纲领口诀是极重要穴位口诀。

（四）手太阴肺经的原、五输穴、络郄募及交会穴歌诀

肺起中府终少商，肺经原输太渊穴，
井穴少商荥鱼际，经穴经渠合尺泽，
络穴列缺郄孔最，肺经募穴中府穴。
肺十一穴中府交，原输太渊八交穴。

注

肺经起于中府穴，止于少商穴。手太阴肺经的原穴和输穴都是太渊穴，井穴少商，荥穴鱼际，输穴太渊，经穴经渠，合穴尺泽，络穴列缺，郄穴孔最，募穴中府。肺经有11个穴位。肺经的交会穴有：中府，太渊（八脉交会穴）。

极重要穴位是指各经的原穴、五输穴（子午流注中的井、荥、输、经、合）、络郄募穴的纲领性口诀共108个穴位，以及交会穴也因此而编入。

各经重要穴位依此顺序记熟后最利于应用。建议此诀应作重点读熟，每经的重要穴位依此顺序就背出来了。此于考试与临床大有裨益！口诀中出现两处太渊，是因为太渊穴是手太阴肺经的原穴和输穴（这是三阴经以输为原的特点，即三阴经的原穴、输穴是同一个穴位）。

各经的络穴按此口诀背记后，再记脾之大络的络穴大包穴，督脉的络穴长强，任脉的络穴鸠尾。人体15个络穴，加胃之大络虚里共为16个络穴。

（五）手太阴肺经11穴的定位及主治病证口诀

总述：

肺经宣肺止咳喘，利咽解表又发汗，
呼吸系病皮肤病，通络止痛大肠患。

注

肺经穴位功效为：宣肺肃降，平喘止咳，利咽，解表发汗，总治呼吸系统病、皮肤病、大肠疾患，通络止痛。

1. 中府

中府肺募肺脾交，正中旁六一肋隙，
斜刺零点五零八，虚劳胸背痛胀喘咳。

简诀：中府肺募肺脾交，咳喘胸背痛胀（虚）劳。

注

中府穴在正中线旁6寸，平在一肋间隙处取穴，斜刺0.5～0.8（读作：斜刺零点五零

八）寸。中府穴是肺的募穴，手足太阴脉的交会穴。

中府穴能清泻肺热，止咳平喘，通经活络；是肺热咳嗽的首选穴。主治：咳嗽，气喘，肺胀满，胸痛，肩背痛，虚劳（注意：本书中的穴位口诀，都是必须熟记的，于学于考于用都是特别重要的内容，顺诀释义，一切皆懂、好用，这就是此书编者的希望。为临床好用，本书已将各个交会穴的交会情况诸内容都融入了口诀）。

2. 云门

云门正中线旁六寸，锁外端下凹陷中，
斜刺零点五零八，咳喘肩痛胸闷痛。

简诀：云门咳喘胸烦闷。

注

云门穴在前正中线旁6寸，锁骨外侧端下缘的凹陷中取穴，斜刺0.5~0.8寸。不可刺太深，免伤肺脏。

云门穴能清肺泻热，理气平喘；主治：气喘，咳嗽，肩痛，烦闷胸痛。

3. 天府

天府肱二桡侧缘，腋前皱上下三寸，
直刺零点五一寸，胸痛鼻衄气喘瘿。

简诀：天府鼻衄胸喘哮。

注

天府穴在肱二头肌桡侧缘，腋前皱上端水平线下3寸处取穴，直刺0.5~1寸。

天府穴能安神定喘，调理肺气；主治：气逆哮喘，鼻衄，臑痛，胸痛，瘿气。

4. 侠白

侠白天府下七寸，肘横纹上五寸选，
直刺零点五一寸，胸胁烦满呕咳喘。

简诀：侠白咳呕胸烦满。

注

侠白穴在天府穴下7寸，肘横纹的上5寸处取穴，直刺0.5~1寸。

侠白穴能宽胸和胃，理气宣肺；主治：臑痛，咳嗽，气喘，干呕，烦满。

5. 尺泽

尺泽肱二桡侧陷，中暑儿惊肘臂挛，
肺热咯血急吐泻，咽喉肿痛咳嗽喘。

简诀：尺泽热泻咳喉痛。

尺泽热泻肘臂挛，咯血中暑儿惊厥，

简诀：咽喉肿痛咳嗽喘。

注

尺泽穴在仰掌微屈肘，在肘横纹中，肱二头肌腱桡侧的凹陷中取穴。尺泽穴是手太阴经所入为“合”（原井荥输、经合络郄募已经有专诀了，口诀中大多数都不再编入了。学习此诀者当了解此种情况）。直刺0.8寸~1.2寸。

尺泽穴能止痛消炎，清热和胃。主治：咳嗽，咯血，气喘，息贲，中暑，热证，潮热，小儿惊风，吐泻，咽喉肿痛，肘臂掌痛。

6. 孔最

孔最腕纹上七寸，尺泽下面五寸寻，
直刺零点五一寸，喘咳血痔咽臂疼。

简诀：　孔最痔疮咳咯血，肺热头胸肘臂（痛）患。

注

孔最穴在腕横纹上7寸、尺泽下面5寸处的尺泽穴与太渊穴连线上取穴。孔最穴是手太阴经的郄穴。直刺0.5~1寸。

孔最穴能润肺理气，清热止血。主治：气喘，咳嗽，咯血，痔疾，咽喉痛，头痛，肘臂痛。

7. 列缺

列缺肺络任八交，虎口叉食指下陷，
咽喉胸膈肺系病，头项感咳月经瘫。

简诀：　列缺肺络任八交，头项感咳经麻瘫。

注

列缺穴在桡骨茎突上方，腕横纹上1.5寸处取穴（虎口叉食指下凹陷处）。列缺穴是手太阴经的络穴；八脉交会穴，通于任脉。斜刺0.3~0.5寸。

列缺穴能祛风解表，宣肺通络止咳，利水通淋，止咳平喘，通经活络。列缺穴古代称“雷神穴”，配合谷穴催产。主治：伤风感冒，头痛，齿痛，咽喉痛，咳喘，项强，瘫指面瘫，口眼歪斜和上肢瘫，月经不调，淋证尿血。

总之，列缺穴治咳嗽气喘，也治头项疾患（“头项寻列缺”，见《四总穴歌》：肚腹三里留，项背委中求，头项寻列缺，面口合谷收），还治外感及上肢瘫痪。“列缺照海喉肺胸”：列缺配照海为上下配穴，主治胸膈病、肺系病、咽喉病。

8. 经渠

经渠桡动桡侧陷，避开桡动零点三，
腕横一寸桡茎内，腕胸咽痛咳嗽喘。

简诀：　经渠腕胸咽咳喘。

注

经渠穴在桡动脉桡侧凹陷中，腕横纹上1寸，桡骨茎突内侧取穴。经渠穴是手太阴经所行为“经”。避开桡动脉，直刺0.3~0.5寸。

经渠穴能降逆平喘，宣肺利咽。主治：手腕痛，胸痛，咽喉痛，咳嗽，气喘。

9. 太渊

太渊肺输原八会，腕掌横纹桡侧陷，
咽喉缺盆肺心胸，无脉腕臂痛咳喘。

太渊肺输原八会，无脉心胸喉咳喘。
睑弦赤烂眼红肿，天行赤眼风热眼。

注

太渊穴是手太阴经“输”穴、肺经“原”穴。脉会太渊，全身脉会于此，八会穴之一。太渊穴在桡动脉的桡侧凹陷中，掌后腕横纹的桡侧端取穴，直刺0.3~0.5寸。

太渊穴能通调血脉，止咳祛痰。主治：咽喉痛，缺盆痛，胸心痛，咳血，气喘，咳嗽，腕臂痛，无脉证，睑弦赤烂，眼红肿，天行赤眼，风热眼病。

10. 鱼际

鱼际掌桡赤白肉，针刺点五点八留，
疳积肺热掌心热，发热失音咳血喉。

简诀：鱼际掌热肺疟牙，失音咳血咽痛干。

注

鱼际穴在第一掌骨中间，赤白肉际处取穴。是手太阴经所溜为“荥”。直刺0.5~0.8寸。

鱼际穴能清热消炎，利咽止痛，善泻肺经火热。主治：发热，肺热，掌心热，失音，咳嗽，咳血，牙痛，疟疾初发觉寒，咽喉干燥疼痛，小儿疳积。

11. 少商

少商拇桡指甲边，喉肺热鼻衄咳喘，
热病感冒指头痛，中风昏迷癫狂痫。

简诀：少商咽喉热感癫，鼻衄中风昏咳喘。

注

少商穴在拇指桡侧指甲角旁约0.1寸处取穴。少商穴是手太阴经所出为“井”。浅刺0.1寸，或点刺出血。列缺是治头项病的首选穴位。少商是治咽喉肿痛的首选要穴（学习本书口诀请特别留心最靠前的字的含义，对考试首选答案大有裨益）。

少商穴能通咽利喉，利湿开窍，清热解表。主治：鼻衄，咳喘，咽喉痛，喉痹，双鹅风，癫狂，中风（中风昏迷），发热（高热昏迷），手指疼痛。

（六）手太阴肺经穴定位歌

中府正中旁六一，零点五零八斜刺。
云门正中旁六寸，锁外端下凹陷是。
天府肱二桡侧缘，腋前（皱）上下三寸选。
侠白天府下七寸，肘横纹上五寸间。
尺泽仰掌微屈肘，肘（横）纹肱二桡侧陷。
孔最腕横纹上七寸，尺泽下面五寸远。
列缺肺络任八交，虎口叉示（指）下凹陷。
经渠腕横纹上一寸，桡动寸口前凹陷。
太渊输原脉会穴，腕掌横纹桡侧凹陷。
鱼际掌桡赤白肉，少商拇桡指甲边。

注

对口诀中不清楚的内容，请参看具体各诀。这是应重点背记的内容。

中府穴在正中线旁6寸，平在一肋间隙处取穴，斜刺0.5～0.8（读作：斜刺零点五零八）寸。

云门穴在正中线旁6寸，锁骨外侧端下缘的凹陷中取穴，斜刺0.5～0.8寸。不可刺太深，免伤肺脏。

天府穴在肱二头肌桡侧缘，腋前皱上端水平线下3处寸取穴，直刺0.5～1寸。

侠白穴在天府穴下7寸，肘横纹上5寸处取穴，直刺0.5～1寸。

尺泽穴在仰掌微屈肘，肘横纹中，肱二头肌腱桡侧的凹陷中取穴，直刺0.8寸～1.2寸。

孔最穴腕横纹上7寸，尺泽下面5寸处的尺泽穴与太渊穴连线上取穴。孔最穴是手太阴经的郄穴。直刺0.5～1寸。

列缺穴在桡骨茎突上方，腕横纹上1.5寸处取穴（虎口叉食指下凹陷处）。斜刺0.3～0.5寸。

经渠穴在桡动脉桡侧凹陷中，腕横纹上1寸，桡骨茎突内侧取穴。经渠穴是手太阴经所行为“经”。避开桡动脉，直刺0.3～0.5寸。

太渊穴在桡动脉的桡侧凹陷中，掌后腕横纹的桡侧端取穴。直刺0.3～0.5寸。

鱼际穴在第1掌骨中间，赤白肉际处取穴。直刺0.5～0.8寸。

少商穴在拇指桡侧指甲角旁约0.1寸处取穴。少商穴是手太阴经所出为“井”。浅刺0.1寸，或点刺出血。

（七）手太阴肺经循行、各穴所治病证概读

肺起中府终少商。肺起中焦大肠连（络），
行上肢内侧前缘，止于拇指外侧端。

肺经宣肺止咳喘，利咽解表又发汗，
呼吸系病皮肤病，通络止痛大肠患。
肺经胸喉肺系病，循行部位肘臂腕，
汗表宣肺喘咳血，疳积热病昏迷癫。

中府肺募肺脾交，咳喘胸背痛胀虚劳。
云门咳喘胸烦闷。天府鼻衄胸喘哮。
侠白咳呕胸烦满。尺泽热泻肘臂挛，
咯血中暑儿惊厥，咽喉肿痛咳嗽喘。
孔最痔疮咳咯血，肺热头胸肘臂痛患。
列缺肺络任八交，头项感咳经淋瘫。
经渠腕胸咽咳喘。太渊八会肺输原，
无脉咳喘心胸喉。鱼际咳血咽痛干，
失音掌热肺疟牙。少商咽喉热感癫，
鼻衄中风昏咳喘。针灸按摩病证鉴。

注

手太阴肺经起于中府，止于少商。肺起中焦与大肠相连（络），走行在上肢的内侧前缘，

止于拇指外侧端。

肺经穴位功效为：总治呼吸系统病、皮肤病、大肠疾患，通络止痛。

肺经主治胸喉病、肺系病，循行部位的病、肘臂腕部位的病。可发汗解表、宣肺肃降，止咳，平喘，利咽。治咳嗽咯血，小儿疳积，热病，中风，昏迷，癫狂。

各经穴位所治病证概读口诀是最应该背记的。列缺是治头项病的首选穴位。少商是治咽喉肿痛的首选要穴（学习本书口诀请特别留心最靠前的字的含义，对考试首选答案大有裨益。下同）。

提示：

根据中医“藏象学说”所述肺与大肠的生理功能说：肺主气司呼吸，肺朝百脉主治节，在体合皮，其华在毛，在志为忧，其液为涕，开窍于鼻，通调水道，与大肠相表里，肺色为白，通于秋气。因此，针灸师可根据此理论，具体针灸治疗疾病时，可临床发挥，譬如：肺经9穴都没说针灸可选肺经穴位治疗烧烫伤，那在临床可不可以根据“肺在体合皮”而选肺经穴位针灸治疗烧烫伤呢？答案是：肯定可行。针灸治烧烫伤能减轻或消除发热，减少炎性渗出，而利于结痂快愈。变通、发挥运用各经各脏腑穴位，治疗各经各脏腑的病证，能收到极好效果。如只背记穴位疗效，可这样背记每穴的简诀就可以了：如“中府肺募肺脾交，咳喘胸背痛胀虚劳”。全书同。

（八）手太阴肺经各穴的进针深度歌

中府云门斜刺进，零点五到零八寸；
天府侠白尺泽孔最，直刺零五到一寸；
列缺经渠和太渊，直刺三分到五分。
鱼际直刺零五八，少商刺血刺一分。

注

云门斜刺进针0.5～0.8寸；天府、侠白、尺泽、孔最直刺0.5～1寸；列缺、经渠和太渊，直刺三分至五分；鱼际直刺0.5～0.8寸；少商点刺出血，浅刺0.1寸。

二、手阳明大肠经

（一）手阳明大肠经循行部位口诀

大起商阳终迎香。大起示指末商阳，
示指桡侧上合谷，上进两肌腱凹陷乡，
前臂桡侧到肘外，沿上臂外侧前缘肪，
上走肩端（肩髃）肩峰前，交会七椎棘突下旁（大椎），
向前下行入缺盆（锁骨上窝），络肺过膈属大肠。
支脉锁上缺盆分，上颈扶突过颊邦，
进下齿中绕上唇，（水沟）人中左右交叉上，
上挟鼻孔与鼻翼，胃经鼻旁终迎香（鼻翼两旁接胃经）。

注

大肠经起于桡侧示指末端的商阳穴，沿着示指桡侧向上，过1、2掌骨之间（合谷穴）向上，进入两肌腱（拇长伸肌腱与拇短伸肌腱）之间的凹陷处，沿前臂桡侧到肘外，沿上臂外

侧的前缘，上走肩端（肩髃穴），沿肩峰前缘，向上出于颈椎上的大椎穴（属督脉，手足三阳经聚会处），向前再下行入锁骨上窝（缺盆）处，联络肺脏，通过横膈，属于大肠经。

大肠经的支脉从锁骨上窝缺盆分出，上行颈部，通过面颊，进入下齿龈中，回绕至上唇，在水沟（人中穴）左右交叉后走向是左脉向右，右脉向左，交叉后上行鼻两旁，分布在鼻孔及鼻翼两侧，在迎香穴与足阳明胃经相连接。

（二）手阳明大肠经循经病证口诀

大肠牙痛手腕痛，大指次指麻木痛，
手臂肘臑外前缘、痛在肩颈喉腹中，
肠鸣泻痢大便干，（口眼）歪斜目黄手背肿，
鼻衄口干脉沉数，舌苔黄又舌质红。

注

手阳明大肠经的病证表现：手大指、次指麻木不仁或疼痛，手背红肿或手腕酸痛，手臂肘臑外侧前缘疼痛，肩痛，腹痛，颈肿痛，喉痹疼痛，齿龈、牙痛，口干，鼻衄，肠鸣，泄泻，便秘，痢疾，口眼歪斜，目黄，舌苔黄，舌质红，脉沉数。

（三）手阳明大肠经20个穴位名称速记口诀

大起商阳终迎香。二三（间合）谷阳溪偏历，
温溜下上廉（手）三里，曲池肘髎手五里，
臂臑肩髃巨（骨）天鼎，扶突（口）禾髎迎香止。

注

手阳明大肠经共20个穴位：商阳（井、金）、二间（荥、水）、三间（输、木）、合谷（原）、阳溪（经、火）、偏历（络）、温溜（郄）、下廉、上廉、手三里、曲池（合、土）、肘髎、手五里、臂臑、肩髃（交会阳跷脉）、巨骨（交会阳跷脉）、天鼎、扶突、口禾髎、迎香（迎香穴不灸，两阳明经交会穴）。

手阳明大肠经必须掌握的9个穴位：商阳、合谷、偏历、手三里、曲池、肩髃、天鼎、扶突、迎香。

此书中的“手三里”称呼：“手三、手三里”，而“足三里”叫“足三里、三里、三、里”四种称呼，请留意！

（四）手阳明大肠经的原、五输穴、络郄募及交会穴歌诀

大起商阳终迎香。大肠原穴合谷是，
井穴商阳荥二间，输穴三间经阳溪，
合穴曲池络偏历，温溜郄募天枢使。
大肠二十交会三：肩髃巨骨迎香是。

注

手阳明大肠经起于商阳穴，止于迎香穴。手阳明大肠经的原穴是合谷穴，井穴商阳，荥穴二间，输穴三间，经穴阳溪，合穴曲池，络穴偏历，郄穴温溜，募穴天枢（天枢在足阳明胃经上）。手阳明大肠经有20个穴位，其中有三个交会穴：肩髃、巨骨、迎香。

（五）手阳明大肠经20穴的定位及主治病证

总述：

手阳明大热强身；下肢头面五官病；
调理脾胃和气血；上下消化经络病。

注

可以当口诀背记。手阳明大肠经可泻阳明热郁（或热邪），强身保健，治下肢、头面、五官之疾病，调理脾胃，调和气血，治上、下消化道疾病和本经的经络病。

1. 商阳

商阳示桡指甲旁，热昏急症牙咽喉，
肠鸣腹胀痛泄痢，麻木瘫痪痛在头。

简诀：商阳喉肠热麻瘫。

注

商阳穴为手阳明大肠经所出为“井”。在示指桡侧指甲旁约0.1寸处取穴，浅刺0.1～0.2寸。或点刺出血。

商阳穴能苏厥开窍，清热解表，健脾和胃。主治：热病和神志病，中风昏迷，癫狂病，麻木头痛，目疾，咽喉痛，齿痛，肠腑病（如肠鸣、腹胀、腹痛、腹泻）。（胀病取三阳经穴位。飧泻取三阴经穴位《灵枢·九针十二原》。）

2. 二间

二间口歪咽齿痛，目昏鼻衄发热烦，
零点二到零点三，（第）二掌指关桡侧陷。

简诀：二间牙眼热昏瘫。

注

二间穴是在握拳，第2掌指关节桡侧前缘凹陷中取穴。手阳明大肠经所溜为“荥”。直刺0.2～0.3寸。

二间穴能清热消炎，利咽解表，止血止痛。主治：口歪，咽痛，齿痛，目昏，鼻衄，发热，心烦。

3. 三间

三间目齿咽喉痛，身热腹胀鸣泄愁。
零点五到零点八，（第）二掌骨小头桡后。

简诀：三间牙眼热胀泻。

注

三间穴是在握拳，第2掌骨小头桡侧后缘凹陷中取穴。手阳明大肠经所注为“输”。直刺0.5～0.8寸。

三间穴能利咽，泄热，止痛。主治：目痛，齿痛，咽喉痛，身热，腹胀，肠鸣，泄泻。

4. 合谷

合谷止痛头五官，面口痛证寒热汗，

中暑瘫痪痄腮疟，闭经下胎和滞产。
痛症中风肠病热，透刺劳宫或后溪。
（配）大椎曲风池感冒，头痛（感冒）列缺外关疗，
牙痛下关颊车伍，满身风疹曲池谷。

简诀：合谷止痛头五官，热疟下胎癫瘫暑。

注

合谷穴是大肠经所过为“原”。病证需要时，可从合谷透刺劳宫穴或后溪穴，能通经活络，清热解表，镇惊止痛。合谷穴在虎口歧骨的凹陷中取穴，直刺0.5～0.8寸。

合谷穴能疏通阳明经经气，活血通络止痛。主治：各种痛证以镇痛为主。治头面炎症取合谷穴（“面口合谷收”），即合谷穴可治齿、目、头、鼻、耳疾，中风之口眼歪斜，牙关紧闭，小儿惊风，痄腮，肠病（便秘，痢疾，泄泻、阑尾炎），热邪（热病无汗，多汗），疟疾，滞产，神经炎。

孕妇不宜针灸合谷穴，补合谷穴即堕胎，泻三阴交即堕胎。

感冒发热用合谷配大椎、曲池、风池；感冒头痛取合谷配列缺、外关穴；牙痛取合谷配下关、颊车穴；满身风疹瘙痒取合谷配曲池穴；合谷配太冲开四关，擅治惊厥（太冲能平肝息风）。

5. 阳溪

阳溪腕背纹桡侧，拇长短伸肌腱凹，
目赤肿痛手腕痛，头牙喉痹鸣聋找。

简诀：阳溪头耳目喉腕。

注

阳溪穴是大肠经的“经”穴，在腕背横纹桡侧，拇长、短伸肌的肌腱凹陷中取穴，直刺0.3～0.5寸。

阳溪穴能通利关节，清热疏风。主治：耳鸣耳聋，目赤肿痛、头痛、齿痛，手腕痛，咽喉肿痛，喉痹。

6. 偏历

偏历桡侧腕纹三，阳溪曲池两穴连，
耳鸣鼻衄五官病，腹胀水肿手臂酸。

简诀：偏历尿肿胀咽喉，鼻衄手目鸣聋选。

注

偏历穴是手阳明大肠经“络”穴。在阳溪上3寸处取穴，斜刺0.5～1寸。

偏历穴能通经活络，清热利尿，止血消炎。偏历穴是利尿消肿要穴。主治：尿不利，水肿，腹胀，咽喉痛，鼻衄，目赤，耳鸣耳聋，手臂痛。

7. 温溜

温溜阳溪上五寸，直刺零点五一寸，
疔疮头痛肩背痛，咽喉脸肿肠痛鸣。

简诀：温溜疔疮头肩痛，脸肿肠鸣喉背攻。

注

偏历穴和温溜穴都在阳溪穴和曲池穴的连线上，偏历穴在阳溪穴上3寸、温溜穴在阳溪穴上5寸处寻穴。温溜穴是手阳明大肠经“郄”穴。直刺0.5~1寸。

偏历穴能清热理气，止血止痛。主治：疔疮，肩背痛，头痛，咽喉痛，脸肿，肠鸣，腹痛。

8. 下廉

下廉曲池下四寸，直刺零点五一寸。
头目眩晕肘臂痛，饮食不化腹中疼。

简诀：下廉眩晕头目肘，饮食不化腹中痛。

注

下廉穴在曲池穴下4寸处取穴，直刺0.5~1寸。

下廉穴能通经活络，调理肠胃。主治：头晕目眩，目痛，肘痛，臂痛，饮食不化，腹中痛。

9. 上廉

上廉曲池下三寸，直刺零点五一寸。
肠鸣腹痛肩膊痛，麻木偏瘫头痛寻。

简诀：上廉腹痛肩周痛，肠鸣麻木瘫头风。

注

上廉穴在曲池穴下3寸处取穴，直刺0.5~1寸。

上廉穴能清肠排毒，舒筋活血。主治：肠鸣，腹痛，肩膊痛，麻木，偏瘫，头痛，头风。

10. 手三里

手三里阳溪曲池，肘横纹下二寸找。
痛泻手瘫手臂软，痒牙颊肿皮肤疗。

简诀：手三里瘫皮肤病，痛泻痒牙脸颊肿。

注

手三里穴在阳溪穴与曲池穴的连线上、前臂肘横纹下2寸处取穴，直刺0.8~1.2寸。

手三里穴能清热明目，健脾和胃，通经活络。主治：中风瘫痪，上肢不遂，皮肤病，痒疹，荨麻疹，湿疹，神经性皮炎，腹痛，腹泻，牙齿痛，脸颊肿。手三里穴善通络健脾。

11. 曲池

曲池风热头牙眼，手臂痹痛上肢瘫，
高压吐泻腹胀痛，痒疹肿痛瘰疬癫。
曲池肩髃上肢瘫。下瘫环跳阳陵泉。
曲池配少冲治发热。腰瘫曲池腰阳关。

简诀：曲池喉牙眼手癫，热痒吐泻高压瘫。

注

曲池穴是手阳明经所入为“合”。屈肘成直角，正当肘横纹外端和肱骨外上髁连线的中点处取穴，直刺1~1.5寸。

曲池穴能疏风清热，开窍止痛。主治：咽喉肿痛，手臂肿痛，牙齿痛，目赤痛，瘰疬，癣癞，隐疹，高血压，癫狂，上肢不遂，热病，吐、泻，腹痛。

12. 肘髎

肘髎曲池外上寸，直刺零点五一寸，
肱骨边缘当取穴，麻木挛急肘臂疼。
简诀：肘髎肘痛麻木挛。

注

肘髎穴在曲池穴外上1寸，肱骨边缘处取穴，直刺0.5～1寸。

肘髎穴能舒经活络，活血通经。主治：肘臂酸痛，麻木，挛急。

13. 手五里

手五里曲池上三，直刺零点五一寸，
通经活血散气结，瘰疬肘臂挛急疼。
简诀：手五里治瘰疬疮，肘臂急痛麻木挛。

注

手五里穴在曲池穴上3寸处取穴，直刺0.8～1.5寸。

手五里穴能通经活血，理气散结。主治：肘臂挛急疼痛，瘰疬。生疮疡取臂臑穴配手五里穴。

14. 臂臑

臂臑曲池上七寸，零点八一点五中，
目疾瘰疬肩臂痛，颈项拘挛强急重。
简诀：臂臑眼瘰肩臂痛，颈项拘挛强急重。

注

臂臑穴在曲池穴上7寸，正当三角肌下端取穴，直刺或向上斜刺0.8～1.5寸。

臂臑穴能疏经通络，清热明目。主治：目疾，瘰疬，肩臂痛，颈项拘挛、强急重。

15. 肩髃

肩髃大肠阳跷交，肩峰前下方凹陷，
隐疹风热手瘫挛，瘰疬臂痛肩周炎。
简诀：肩髃大肠阳跷交，瘰瘫热疹肩臂重。

注

肩髃穴是手阳明大肠经和阳跷脉的交会穴。臂外展或平举时，肩部出现两个凹陷，当在肩峰前下方凹陷处取得的穴位是肩髃穴；直刺或向下斜刺0.8～1.5寸。

肩髃穴能疏通手阳明大肠经气血，舒通经络，止痛；能疏风散热，通经活络。主治：肩周炎、肩臂挛痛沉重、上肢不遂。“肩髎天宗肩周炎，曲池外关合谷麻（上肢麻痹）”。

16. 巨骨

巨骨阳跷胃交会，肩峰甲冈中凹陷，

直刺零点五一寸，瘿瘰淋甲肩臂挛。

简诀：巨骨阳跷胃交会，甲状瘿瘰肩臂挛（痛）。

注

巨骨穴是手阳明经和阳跷脉的交会穴。在锁骨肩峰端和肩胛冈之间的凹陷中取穴，直刺0.5~1寸。

巨骨穴能止血消炎，通经活络。主治：瘿气，瘰疬，淋巴结核，甲状腺疾病，肩臂挛痛不遂。

17. 天鼎

天鼎扶突下一寸，胸锁乳突肌后缘，
直刺零点五零八，气梗瘿瘰哑肿炎。

简诀：天鼎瘰瘿咽喉肿，气梗音哑或暴喑。

注

天鼎穴在扶突穴直下1寸，胸锁乳突肌后缘处取穴，直刺0.5~0.8寸。

天鼎穴能理气散结，消炎利喉。主治：气梗、瘿瘤、瘰疬、咽喉肿痛，音哑或暴喑，甲状腺疾病。

18. 扶突

扶突胸锁头之间，零点五零八寸间，
瘿气暴喑和瘰疬，咽喉肿痛咳嗽喘。

简诀：扶突咽喉干咳喘，瘿气瘰疬或暴喑。

注

扶突穴在胸部胸锁乳突肌的胸骨头和锁骨头之间、正当人迎穴后1.5寸处取穴，直刺0.5~0.8寸。

扶突穴能理气降逆，清咽利喉。主治：咽喉肿痛，咳嗽气喘，暴喑，瘿气，瘰疬，甲状腺肿。扶突穴用于颈部手术针麻醉。

19. 口禾髎

口禾髎水沟零五，直斜零点三零五，
鼻塞鼽鼻口歪噤，热风开窍止血住。

简诀：口禾髎鼻口噤歪瘫。

注

口禾髎穴在水沟穴旁0.5寸处，直刺或斜刺0.3~0.5寸。

口禾髎穴能止血开窍，清热祛风。主治：鼻塞、鼽衄、面瘫之口歪、口噤。

20. 迎香

迎香大肠胃交会，鼻翼外五鼻唇沟，
鼻塞鼻渊鼻衄血，脸痒脸肿歪斜求。
透刺四白胆蛔虫，（足）三里水沟胆囊优。

简诀：迎香胃大不闻瘫，脸痒鸣聋鼻塞血，

透刺四白蛔虫胆。

注

迎香穴是手、足阳明经的交会穴。在鼻翼外缘中点旁开5分，正当鼻唇沟中取穴，斜刺或横刺0.3~0.5寸，不灸。

迎香主刺鼻失臭，兼刺面痒如虫行，先补后泻三分刺，此穴火攻须知禁。见《医宗金鉴·刺灸心法要诀》。

《玉龙歌》说迎香穴是治鼻塞不闻香臭的要穴。能理气止痛，疏风通窍。主治：鼻塞，鼻渊，鼻衄血，脸痒，脸肿，面瘫之口眼歪斜，面肌痉挛，三叉神经痛，面痒如虫行之痒感难忍。迎香透刺四白穴、足三里、水沟、胆囊穴治胆道蛔虫症。

（六）手阳明大肠经穴定位歌

商阳示指桡侧边，二间二掌指桡陷，
三间节后桡后陷，合谷虎口歧骨间，
阳溪腕背横纹桡，拇长短伸肌腱陷。
偏历阳溪上三寸，温溜溪上五寸选。
下廉曲池下四寸，上廉池下三寸看，
手三里池下两寸。曲池屈肘直角安，
肘纹外端肱髁中。肘髎池上一寸见。
池上三寸手五里，臂臑三角肌下端。
肩髃肩峰前下凹，巨骨肩峰端冈陷。
天鼎扶突下一寸，胸锁乳突肌后缘。
扶突人迎后一寸五，胸骨锁骨头之间。
口禾髎水沟旁五分，迎香鼻翼外五分鉴。

注

阳溪穴在腕背横纹的桡侧，翘起拇指，正当拇长伸肌和拇短伸肌腱之间的凹陷中取穴。曲池穴在屈肘时呈直角，肘横纹桡侧端与肱骨外上髁连线的中点取穴。肩髃穴在上臂平举时，肩峰中出现两个凹陷，应当在肩峰前下方凹陷中取穴。巨骨穴是在锁骨肩峰端和肩胛冈之间的凹陷中取穴。天鼎穴在扶突穴直下1寸，胸锁乳突肌后缘取穴。迎香穴在鼻翼外缘中点旁开5分取穴。

具体说明如下。

商阳穴在示指桡侧指甲旁约0.1寸处取穴，浅刺0.1~0.2寸，或点刺出血。

二间穴在握拳第2掌指关节桡侧前缘凹陷中取穴。手阳明大肠经所溜为“荥”。直刺0.2~0.3寸。

三间穴在握拳第2掌骨小头桡侧后缘凹陷中取穴，直刺0.5~0.8寸。

合谷穴在虎口歧骨的凹陷中取穴，直刺0.5~0.8寸。

阳溪穴在腕背横纹桡侧，拇长、短伸肌的肌腱凹陷中取穴，直刺0.3~0.5寸。

偏历穴在阳溪穴上3寸处取穴，斜刺0.5~1寸。

偏历穴和温溜穴都在阳溪穴和曲池穴的连线上，偏历穴在阳溪穴上3寸处。

温溜穴在阳溪穴上5寸处寻穴，直刺0.5~1寸。

下廉穴在曲池穴下4寸处取穴，直刺0.5~1寸。

上廉穴在曲池穴下3寸处取穴，直刺0.5~1寸。

手三里穴在曲池穴下2寸处取穴，直刺0.8~1.2寸。

曲池穴是屈肘成直角时，在肘横纹外端和肱骨外上髁连线的中点处取穴，直刺1~1.5寸。

肘髎穴在曲池穴外上1寸，肱骨边缘处取穴，直刺0.5~1寸。

手五里穴在曲池上3寸处取穴，直刺0.8~1.5寸。

臂臑穴在曲池上7寸，正当三角肌下端处取穴，直刺或向上斜刺0.8~1.5寸。

肩髃穴在臂外展或平举时，肩部出现两个凹陷，当在肩峰前下方凹陷处取穴，直刺或向下斜刺0.8~1.5寸。

巨骨穴是手阳明经和阳跷脉的交会穴。在锁骨肩峰端和肩胛冈之间的凹陷中取穴。直刺0.5~1寸。

天鼎穴在扶突穴直下1寸，胸锁乳突肌后缘处取穴，直刺0.5~0.8寸。

扶突穴在胸部锁乳突肌的胸骨头和锁骨头之间、正当人迎穴后1.5寸处取穴，直刺0.5~0.8寸。

口禾髎穴在水沟穴旁0.5寸处，直刺或斜刺0.3~0.5寸。

迎香穴在鼻翼外缘中点旁开5分，正当鼻唇沟中取穴，斜刺或横刺0.3~0.5寸，不灸。《玉龙歌》说迎香穴是治鼻塞不闻香臭的要穴。

（七）手阳明大肠经循行、各穴所治病证概读

总述：

大肠示指桡侧起，上肢外侧前缘行，
（经）水沟左右脉交叉，对侧鼻旁迎香停。
手阳明大热强身；下肢头面五官病；
调理脾胃和气血；上下消化经络病。
大肠头面五官病，神志热病肠胃病，
齿咽鼻耳口眼歪，泄痢腹胀痛肠鸣，
昏迷眩晕癫痫热，神皮痤疮隐痒疹。

商阳喉肠热麻痫。二间牙眼热昏痫。
三间牙眼热胀泻。合谷止痛头五官，
热疟下胎癫痫暑。阳溪头耳目喉腕。
偏历尿肿胀咽喉，鼻衄手目鸣聋选。
温溜疔疮头肩痛，脸肿肠鸣喉背攻。
下廉眩晕头目肘，饮食不化腹中痛。
上廉腹痛肩周痛，肠鸣麻木痫头风。
手三里痫皮肤病，痛泻痒牙脸颊肿。

曲池风热喉牙眼，手臂痹痛上肢痫，
高压吐泻腹胀疼，痒疹肿痛瘰疬癫。
手五里治瘰疬疮，肘臂急痛麻木挛。
臂臑眼瘰肩臂痛，颈项拘挛强急重。

肩髃大肠阳跷交，瘰瘫热疹肩臂痛。
巨骨阳跷胃交会，甲状瘿瘰肩臂挛（痛）。
天鼎音哑或暴喑，气梗瘰瘿咽喉肿。
扶突咽喉干咳喘，暴喑瘿气瘰疬松。
口禾（髎）鼻口噤歪瘫。迎香胃大不闻瘫，
脸痒鸣聋鼻塞血，透刺四白蛔虫胆。

注

此为重要口诀。大肠经治头面五官疾病，神志病，热病，肠胃病，齿、咽、鼻、耳、口、眼、病，口、眼中风，面瘫歪斜，泄痢，腹胀腹痛，肠鸣，昏迷，眩晕，癫痫，中风瘫痪，热性病，神经性皮炎，痤疮，隐疹、痒疹。

手阳明大肠经可泻阳明热郁，强身保健，治下肢、头面、五官之疾病，调理脾胃，调和气血，治上、下消化道疾病和本经的经络病。

迎香透四白治胆蛔虫。

（八）手阳明大肠经各穴的针刺深度歌

商阳浅刺一两分，二间两分到三分，
三间合谷五八分，阳溪零三零五寸，
偏历温溜下上廉，直刺点五到一寸。
手三（里）八十二分，曲池十到十五分，
肘髎肩（髃）八十五，巨骨点五到一寸。
天鼎扶突五八分，口禾髎和迎香进，
斜刺三分到五分，最后两穴灸当禁。

注

商阳浅刺0.1~0.2寸。
二间0.2~0.3寸。
三间、合谷0.5~0.8寸。
阳溪0.3~0.5寸。
偏历、温溜、下廉、上廉，直刺0.5~1寸。
手三里0.8~1.2寸。
曲池1~1.5寸。
肘髎、手五里、臂臑、肩髃0.8~1.5寸。
巨骨0.5~1寸。
天鼎、扶突0.5~0.8寸。
口禾髎、迎香，斜刺0.3~0.5寸。
最后两穴灸当禁。

三、足阳明胃经

（一）足阳明胃经循行部位口诀

胃起承泣终厉兑。胃起迎香上鼻根，

鼻旁足太阳交会，下沿鼻外承泣真，
入上齿龈环口唇，下交颏唇内承浆（任脉处），
向后上沿腮后下，出于下颌大迎乡，
沿着下颌角颊车，上耳前过上关肪（足少阳经），
沿发际到额神庭。①面支大迎下人迎，
沿喉大椎进缺盆，向下通过横膈径，
属于胃脏联络脾。②缺盆直行乳头进，
胸前正中线四寸，下挟脐入气冲行。
③胃下分支循腹里，下到气街（气冲）前脉会，
此下髀关抵伏兔，下膝髌胫前嵴会，
胫骨外前下足跗，足背二趾外厉兑。
④胫部分支足三里，进入足中趾外侧。
⑤脚背冲阳又分支，进入脚大趾外侧，
外侧隐白接脾经。胃经五条分支得。

注

足阳明胃经起于承泣穴，止于厉兑穴。胃经起于鼻旁迎香穴，上鼻根部，与鼻旁侧足太阳经交会，向下沿着鼻的外侧（承泣穴），进入上齿龈内，回出环绕口唇，向下交会于颏唇内承浆穴（任脉）处，再向后沿口腮后下方，出于下颌大迎处，沿着下颌角颊车，上行耳前，经过上关（足少阳经），沿着发际，到达额角（头维穴），与督脉交于神庭穴。

①面部的分支脉：从大迎前下走人迎，沿着喉咙，会大椎，进入缺盆中，向下通过横膈，属于胃，联络脾脏。

②缺盆直行的分支脉：经乳头，即胸前部正中线旁开 4 寸，向下挟脐旁，进入少腹两侧气冲穴（气街）。

③胃口下部的分支脉：沿着腹内向下到气冲处与前脉会合，再由此向下至髀关，直抵伏兔部，下至膝髌，沿着胫骨前嵴外侧，下经足背，进入足第 2 趾外侧端（厉兑穴）。

④胫部的分支脉：从膝下 3 寸（足三里穴）处分出，进入足中趾内侧端（隐白穴），与足太阴脾经相连结。

⑤“脚背冲阳又分支”，进入足大趾外侧，外侧隐白接脾经。（若按足背冲阳穴无脉搏，胃病就特别严重了）

从以上分支情况可知：足阳明胃经是十二经脉中分支最多的经脉，共有 5 条分支。

（二）足阳明胃经循经病证口诀

胃经鼻衄头额痛，鼻牙咽颈脚面痛，
口眼歪斜肠鸣呕，消谷善饥胃脘痛，
髌膝肿痛水肿胀，足上中趾不仁用，
眩晕耳鸣脉搏数，咳嗽苔黄舌质红。

注

足阳明胃经病证：鼻衄、前头痛、额痛，鼻痛，牙痛，咽喉肿痛，颈肿痛，口眼歪斜，眩晕耳鸣，足面皆痛，肠鸣，呕吐（泻泄），消谷善饥，胃脘痛，髌膝肿痛，水肿，腹胀，足中趾不仁不用（即麻木，感觉减弱），咳嗽，舌苔黄，舌质红，脉搏数。

（三）足阳明胃经 45 个穴位名称速记口诀

胃起承泣止厉兑，四白巨髎地仓穴，
大迎颊车和下关，头维人迎水突接，
气舍缺盆和气户，库房屋翳膺窗记，
乳中乳根和不容，承满梁关门太乙，
滑肉门天枢外陵，大巨水道归来使，
气冲髀关和伏兔，阴市梁丘和犊鼻，
足三里和上巨虚，条口下巨虚丰隆，
解溪冲阳和陷谷，到达内庭厉兑终。

注

胃经 45 个穴位起于承泣（交会），经四白、巨髎（阳明交会穴）、地仓（交会）、大迎、颊车、下关（交会足阳明、足少阳）、头维（交会足阳明、足少阳）、人迎（足阳明、足少阳经的交会穴）、水突、气舍、缺盆、气户、库房、屋翳、膺窗、乳中、乳根、不容、承满、梁门、关门、太乙、滑肉门、天枢（大肠募穴）、外陵、大巨、水道、归来、气冲、髀关、伏兔、阴市、梁丘（郄）、犊鼻、足三里（合、土）、上巨虚（大肠的下合穴）、条口 、下巨虚（小肠的下合穴）、丰隆（络）、解溪（经、火）、冲阳（原）、陷谷（输、木）、内庭（荥、水）。止于厉兑（井、金）。

足阳明胃经是鼻旁迎香穴起始后再上行，因此胃经的起穴是承泣穴，止穴是厉兑穴。

承泣、四白、头维、人迎四穴禁灸。缺盆穴孕妇禁针，乳中穴不针不灸，只作胸穴定位标志。巨髎穴和地仓穴都是足阳明经、阳跷经的交会穴。下关穴是足阳明经、足少阳经的交会穴。头维穴是足阳明、足少阳和阳维脉的交会穴。人迎穴是足阳明经、足少阳经的交会穴。（诸多交会穴已编入了口诀，记熟即知）。“承满梁关门太乙”穴指承满、梁门、关门、太乙四穴。上巨虚穴是大肠经的“下合穴”，下巨虚穴是小肠经的“下合穴”。人迎、缺盆、气户、库房、屋翳、膺窗、乳根、不容等穴都不能针刺过深，恐伤内脏而危及生命。

足阳明胃经必须掌握的 19 个穴位：承泣、四白、颊车 、下关、头维、梁门、天枢、归来、伏兔、梁丘、足三里、上巨虚、下巨虚、条口 、丰隆、解溪、冲阳、内庭、厉兑。

（四）足阳明胃经的原、五输穴、络郄募及交会穴歌诀

胃起承泣止厉兑，四十五胃原冲阳，
井穴厉兑荥内庭，输陷谷经解溪乡，
合足三里络丰隆，郄梁丘募中脘当。
胃经交会穴承泣，下关巨髎和地仓，
头维人迎两巨虚。胃之大络虚里上。

注

足阳明胃经起于承泣，止于厉兑，共 45 穴。足阳明胃经的原穴是冲阳，井穴厉兑，荥穴内庭 ，输穴陷谷，经穴解溪，合穴足三里，络穴丰隆，郄穴梁丘，募穴中脘。足阳明胃经的交会穴有：承泣、下关、巨髎、地仓、头维、人迎、上巨虚、下巨虚。胃之大络是虚里。

（五）足阳明胃经45穴的定位及主治病症口诀

1. 承泣

承泣胃任阳跷交，眼眶下缘之间中。
夜盲流泪目赤肿，面瘫痉挛睑瞤动。
目昏肝俞瞳子髎，青光眼曲风太冲。

简诀：承泣胃任阳跷交，眼头面瘫睑瞤跳。

注

承泣穴是足阳明经和阳跷、任脉三经的交会穴。在瞳孔直下眼球与眶下缘之间取穴。向上轻推眼球向上固定，缓慢直刺0.5~1.5寸。

承泣穴能明目止泪，清热散风。主治：流泪、夜盲、近视，目赤肿痛，迎风流泪，眼睑瞤动，口眼歪斜，面肌痉挛。目昏暗配肝俞、瞳子髎。“青光眼曲风太冲”，即：青光眼配睛明、曲池、风池、太冲穴。

2. 四白

四白眶下孔陷中，直斜点三零点五，
头痛眩晕目赤痒，眼睑瞤动歪斜助。

简诀：四白青光睑跳痒，头晕目眩面瘫疗。

注

四白穴位于眶下孔的凹陷中，目正视，瞳孔直下，正当眶下孔凹陷处取穴，直刺或斜刺0.3~0.5寸，不可深刺，否则刺入眶下孔内易伤眼球。

四白穴能通经活络，明目祛风。主治：头痛眩晕，青光眼，目赤痛痒，眼睑瞤动，口眼歪斜，面肌痉挛，面瘫，三叉神经痛。

3. 巨髎

巨髎胃阳跷鼻下，零点三零五直斜，
鼻衄齿痛唇颊肿，瞤动眼睑口眼斜。

简诀：巨髎胃阳跷青光，歪斜鼻衄牙唇肿。

注

巨髎穴是足阳明经和阳跷脉的交会穴。目正视，瞳孔直下，在平鼻翼下缘处取穴，直刺或斜刺0.3~0.5寸。

巨髎穴能明目退翳，清热息风。主治：口眼歪斜，齿痛颊肿，面肌痉挛，青光眼，三叉神经痛。

4. 地仓

地仓胃大阳跷交，口角旁零点四寸，
唇缓不收口眼歪，唇动流涎牙颊疼。
横斜零点五零八，水沟合谷颊车针。

简诀：地仓胃大阳跷交，睑唇流涎面瘫攻。

注

地仓穴是手、足阳明经和阳跷脉的交会穴。在口角旁约0.4寸，上方直对瞳孔处取穴，横刺或斜刺0.5~0.8寸。

地仓穴能通经活络，祛风止痛。主治：唇缓不收，流涎，齿痛颊肿，口眼歪斜，失语面瘫，面神经痉挛，三叉神经痛，破伤风。因此，地仓穴可美容。治中风、口眼歪斜取地仓穴配水沟、合谷、颊车诸穴。地仓伍承浆止流涎，也是治疗胃阴虚之口腔溃疡的最佳配穴。

5. 大迎

大迎鼓唇凹陷下，斜横零点五零八，
口噤口歪颊红肿，唇吻瞤动牙痛佳。
大迎颊肿口噤歪，口歪瞤动牙齿痛。
简诀：目眩眼花颧髎同。

注

大迎穴在下颌角前1.3寸凹陷中。闭口鼓唇时出现一沟形凹陷，就在此凹陷下端取穴。避开动脉，斜刺或横刺0.5~0.8寸。

大迎穴能消肿镇痛，通络祛风。主治：齿痛，面瘫，颊红肿，口歪唇吻瞤动。大迎穴配颧髎穴治目眩眼花。

6. 颊车

颊车咬肌高隆处，直刺零点三零五，
口噤歪斜齿颊肿，牙痛下关内庭谷。
简诀：颊车口噤面瘫叉，下颌病变牙颊肿。

注

颊车穴在下颌角前上方一横指凹陷中，咀嚼时咬肌高隆起处取穴，直刺0.3~0.5寸。

颊车穴能通络，祛风，清热。主治：口噤不语，牙关紧闭，口眼歪斜，面瘫，三叉神经痛，腮腺炎，咬肌痉挛，下颌瘫，落颊风，下颌炎，齿痛，痄腮，颊肿。牙痛配用牙痛穴、下关、内庭、合谷。

7. 下关

下关胃胆交会穴，颧弓下颌凹闭口，
开口不利口眼歪，聤耳齿痛聋鸣求。
简诀：下关胃胆开口难，面瘫牙痛耳鸣聋。

注

下关穴是足阳明经和少阳经的交会穴。在颧弓和下颌切迹的凹陷中取穴，合口有孔，张口闭孔，应闭口取穴，直刺0.5~1寸。

下关穴能消炎止痛，通络聪耳。主治：下颌关节痛，牙关紧闭开合不利，口眼歪斜，聤耳，齿痛，耳聋，耳鸣，三叉神经痛。

8. 头维

头维胃胆阳维交，横刺零点五一寸，

头中线旁四点五，流泪睑瞤头目疼。
流泪临泣池睛明。
简诀：头维胃胆阳维交，睑瞤流泪目头痛。

注

头维穴是足阳明胃经、足少阳胆经和阳维脉的交会穴。在额角发际直上5分，督脉神庭穴旁开4.5寸处取穴，向下或向后横刺0.5~1寸。禁灸。

头维穴能祛风活血，通络止痛，安神止痛，明目除烦。主治：流泪，眼睑瞤动（配攒竹），头风，头痛（偏头痛配列缺），目痛，视力减弱，目眩。

“头维主刺头风疼，目痛如脱泪不明，禁灸随皮三分刺，兼刺攒竹功效增。”见《医宗金鉴》。

迎风流泪取头维配临泣、风池（池指头部的风池）、睛明等穴。

9. 人迎

人迎胃胆喉（结旁）寸五，乳突肌前颈动后，
零点三到零点八，乳癖高压喘瘰瘤。
高压曲池足三里，甲状腺肿透天突，
天井足三里三阴交，太溪内关和合谷。
简诀：人迎胃胆甲状淋，乳癖高压喘瘰肿。

注

人迎穴是足阳明胃经和足少阳胆经的交会穴，禁灸。在喉结旁1.5寸，胸锁乳突肌前缘和颈总动脉的后方处取穴。直刺0.3~0.8寸，刺过深不幸杀人。

人迎穴能理气降逆，利咽散结，平衡血压。主治：高血压，咽喉肿痛之饮食难下，喘息，瘰疬，瘿气，甲状腺肿，颈淋巴结核，乳癖（是治乳癖的重要穴位）。高血压配曲池、足三里；甲状腺肿大取人迎穴透天突穴，再配用天井、足三里、三阴交、太溪、内关、合谷穴。

10. 水突

水突胸锁乳突前缘，直刺点三零点八，
咳喘气道咽喉痛，清热利咽平喘佳。
简诀：水突咳喘气道喉。

注

水突穴在人迎穴与气舍穴连线的中点，胸锁乳突肌前缘取穴，直刺0.3~0.8寸。

水突穴能降逆平喘，清热利咽。主治：咳嗽，气喘，咽喉痛。

11. 气舍

气舍胸锁骨头间，零点三到零点五，
气喘呃逆咽喉痛，瘰疬瘿瘤颈强除。
简诀：气舍喘呃瘰颈喉。

注

气舍穴在胸骨头与锁骨头之间取穴，直刺0.3~0.5寸。

气舍穴能软坚散结，活血化瘀。主治：气喘，呃逆，咽喉痛，颈强痛，瘰疬，瘿瘤。

12. 缺盆

缺盆锁上窝中央，刺深不超零点五，
气喘咳嗽咽喉肿，瘰疬甲状缺盆处。

简诀：缺盆淋巴甲状瘰，咳喘肿痛缺盆喉。

注

缺盆穴在锁骨上窝的中央，任脉旁开4寸处取穴，直刺0.3～0.5寸，避开动脉，不可深刺，恐伤肺脏。孕妇可灸不针。

缺盆穴能止咳平喘，开胸顺气，宽胸利膈。主治：颈淋巴结核、甲状腺肿大。

13. 气户

气户锁下任脉旁，横斜零点五零八，
胸胁胀满气喘咳，胸痛呃逆吐血咯。

简诀：气户胸痛胸胁胀，气逆喘咳咯吐血。

注

气户穴在锁骨下缘，任脉旁开4寸处取穴，横刺或斜刺0.5～0.8寸。

气户穴能止咳平喘，理气宽胸。主治：胸胁胀满，胸痛、咳嗽气逆，咯唾脓血。

14. 库房

库房第一肋隙中，前正中线旁四寸，
零点五到零点八，咳脓血胸胁胀疼。

简诀：库房胸胁咳血脓。

注

库房穴在第1肋隙，前正中线旁开4寸处取穴，斜刺或平刺0.5～0.8寸。

库房治病范围与气户相似，能清热化痰，理气宽胸。主治：胸胁胀痛，咳嗽，咳吐脓血。

15. 屋翳

屋翳二肋宫旁四，乳痈咳脓胸胀喘。

简诀：屋翳胸乳痈喘咳。

注

屋翳在第2肋间隙中，任脉的紫宫穴旁开4寸处取穴，直刺0.5～0.8寸。

屋翳穴能消炎止痛，顺气开胸，止咳化痰。主治：乳痈，气喘，咳嗽，咳脓血，胸胁胀痛。

16. 膺窗

膺窗三肋玉堂四，喘咳乳痈胸肋痛，
乳痛少乳加乳根，合谷少泽和膻中。

简诀：膺窗喘咳胸胁乳。

注

膺窗穴在第3肋间隙中，任脉玉堂穴旁开4寸处取穴，斜刺或横刺0.5～0.8寸。

膺窗穴能止咳定喘，清肺消肿。主治：咳嗽，气喘，乳痈，胸胁胀痛。乳房胀痛、乳汁分泌过少配乳根穴、合谷穴、少泽和膻中穴。

17. 乳中

乳中暴痛暑渴热。

注

乳中穴在乳头正中，不作针灸用，只作为胸部取穴定位的标志。古人有暴癫暴痛、暑热渴死用灸法的经验。调气，理气，提神。

18. 乳根

乳根五肋中庭四，噎膈胸痛咳乳疾。
乳痈配伍太冲穴，复溜膺窗下巨虚。

简诀：乳根噎咳胸痛乳。

注

乳根穴在乳头直下第5肋间隙中，任脉中庭穴旁开4寸处取穴，斜刺或横刺0.5~0.8寸。

乳根穴能宣肺理气，通乳化瘀。主治：噎膈，胸痛，小儿龟胸，咳喘，乳痈，乳腺炎，乳汁分泌过少。乳痈配伍太冲、复溜、膺窗和下巨虚。

19. 不容

不容巨阙旁二寸，胃痛腹胀呕食少。

简诀：不容腹胀胃呕吐。

注

不容穴在脐上6寸，任脉巨阙穴旁开2寸取穴，直刺0.5~0.8寸。

不容穴能理气止痛，调和脾胃。主治：胃痛，腹胀，呕吐，饮食不振，食少纳差。

20. 承满

承满上脘旁二寸，零点五寸到一寸，
肋下坚痛肠鸣呕，食少吐血胃痛胀。

简诀：承满胃痛肋下坚，吐血食少鸣呕吐。

注

承满穴在脐上5寸，任脉的上脘穴旁开2寸处取穴，直刺0.5~1寸。

承满穴能降逆止呕，理气和胃。主治：胃炎胃痛，腹胀，肋下坚痛，肠鸣，呕吐，食少，吐血。

21. 梁门

梁门正二脐上四，胃痛便溏呕食减。
胃溃中脘两三厘。内关梁丘胃神官。

简诀：梁门胃呕食少溏。

注

梁门穴在前正中线旁2寸，脐上4寸，任脉中脘穴旁开2寸处取穴，直刺0.8～1.2寸。

梁门穴能调中健脾，理气和胃。主治：胃痛，便溏，泄泻，饮食少，呕吐。胃溃疡配中脘、手三里和足三里。配内关、梁丘治胃神经官能症。

22. 关门

关门建里旁二寸，遗尿水肿腹胀疼，
肠鸣泄泻饮食少，遗尿中府委中神门。

简诀：关门水肿胃痛胀，腹痛鸣泻饮食少。

注

关门穴在脐上3寸，任脉建里穴旁2寸处取穴，直刺0.8～1.2寸。

关门穴能利水消肿，调理肠胃。主治：遗尿，水肿，腹痛，腹胀，肠鸣，泄泻，食少。遗尿配中府、神门和委中穴。

23. 太乙

太乙下脘旁二寸，癫胃心烦消化珍。

简诀：太乙消化烦癫狂。

注

太乙穴在脐上2寸，任脉的下脘穴旁开2寸处取穴，直刺0.8～1.2寸。

太乙穴能镇惊安神，清心开窍。主治：癫狂，胃痛，心烦不宁和消化不良。

24. 滑肉门

滑肉水分旁二寸，癫狂呕吐胃中疼。

简诀：胃病呕癫滑肉门。

注

滑肉门穴在脐上1寸，任脉的水分穴旁开2寸处取穴，直刺0.8～1.2寸。

滑肉门穴能清心开窍，镇惊安神。主治：胃痛，呕吐，癫狂。

25. 天枢

天枢大募脐旁二，泄痢脐痛腹胀鸣，
便秘调经水肿痈。水分气海脐周疼。
急性痢疾上巨虚。配伍水泉调月经。
上髎大肠肠麻痹。关元阴交治痛经。
阑尾合谷上巨虚，关元阑尾穴合针。

简诀：天枢癥瘕鼓胀病，月经脾胃腹泄肿。

注

天枢穴是手阳明大肠经募穴。（注意简化诀中的“鸣胀痛”指肠鸣、腹胀脐周痛。“痈”是指肠痈）。天枢穴在任脉的神阙穴旁开2寸处取穴，直刺1～1.5寸。

天枢穴能理气健脾，调中和胃。主治：泄泻，痢疾，绕脐腹痛，腹胀，肠鸣，便秘，月经不调，水肿，肠痈。

天枢穴和梁门穴治病都广泛。梁门穴以治胃病和上消化道疾病为主；天枢穴以治肠道和妇科病为主。

脐周痛配水分、气海穴；调月经配水泉穴；急性痢疾配上巨虚穴；肠麻痹配上髎穴、大肠俞；痛经配关元、阴交；阑尾炎配合谷穴、阑尾穴、关元穴、上巨虚穴。

26. 外陵

外陵阴交旁二寸，疝气腹痛和痛经。

简诀：外陵痛经下腹疼。

注

外陵穴在天枢穴下1寸，任脉的阴交穴旁开2寸处取穴，直刺1~1.5寸。

外陵穴能理气止痛，和胃化湿。主治：疝气，腹痛，痛经。

27. 大巨

大巨石门旁二寸，直刺一寸一点五，
小便不利小腹胀，疝气遗精早泄苦。

简诀：大巨小腹胀尿疝，肾病早泄和遗精。

注

大巨穴在天枢穴下2寸，任脉的石门穴旁开2寸处取穴，直刺1~1.5寸。

大巨穴能补肾气，调肠胃。主治：小便不利，小腹胀满，疝气，遗精，早泄。

28. 水道

水道关元旁二寸，痛经尿难腹胀疝，
尿潴中极三阴交，腹水三里阴陵泉。

简诀：水道水肿月经疝。

注

水道穴在天枢穴直下3寸，任脉关元穴旁开2寸处取穴，直刺1~1.5寸。

水道穴能调经止痛，利水消肿。主治：痛经，小腹胀满，疝气。尿潴留、膀胱炎配中极、三阴交、阴陵泉；腹水配足三里、阴陵泉。

29. 归来

归来中极旁二寸，直刺一寸一点五，
白带阴挺阴冷痛，闭经疝气腹痛著。
生殖疾病三阴交，关元中极加肾俞。
阴冷不孕卵巢病，气冲三阴交配伍。
归来中极旁二寸，调经生殖疝阴挺。

简诀：归来生殖经疝挺。

注

归来穴在天枢穴直下4寸，任脉的中极穴旁开2寸处取穴，直刺1~1.5寸。

归来穴能行气通腑，能调经止痛，活血化瘀。主治：男女虚寒性生殖器病。闭经，痛经，疝气，腹痛，白带，阴挺（即子宫脱垂），阴冷肿痛，睾丸炎，阴茎痛。白带过多配关元、肾俞、中极、三阴交；卵巢肿瘤、恶露、不孕不育配气冲、三阴交。

30. 气冲

气冲耻结曲骨旁，针刺零点五一寸，
不调不孕胎产痿，疝气腹痛外阴冷。

简诀：气冲生殖胎孕疝。

注

气冲穴在天枢穴直下5寸，耻骨结节外上方，任脉的曲骨穴旁开2寸处取穴，直刺0.5～1寸。

气冲穴能理气止痛，舒筋调血。主治：男女生殖诸病。月经不调、不孕不育、胎产诸病，阳痿，疝气，腹痛，外阴冷痛或肿痛。

31. 髀关

髀关承扶穴相对，刺深一寸到两寸，
髀股痿痹腰膝寒，筋急难动麻木不仁。
委中承扶关节炎，麻瘫跳风承扶三。

简诀：髀关痿瘫腰膝寒。

注

髀关穴在髂前上棘与髌骨外上缘的连线上，平臀横纹与膀胱经的承扶穴相平对处取穴，直刺1～2寸。

髀关穴能通经活络，强壮腰膝。主治：下肢经脉病。髀股痿痹，腰痛膝寒，筋急屈伸不利，足麻木不仁，坐骨神经痛，下肢神经炎。治骨关节炎配委中、承扶；下肢麻痹瘫痪配环跳、风市、承扶、足三里。

32. 伏兔

伏兔髌上缘六寸，针刺一寸到两寸，
脚气疝气腰膝疼，下肢麻痹风湿病。

简诀：伏兔风湿腿麻痹。

注

伏兔穴在髂前上棘与髌骨外上缘的连线上，髌骨外上缘上6寸处取穴，直刺1～2寸。

伏兔穴能疏通经络，祛湿散寒。主治：下肢风湿，脚气，腰痛，膝冷，疝气，下肢麻痹，下肢神经病变。

33. 阴市

阴市髌外上缘三寸，寒疝酸麻腿不遂，
三里阴交肾髀跳，寒疝肝俞太溪配。

简诀：阴市寒疝麻痹瘫。

注

阴市穴在髂前上棘与髌骨外上缘的连线上，髌骨外上缘上3寸处取穴，直刺1～1.5寸。

阴市穴能理气止痛，温经散寒。主治：寒疝，脚气，酸痛，腿膝痿证麻痹，下肢屈伸不利，下肢不遂，腰胯痛，下肢神经病变。下肢麻痹瘫痪配足三里、三阴交、肾俞、髀关、环跳；寒疝配肝俞、太溪穴。

34. 梁丘

梁丘髌上二寸取，点八一点二针对，
乳痈胃膝腿不遂。乳痈配合地五会。
曲泉阳关挛急疼。胃炎中脘内关审。
胃痛公孙足三里。膝关犊血三阳陵。
梁丘髌上二寸取，急胃乳膝腿不遂。

简诀：梁丘乳腿急性胃。

注

梁丘穴在髂前上棘与髌骨外上缘的连线上，髌骨外上缘上 2 寸的凹陷处取穴，是足阳明经的“郄”穴。直刺 0.8～1.2 寸。

梁丘穴能通经活络，散寒温经。主治：乳痈，胃痛，膝肿膝痛，下肢不遂，下肢痿痹，下肢神经病变。

乳痈配地五会穴；下肢经络挛急或下肢关节屈伸不利配曲泉、阳关；胃炎配中脘、内关；胃痛、腹痛在胃炎配穴的基础上再配公孙、足三里；膝关节肿痛或发炎配犊鼻、血海、足三里、阳陵泉（注意病证和此诀穴位的缩略语取字）。

35. 犊鼻

犊鼻髌韧外侧陷，脚气膝痛不利关。

简诀：犊鼻膝关麻痹挛。

注

犊鼻穴在髌骨下缘，髌韧带外侧凹陷中，在屈膝时的膝髌外侧的凹陷即膝眼正中，最好找穴。稍向髌韧带内方斜刺 0.8～1.2 寸。

犊鼻穴能消肿止痛，通经活络。主治：脚气，膝关节痛，膝关节屈伸不利。

36. 足三里

足三里犊鼻下三，便秘晕癫腰腿痛，
胃腹呕胀鸣泄痢，虚劳疳积和水肿。
合谷内关胰腺炎，昏迷百内人太冲。
脾胃中脘三阴交。天枢关元消化功。
曲池合谷除低热，呕吐中脘间使松。
内关中脘幽门挛；虚劳强壮保健用。

简诀：
足三里合胃下合，噎膈鼓胀水肿喘，
耳牙痿痹寒癫疮，心神血压虚劳健，
黑睛翳障上胞垂，青盲疳积视昏瞻。

注

足三里穴在犊鼻穴下 3 寸，即膝眼下 3 寸，正当胫骨前嵴外侧一横指处取穴，是足阳明经的“合”穴；胃经的下合穴。直刺 1～1.5 寸。

足三里穴能健脾胃，益气血；疏理肠胃气机，引气下行，导湿下行，通降胃气；灸能健脾益胃，和胃止痛，消痞满而止胃痛；能通经活络，健脾和胃，疏风祛湿。主治：胃痛，腹胀肠鸣，噎膈，呕吐，泄泻痢疾，便秘，上牙痛，耳鸣耳聋，头晕，心悸，癫狂，腰腿酸痛，虚劳羸瘦，疳积，水肿鼓胀，黑睛翳障，上胞下垂，青盲，疳积上目，视瞻昏渺。足三里穴配合谷、内关治胰腺炎；消化力差取足三里穴配天枢、关元；胃病取足三里穴配中脘、脾俞、胃俞、三阴交；昏迷取足三里穴配百会、内关、人中、太冲（注意病证和此诀穴位的缩略取字）；低热取足三里穴配曲池、合谷；呕吐取足三里穴配中脘、间使；幽门痉挛取足三里穴配内关、中脘。

足三里是常用的保健穴，治虚劳，还治体虚易感冒。足三里穴灸刺可治病防病，强身保健，是人体的强壮穴，可提高免疫力。

37. 上巨虚

上巨虚三里下三，腹胀肠痛或肠鸣，
便秘泄痢和肠痈，中风瘫痪脚气病。
肠炎菌痢配天枢。气海天枢肠麻痹。

简诀：　上巨虚瘫胃肠病。

注

上巨虚穴是大肠经的“下合”穴，在足三里穴下3寸（“上巨虚三里下三”），正当胫骨前嵴外侧一横指处取穴，直刺1～1.5寸。

上巨虚穴能舒筋活络，调和肠胃。主治：腹胀，肠中切痛，肠鸣，便秘，泄泻，痢疾，肠痈，下肢中风瘫痪，脚气病。上巨虚配天枢穴治肠炎、细菌性痢疾；肠麻痹配气海、天枢穴（“上巨虚瘫鸣泄痢”是指上巨虚穴治中风瘫痪、肠鸣、泄泻、肠痈）。

38. 条口

条口上巨虚下二（寸），小腿冷麻肩臂松，
肩痛透刺承山穴，跗肿转筋脐腹痛。

简诀：　条口腿病透承山，冷麻转筋脐腹痛。

注

条口穴在上巨虚穴下2寸、正当胫骨前嵴外侧一横指处取穴，针刺1～1.5寸，可以透刺承山穴。

条口穴能理气和中，通经活络。主治：小腿冷痛，下肢痿痹，痹痛麻木，肩臂痛，跗肿，转筋，脐腹疼痛。

39. 下巨虚

下巨虚条口下一，直刺一寸一点五，
小腹腰脊痛引睾，乳痈泄痢腿痿助。
儿麻泄泻上巨三。胰腺内关阳陵泉。

简诀：　下巨虚腰睾丸痛，小肠腿痿乳房痈。

注

下巨虚穴是小肠经的“下合”穴，在条口穴下1寸，正当胫骨前嵴外侧一横指处取穴，直刺1～1.5寸。

下巨虚穴能通络活血，调和肠胃。主治：小腹痛，腰脊痛引睾丸痛，乳痈，小肠病，泄泻，痢疾，下肢痿痹。小儿麻痹后遗症、泄泻、痢疾，用下巨虚穴配上巨虚、足三里穴；胰腺炎用下巨虚穴配内关、阳陵泉穴。

40. 丰隆

丰隆外踝尖上八，痰湿咳喘胸喉攻，
痿癫狂痫头痛晕。肺俞丘墟咳胸痛。
便秘合谷支沟穴。哮咳脘泽三窗风。

简诀：　丰隆痰湿痿证癫，头晕哮喘喉胸痛。

注

丰隆穴是阳明经的络穴。在外踝高点即外踝尖以上8寸处，正当条口穴外侧一横指处取穴，直刺1～1.5寸。

丰隆穴是治痰证的首选穴位，能豁痰通络，健脾降逆，除湿化痰。主治：痰多，咳嗽，哮喘，胸痛，咽喉痛，下肢痿痹，癫、狂、痫，头痛头晕。咳嗽胸痛配肺俞、丘墟穴；便秘配合谷、支沟穴；哮喘咳嗽配中脘、尺泽、足三里、天窗、风门（注意字词的缩略写法）。

41. 解溪

解溪足踝关纹中，刺入零点五一寸，
腹胀脸肿便秘癫，下肢痿痹头痛晕。
悸忡解溪配阳交。癫狂解溪神柱本。

简诀：　解溪癫狂便秘胀，脸肿腿痿头晕痛。

注

解溪穴是足阳明经的“经”穴。在足背踝关节横纹的中央，正当拇长伸肌腱与趾长伸肌腱之间的位置取穴。针尖向足跟直刺0.5～1寸。

解溪穴是治癫、狂、痫的首选穴位，能清热化湿，舒经活络，治疗运动性疾病。主治：癫疾，腹胀，脸浮肿，便秘，腹胀，下肢痿痹，头痛，眩晕。治癫、狂、痫取解溪配上脘、神门、身柱、本神、神道、心俞（留心字意）；心悸怔忡取解溪穴配阳交穴。

42. 冲阳

冲阳足背高动脉，零点三到零点五，
脸肿胃痛上齿痛，足痿无力歪斜苦。

简诀：　冲阳胃痛上齿痛，口眼歪斜脚痿软。

注

冲阳穴是足阳明经的“原”穴。在足背最高处，正当第2、3跖骨与楔骨之间的凹陷中，足背动脉搏动处取穴，避开动脉，直刺0.3～0.5寸。

冲阳穴能宁神通络，和胃消肿。主治：足痿无力，睑㖞，面肿，胃痛，上齿痛。

43. 陷谷

陷谷二三趾关凹，直斜零点五一寸，
脸肿身肿脚背肿，胃垂腹胀肠中鸣。

简诀：　　　　陷谷胃垂鸣胀肿。

注

陷谷穴是足阳明经的“输”穴，在足背第2、3跖趾关节后凹陷中取穴，直刺或斜刺0.5~1寸。

陷谷穴能和胃行水，清热消肿。主治：胃下垂，肠鸣腹胀，面浮肿、身肿，足背肿痛。(“陷谷鸣胀脸眼肿”即陷谷穴治肠鸣腹胀，脸肿眼肿)

44. 内庭

内庭二三趾缝端，热厥鼻衄喉牙痛，
发狂口歪三叉头，呕泻脚背疼痛肿。
曲池天枢湿热痢，合谷扁桃炎牙痛。

简诀：　　　　内庭胃火喉口炎，痞满泄痢叉头瘫。

注

内庭穴是足阳明经的“荥”穴。在足背面第2、3趾间的缝纹端取穴，直刺或斜刺0.5~0.8寸。

内庭穴能理气止痛，清胃泻火。主治：头痛，三叉神经痛，胃病，腹痛腹胀，泄泻，痢疾，热病之四肢厥逆，鼻衄，足背痛，足扭伤，喉痹，中风口歪，口腔炎，齿痛。配合谷可治牙痛、牙髓炎、扁桃体炎；治湿热痢疾取内庭穴配曲池、天枢穴。

45. 厉兑

厉兑零一零二寸，齿鼻多梦胸腹胀，
失眠瘫痪腿脚损，脸肿口歪或癫狂。

简诀：　　　　厉兑牙鼻脚扭伤，热癫梦瘫胸腹胀。

注

厉兑穴是足阳明经的“井”穴。在第2足趾外侧离趾甲角1分处取穴。浅刺0.1~0.2寸。

厉兑穴能通经活络，清热和胃。主治：腿足扭伤，齿痛，鼻衄，鼻流黄稠涕，热病，失眠多梦，胸腹胀满，脸肿，口歪，癫狂。厉兑穴配隐白穴治恶梦不休。

(六) 足阳明胃经穴定位歌

承泣瞳下眶下缘，四白眶下孔凹陷，
居髎鼻翼下缘处，地仓侠吻四分见，
大迎下颌角寸三，颊车咬肌高隆选。
下关颧弓下颌凹，头维额发上五分。
人迎锁乳颈动后，喉结旁开寸五真。
水突锁乳突肌前，气舍胸锁骨间针。
缺盆锁上窝中央，气户锁下任旁四。
库房一肋中旁四，屋翳二肋宫旁四。
膺窗三肋玉堂四，乳中乳头中央是。
乳根五肋中庭四，不容巨阙二寸施，

梁门正二脐上四，承满上脘旁二寸，
关门建里旁二寸，太乙下脘旁二寸，
滑肉水分旁二寸，天枢神阙旁二寸，
外陵阴交旁二寸，大巨石门旁二寸，
水道关元旁二寸，归来中极旁二寸。
气冲天枢下五寸，或者曲骨旁二寸。
髀关髂前髌外上，平臀横纹承扶平。
伏兔髌外上六寸，阴市髌外上三寸。
梁丘髌外上二陷，犊鼻髌韧外凹陷。
膝眼三寸下三里，上巨虚三里下三。
条口上巨虚下二，腿病条口透承山。
下巨虚条口下一，丰隆踝尖上八选。
解溪踝关横纹中，踇长趾长伸腱间。
冲阳脚背高动搏，陷谷二三跖趾陷。
内庭二三趾缝纹，厉兑二趾甲角见。

注

承泣穴在瞳孔直下眼球与眶下缘之间取穴。向上轻推眼球向上固定，缓慢直刺0.5～1.5寸。

四白穴位于眶下孔的凹陷中。目正视，瞳孔直下，在正当眶下孔凹陷处取穴，直刺或斜刺0.3～0.5寸，不可深刺，否则刺入眶下孔内易伤眼球。

巨髎穴在目正视，瞳孔直下，平鼻翼下缘处取穴，直刺或斜刺0.3～0.5寸。

地仓穴在口角旁约0.4寸，上方直对瞳孔处取穴，横刺或斜刺0.5～0.8寸。

大迎穴在下颌角前1.3寸凹陷中。闭口鼓唇时出现一沟形凹陷，就在此凹陷下端取穴。避开动脉，斜刺或横刺0.5～0.8寸。

颊车穴在下颌角前上方一横指凹陷中，咀嚼时咬肌高隆起处取穴，直刺0.3～0.5寸。

下关穴在颧弓和下颌切迹的凹陷中取穴，合口有孔，张口闭孔，应闭口取穴，直刺0.5～1寸。

头维穴在额角发际直上5分，督脉神庭穴旁开4.5寸处取穴，向下或向后横刺0.5～1寸。禁灸。

人迎穴是足阳明胃经和足少阳胆经的交会穴。禁灸。在喉结旁1.5寸，胸锁乳突肌前缘和颈总动脉的后方处取穴，直刺0.3～0.8寸，过深会不幸杀人。

水突穴在人迎穴与气舍穴连线的中点，胸锁乳突肌前缘处取穴，直刺0.3～0.8寸。

气舍穴在胸骨头与锁骨头之间取穴，直刺0.3～0.5寸。

足阳明胃经在胸部从缺盆穴到乳根穴为止的穴位都是在前正中线旁开4寸处取穴。

缺盆穴在锁骨上窝的中央、任脉旁开4寸处取穴，直刺0.3～0.5寸，避开动脉，不可深刺恐伤肺脏。孕妇可灸不针。

气户穴在锁骨下缘、任脉旁开4寸处取穴，横斜0.5～0.8寸。

库房穴在第1肋隙、前正中线旁开4寸处取穴，斜刺或平刺0.5～0.8寸。

屋翳穴在第2肋间隙中，任脉的紫宫穴旁开4寸处取穴，直刺0.5～0.8寸。

膺窗穴在第3肋间隙中，任脉玉堂穴旁开4寸处取穴，斜刺或横刺0.5～0.8寸。

乳中穴在乳头正中，不作针灸用，只作为胸部取穴定位的标志。

乳根穴在乳头直下，第5肋间隙中，任脉中庭穴旁开4寸处取穴，斜刺或横刺0.5～0.8寸。

足阳明胃经在腹部从不容穴到气冲穴为止的穴位，都是在距任脉旁开2寸处取穴。

不容穴在脐上6寸，任脉巨阙穴旁开2寸处取穴，直刺0.5～0.8寸。

承满穴在脐上5寸、任脉的上脘穴旁开2寸处取穴，直刺0.5～1寸。

梁门穴在前正中线旁2寸，脐上4寸，任脉中脘穴旁开2寸处取穴，直刺0.8～1.2寸。

关门穴在脐上3寸、任脉建里穴旁2寸处取穴，直刺0.8～1.2寸。

太乙穴在脐上2寸、任脉的下脘穴旁开2寸处取穴，直刺0.8～1.2寸。

滑肉门穴在脐上1寸、任脉的水分穴旁开2寸处取穴，直刺0.8～1.2寸。

天枢穴在任脉的神阙穴旁开2寸处取穴，直刺1～1.5寸。

外陵穴在天枢穴下1寸、任脉的阴交穴旁开2寸处取穴，直刺1～1.5寸。

大巨穴在天枢穴下2寸、任脉的石门穴旁开2寸处取穴，直刺1～1.5寸。

水道穴在天枢穴直下3寸、任脉关元穴旁开2寸处取穴，直刺1～1.5寸。

归来穴在天枢穴直下4寸、任脉的中极穴旁开2寸处取穴，直刺1～1.5寸。

气冲穴在天枢穴直下5寸、耻骨结节外上方，任脉的曲骨穴旁开2寸处取穴，直刺0.5～1寸。

髀关穴在髂前上棘与髌骨外上缘的连线上、平臀横纹与膀胱经的承扶穴相平对处取穴，直刺1～2寸。

伏兔穴在髂前上棘与髌骨外上缘的连线上，髌骨外上缘上6寸处取穴，直刺1～2寸。

阴市穴在髂前上棘与髌骨外上缘的连线上，髌骨外上缘上3寸处取穴，直刺1～1.5寸。

梁丘穴在髂前上棘与髌骨外上缘的连线上，髌骨外上缘上2寸处的凹陷处取穴，是足阳明经的“郄”穴。直刺0.8～1.2寸。

犊鼻穴在髌骨下缘，髌韧带外侧凹陷中，在屈膝时的髌骨外侧的凹陷即膝眼正中，最好找穴，稍向髌韧带内方斜刺0.8～1.2寸。

足三里穴在犊鼻下3寸，即膝眼下3寸，在胫骨前嵴外侧一横指处取穴，直刺1～1.5寸。

上巨虚穴，在足三里穴下3寸（上巨虚三里下三），正当胫骨前嵴外侧一横指处取穴，直刺1～1.5寸。

条口穴在上巨虚下2寸，正当胫骨前嵴外侧一横指处取穴，针刺1～1.5寸，可以透刺承山穴。

下巨虚穴是小肠经的“下合”穴，在条口穴下1寸，正当胫骨前嵴外侧一横指处取穴，直刺1～1.5寸。

丰隆穴是足阳明经的“络”穴。在外踝高点即外踝尖上8寸处，正当条口穴外侧一横指处取穴，直刺1～1.5寸。丰隆是治痰证的首选穴位。

解溪穴在足背踝关节横纹的中央，正当蹞长伸肌腱与趾长伸肌腱之间的位置取穴，针尖向足跟直刺0.5～1寸。

冲阳穴是足阳明经的“原”穴。在足背最高处，正当第2、3跖骨与楔骨之间的凹陷中，足背动脉搏动处取穴。避开动脉，直刺0.3～0.5寸。

陷谷穴是足阳明经的“输”穴，在足背第2、3跖趾关节后凹陷中取穴，直刺或斜刺0.5

~1寸。

内庭穴是足阳明经的荥穴。在足背面，第2、3趾间的缝纹端取穴，直刺或斜刺0.5~0.8寸。

厉兑穴在第2足趾外侧离趾甲角1分处取穴，浅刺0.1~0.2寸。

（七）足阳明胃经循行、各穴所治病证概读

胃起承泣终迎香，胃经胸线旁四寸，
腹中线旁开二寸，下肢外侧前缘行，
二趾外侧终厉兑。胃肠头面五官病，
目翳睑跳目痛痒，热病神志皮肤病，
痤疮神皮和隐疹。纳呆腹胀吐泻症，
便秘食少癫狂热。胃经胸穴乳房病，
还治喘咳与胸痛。上腹穴治胃脘病，
食欲不振呕吐病。下腹穴治妇科病。

承泣胃任阳跷交，眼头面瘫睑瞤跳。
四白青光睑跳痒，头晕目眩面瘫疗。
巨髎胃阳跷青光，歪斜鼻衄牙唇肿。
地仓胃大阳跷交，脸唇流涎面瘫攻。
大迎颊肿口噤歪，口歪瞤动牙齿痛。
颊车口噤面瘫叉，下颌病变牙颊肿。
下关胃胆开口难，面瘫牙痛耳鸣聋。
头维胃胆阳维交，睑瞤流泪目头痛。
人迎胃胆甲状淋，乳癖高压喘瘰肿。
水突咳喘气道喉。气舍喘呃瘰颈喉。
缺盆肿淋巴甲状瘰，咳嗽气喘缺盆喉。
气户胸痛胸胁胀，气逆喘咳咯吐血。
库房胸胁咳血脓。屋翳胸乳痈喘咳。
膺窗喘咳胸胁乳。乳中暴痛暑渴热。
乳根噎咳胸痛乳。不容腹胀胃呕吐。
承满胃痛肋下坚，吐血食少鸣呕吐。
梁门胃呕食少溏。关门水肿胃痛胀，
腹痛鸣泻饮食少。太乙消化烦癫狂。
胃病呕癫滑肉门。天枢癥瘕鼓胀病，
月经脾胃腹泄肿。外陵痛经下腹疼。
大巨小腹胀尿疝，肾病早泄和遗精。
水道水肿月经疝。归来生殖经疝挺。
气冲生殖胎孕疝。髀关痿瘫腰膝寒。
伏兔风湿腿麻痹。阴市寒疝酸麻瘫。
梁丘乳腿急性胃。犊鼻膝关麻痹挛。

足三里合胃下合，噎膈鼓胀水肿喘，
耳牙痿痹寒癫疮，心神血压虚劳健。
黑睛翳障上胞垂，青盲疳积视昏瞻。
上巨虚瘫胃肠病。条口腿病透承山，
冷麻转筋脐腹痛。下巨虚腰睾丸炎，
小肠腿痿乳房痈。丰隆痰湿痿证癫，
头晕哮喘喉胸痛。解溪癫狂头晕痛，
脸肿腿痿便秘胀。冲阳胃痛上齿痛，
口眼歪斜脚痿软。陷谷胃垂鸣胀肿。
内庭胃火喉口炎，痞满泄痢叉头瘫。
厉兑热癫脚扭伤，牙鼻胸腹胀肿瘫。

注

足阳明胃经起于承泣穴止于迎香穴。该经胸中线旁开4寸，腹中线旁开2寸，下肢外侧前缘行，二趾外侧终于厉兑。足阳明胃经治胃肠、头面、五官病，热病，神志病，皮肤病，目翳，眼睑瞤动，目痛目痒，痤疮，神经性皮炎，隐疹，纳呆，腹胀呕吐，泄泻，便秘，食少，癫狂，热病。

胃经胸部穴位治胸痛，喘咳，乳房病；上腹穴治胃脘痛，食欲缺乏，呕吐；下腹穴治疝气痛，月经妇科病。

（八）足阳明胃经各穴的针刺深度歌

承（泣慢）刺五到十五分，四白居髎三至五分，
地仓大迎零五至八，颊车三分到五分，
下关头维五至十分，人迎水突三至八分，
气舍缺盆三至五分，气户库房屋翳针，
膺窗乳根和不容，零点五到零八寸。
承满（零）点五至一寸。梁（门）关（门）太乙滑肉门，
直刺八到十二分。天枢外陵大巨针，
水道归来十五分。气冲零点五一寸，
髀关伏兔一（至）两寸，阴市十到十五分，
梁门犊鼻直刺进，零八一点二寸深，
（足）三里丰隆五个穴，一寸寸半直刺进。
解溪陷谷五（至）十分。冲阳三分到五分。
厉兑浅刺一（至）两分。乳中缺盆妇女禁。
人迎头维不能灸，四白五分不再深。
承泣轻捻不提插，出针压血火灸禁。

注

承泣慢刺0.5～1.5寸；四白、居髎0.3～0.5寸；地仓、大迎0.5～0.8寸；颊车0.3～0.5寸；下关、头维0.5～1寸；人迎、水突0.3～0.8寸。

气舍、缺盆0.3～0.5寸。

气户、库房、屋翳、膺窗、乳根、不容0.5～0.8寸；承满0.5～1寸；梁门、关门、太

乙、滑肉门直刺0.8～1.2寸。

天枢、外陵、大巨、水道、归来1～1.5寸；气冲0.5～1寸。

髀关、伏兔1～2寸；阴市1～1.5寸。

梁丘、犊鼻直刺进0.8～1.2寸。

足三里、上巨虚、条口、下巨虚、丰隆五穴直刺1～1.5寸；解溪、陷谷0.5～1寸。

冲阳0.3～0.5寸；内庭0.5～0.8寸；厉兑浅刺0.1～0.2寸。

乳中、缺盆妇女禁。人迎、头维不能灸，四白0.5寸不再深，“承泣轻捻不提插，出针压血火灸禁”。

四、足太阴脾经

（一）足太阴脾经的循行部位口诀

脾起隐白终大包。脾起足大趾隐白点，
大趾第一关节后，上至足内踝前面，
再上腿肚胫骨后，内踝上八寸交肝，
前上膝股内前缘，进腹属脾胃络联，
过横膈上挟咽部两旁，连系舌根舌下散。
胃部支脉过横膈，流注心中接心向前。

注

足太阴脾经起于足大趾末端的隐白穴（止于大包穴），经过足大趾第1关节后，上行足内踝前面，在内踝上8寸处交足厥阴肝经，从肝经前面，再上经膝股内侧前缘，进入腹部，属于脾经，联络胃腑，通过横膈上行，挟咽部（食管两旁），连系舌根，分散于舌下。

胃部的分支是从胃向上过横膈，流注于心中，与手少阴心经相接而又向前行。

（二）足太阴脾经循经病证口诀

脾经舌强身困重，脚上大趾痛不用，
便秘便溏呕泻胀，矢气食少胃脘痛，
黄疸癥瘕肝脾病，心烦股膝内厥痛，
前阴崩漏妇科病，遗尿尿闭和水肿。

注

足太阴脾经病证主要为：脾胃病、前阴病和妇科病证。症状为：舌本强，身困体重，足大趾疼痛不用，便秘，便溏，呕吐，泄泻，腹胀，胃胀，胃脘痛，矢气，食少，黄疸，癥瘕，肝脾病证，心烦，股膝内侧厥冷疼痛，前阴病证，崩漏下血、月经不调、痛经、闭经等妇科病，遗尿，尿闭，水肿。

（三）足太阴脾经21个穴位名称速记口诀

脾起隐白终大包。大都太白公孙来，
商丘三阴交漏谷，地机阴陵泉血海，
箕门冲门和府舍，腹结大横接腹哀，
食窦天溪上胸乡，周荣最后大包载。

孕妇不针三阴交。食窦到包刺深灾。

注

足太阴脾经起于隐白（井、木）、经大都（荥、火）、太白（输、土、原）、公孙（络、八交会、通于冲脉）、商丘（经、金）、三阴交（交会、孕妇禁针）、漏谷、地机（郄）、阴陵泉（合、水）、血海、箕门、冲门（交会）、府舍（交会）、腹结、大横（交会）、腹哀（交会）、食窦、天溪、胸乡、周荣、止于大包（脾之大络）。

公孙穴是络穴，又是八脉交会穴之一，通于冲脉；三阴交是足三阴经的交会穴；地机是足太阴的郄穴；冲门是足太阴和足厥阴经的交会穴；大横和腹哀两穴都是足太阴经与阴维脉的交会穴；大包是脾之大络。孕妇禁针三阴交，否则流产。足太阴脾经的食窦至大包穴都不可深刺，恐伤肺脏。

足太阴脾经必须掌握的9个穴位：隐白、太白、公孙、三阴交、地机、阴陵泉、血海、大横、大包。

（四）足太阴脾经的原、五输穴、络郄募及交会穴歌诀

脾起隐白终大包。脾经原输太白选，
井穴隐白荥大都，经商丘合阴陵泉，
络穴公孙郄地机，脾的募穴章门见。
脾经交会三阴交，地机冲门府舍连，
大横腹哀交会穴，脾之大络大包兼。

注

足太阴脾经起于足大趾末端的隐白穴，止于大包穴。足太阴脾经的原穴和输穴都是太白穴，井穴隐白，荥穴大都，输穴太白，经穴商丘，合穴阴陵泉，络穴公孙，郄穴地机，募穴章门。足太阴脾经的交会穴有：三阴交、地机、冲门、府舍、大横、腹哀。脾在胸胁处还有脾之大络的络穴是大包穴。

（五）足太阴脾经21穴的定位及主治病证口诀

1. 隐白

隐白脚大趾甲角，崩漏经多下焦血，
腹满暴泻癫梦惊，吐衄尿便慢出血。

简诀：　隐白下焦出血证（心脾疼），腹胀暴泻癫梦惊。

注

隐白穴是足太阴脾经的“井”穴，是治崩漏的经验穴，善治慢性出血证。在足大趾内侧，距足大趾甲角1分许取穴，浅刺0.1～0.2寸。

隐白穴能健脾回阳，调经止血。主治：隐白穴是治下焦出血证的首选主穴，如便血，尿血，崩漏，月经量过多；惊风，癫狂，多梦，心脾疼痛，腹胀。月经不调灸隐白；月经量过多配气海、血海、三阴交；衄血、呕吐、下血配太溪、大陵和神门穴；多梦隐白穴配厉兑穴。

2. 大都

大都踇内一趾前，直刺零点三零五，
胃病腹胀和泄泻，热病无汗或呕吐。

简诀：大都腹胀呕吐泻，温热无汗脾胃病。

注

大都穴是足太阴脾经的“荥”穴。在踇趾内侧，第1趾关节前缘赤白肉际处取穴。直刺0.3~0.5寸。妇人产后百天内不灸此穴。

大都穴能健脾和中，泄热止痛。主治：胃病，腹胀，泄泻，呕吐，温热病，无汗。

3. 太白

太白输原一趾后，刺入零五零八寸，
便秘腹胀泄痢吐，胃痛体重节痛证。
公孙腹胀食不化，大肠陷谷肠痈疼。

简诀：太白湿热胀吐泄，痔瘘便秘胃弱针。
肠痈陷谷大肠俞。太白健脾配公孙。

注

太白穴是足太阴经的“输”穴，脾经的原穴。在第1跖骨小头后缘，正当赤白肉际处取穴，直刺0.5~0.8寸。

太白穴能清热祛湿，健脾和胃，治脾胃虚弱。主治：便秘，痔瘘，腹胀，泄泻，痢疾，呕吐，胃痛，肢体重着、疼痛。太白配公孙治腹胀、食不化；太白配大肠俞、陷谷穴治肠痈疼痛。

4. 公孙

公孙脾络冲八交，胃心胸腹呕痢疼，
月经癫眠头脚痰，烦狂里急气冲心。
（内）关（内）庭三里上消血；腹痛配合内关针。

注

公孙穴是足太阴经的“络”穴，八脉交会穴之一，通于冲脉。在足内侧，第1跖骨基底部前下缘，正当赤白肉际处取穴，直刺0.6~1.2寸。

公孙穴能调理冲任，健脾和胃。公孙穴是治脾胃病要穴。主治：胃痛，呕吐，食不化，腹痛，肠鸣，痢疾，泄泻，月经不调，子宫内膜炎，癫狂，头痛，脚痛，痰壅胸膈，逆气里急，气上冲心之奔豚气。

“公孙脾络冲八交”：公孙穴是脾经的“络”穴，通冲脉，为八脉交会穴，所治病为脾、胃、心胸的病，由此有诀“公孙内关心胸胃”，即公孙内关所治大体相同。

公孙穴配内关、内庭、足三里治上消化道出血。治腹痛取公孙穴配内关穴。

5. 商丘

商丘内踝前下凹，刺入零五到零八，
痔疮舌强鸣胀泄，黄疸便秘食不化。

简诀：　　商丘疟痔化差便，脚痛鸣泄胀痞疸。

注

商丘穴是足太阴经的“经”穴。在足内踝前下方凹陷中，正当足舟骨结节与内踝高点连线的中点处取穴。直刺0.5～0.8寸。

商丘穴能调理肠胃，健脾化湿。商丘穴是治痔疮效穴（留心简体字的含义，全书如此）。主治：便秘，因消化力差之饮食不化，足踝痛，舌强，黄疸，肠鸣，腹胀，泄泻，疟疾。

6. 三阴交

三阴交会足三阴，胫内后缘踝上三。
男妇脾胃失眠肿，阴虚高压痿痹瘫。
催产合谷三阴交。合谷太冲治难产。
阳痿遗精关（元）肾膀，调经气海血关元。

简诀：　　三阴交男妇脾胃，难产脚疝痹痿瘫，
不孕寒证痞满坚，阴虚高压肿失眠。

注

三阴交穴是足三阴（太、厥、少）的交会穴。在足内踝高点上3寸，正当胫骨内侧面的后缘处取穴，直刺1～1.5寸。

三阴交穴是常用的保健穴。能滋补肝肾，健脾，养益精血，培元以固本，补三阴而和血调经；能通调足三阴经的气血，消除瘀滞；调经血，益肝肾，健脾胃；男科病、妇科病、脾胃病的必用穴。主治：足痿，痹证，脚气，疝气，失眠，水肿，尿不利，遗尿，男科病之阳痿、遗精、阴茎痛，妇科病之月经不调、闭经、崩漏、带下、阴挺、不孕、难产，脾胃病之脾胃虚弱、肠鸣腹胀、泄泻、消化不良，高血压，下肢瘫痪，神经炎，神经衰弱。

三阴交穴是下胎、下死胎、下胎衣的要穴。难产配合谷、太冲穴；催产取合谷、三阴交穴。

阳痿、遗精用三阴交配关元、肾俞、膀胱俞；调经取三阴交配关元、血海、气海穴；化脓性尿道炎可灸三阴交穴下方一寸的部位。

7. 漏谷

漏谷三阴交上三寸，刺入一到一点五，
小便不利肠中鸣，下肢痿痹腹胀苦。

简诀：　　漏谷健脾祛水湿，腹胀便秘腿痿痹。

注

漏谷穴在三阴交穴上3寸，正当胫骨后缘处取穴，直刺1～1.5寸。

漏谷穴能利尿除湿，健脾和胃。主治：小便不利，肠中鸣，下肢痿痹，腹胀。

8. 地机

地机内踝尖取穴，阴陵泉下正三寸，
痛经脾虚水肿尿，生殖痛泻崩漏针。

简诀：　　地机遗精不调经，水肿腹胀经痛闭。

注

地机穴是足太阴经的“郄”穴，能促进脾统血的功能，是治痛经的首选穴位。在阴陵泉穴下3寸，正当胫骨后缘（即内踝尖）取穴，直刺1~1.5寸。

地机穴能调经止带，健脾渗湿，是生殖保健要穴。主治：脾胃虚弱，水肿，泄泻，痢疾，水肿，尿不利，腹痛，腹胀，腹泻，遗精，崩漏，闭经，月经不调，痛经。

调月经取地机配血海、天枢、水泉、冲门、气冲、阴交、石关。

9. 阴陵泉

阴陵泉胫内下凹，黄疸痿痹膝盖重，
泌尿水肿腹胀泄，妇科遗精阴茎痛。
小便不通配气海，水肿配取水分刺。
腹水尿潴三阴交，关元水分足三里。

简诀：阴陵泉肿健脾湿，黄疸腹胀泄麻痹。

注

阴陵泉穴是足太阴经的“合”穴。在胫骨内侧髁下缘，胫骨后缘与腓肠肌之间的凹陷中取穴，直刺1~2寸。

阴陵泉穴善治水湿，能健脾理气祛湿，清热利湿消炎而利小便，止带下。主治：黄疸，肝炎、肝硬化，水肿，小便不利（尿难）或失禁，遗精，阴茎痛，尿路感染，膀胱炎，睾丸炎，阴茎炎，盆腔炎，下肢痿症麻痹，膝关节痛。

小便不通配气海；水肿配水分；尿潴留及腹水配关元、水分、足三里穴。阴陵泉配肝俞、至阳退黄疸。

10. 血海

血海股四头隆起，髌骨内上方二寸，
不调崩闭痛丹毒，瘾疹湿疹股内疼。
荨麻疹配三阴交，曲池血海定喘针。

简诀：血海热瘀股内痛，血证崩闭皮肤疾。

注

血海穴在髌骨上缘上2寸，正当股四头肌内侧头的隆起处取穴，直刺1~1.5寸。泻血海能清热和血，凉血化瘀，散结，可促进扁平疣枯萎。

血海穴能健脾化湿，调经生血。主治：月经不调，血证，崩漏，闭经，痛经，丹毒，股内侧痛，皮肤病（如隐疹、湿疹、丹毒）。

荨麻疹取三阴交、曲池、血海、定喘穴；血海配三阴交可调理冲任，治冲任失调之妇科诸病证；带下血红取血海配三阴交；血海配冲门治痃癖。

11. 箕门

箕门血海上六寸，尿难遗尿股沟疼。

简诀：箕门男病炎痿尿。

注

箕门穴在血海穴上6寸，血海穴和冲门穴的连线上取穴。避开动脉，直刺0.5~1寸。

箕门穴能通利下焦，健脾祛湿，善治男性炎症，阳痿，尿不利等。主治：尿难（即小便不利），遗尿，腹股沟肿痛，阴囊湿疹，睾丸炎，阳痿，小儿麻痹症之二便病。

12. 冲门

冲门脾肝交会穴，耻联上旁三点五，
小便不利痔疮痛，带下疝气腹痛助。

简诀：冲门脾肝痔痃癖，腹痛带下尿不利。

注

冲门穴是足太阴、厥阴经的交会穴。在耻骨联合上缘中点旁开3.5寸，约在腹股沟外端上缘，股动脉的外侧处取穴，直刺0.5～1寸，避开动脉。

冲门穴能理气解痉，健脾利湿。主治：小便不利，痔疮肿痛，带下，疝气，腹痛。冲门配血海治痃癖。

13. 府舍

府舍脾肝阴维交，便秘疝痞腹痛疗。

简诀：府舍便疝痛痞治。

注

府舍穴是足太阴、厥阴经和阴维脉的交会穴。在任脉旁开4寸，冲门穴外上方7分处取穴。直刺0.8～1.2寸。

府舍穴能散结止痛，健脾理气。主治：便秘，疝气，痞块，积聚，阑尾炎，腹痛。

14. 腹结

腹结府舍上三寸，脐痛疝气寒泄症。

简诀：腹结寒泄脐痛绕。

注

腹结穴在府舍穴直上3寸，任脉旁开4寸处取穴，直刺0.8～1.2寸。腹结穴是消积化滞的有效穴。

腹结穴能降逆宣通，健脾温中。主治：绕脐腹痛，疝气，腹寒泄泻。

15. 大横

大横脾经阴维交，脐中神阙旁四寸，
便秘泄泻腹痛胀，蛔虫四缝三里寻。

简诀：大横脾经阴维交，便秘腹痛胀泄痢。

注

大横穴是足太阴经和阴维脉的交会穴。在任脉神阙穴旁开4寸处取穴，直刺0.8～1.2寸。

大横穴能调理脾胃，温中散寒。主治：便秘，泄泻，痢疾，肠道寄生虫病，腹痛，腹胀。又悲又哭取大横配天冲；治肠道蛔虫配四缝穴或足三里穴（刺法是：针刺大横穴时针尖指向肚脐部，斜刺2～2.5寸）。

16. 腹哀

腹哀脾经交阴维，任脉建里旁四寸，
下痢脓血或便秘，消化不良腹中疼。
腹哀便秘脓血痢，腹痛饮食健消化。
简诀：腹哀消化秘泄疗。

注

腹哀穴是足太阴经和阴维脉的交会穴。在大横穴直上3寸，正当任脉建里穴旁开4寸处取穴，直刺0.5~0.8寸。

腹哀穴能通调腑气，理气止痛，是消化系统的保健穴。主治：下痢脓血，便秘，腹痛，消化不良。

17. 食窦

食窦中庭旁六寸，斜横零点五零八，
呃气胸胁胀又痛，反胃腹胀水肿下。
简诀：食窦水肿胸胁胀，痰饮呃酸胃腹胀。

注

食窦穴在第5肋间隙中，正当任脉中庭穴旁开6寸处取穴，斜刺或向外横刺0.5~0.8寸。刺深恐伤内脏。

食窦穴能宽胸，通络，止痛。主治：呃气嗳气，胸胁胀痛，腹胀，饮食积滞，反胃，痰饮，水肿，胸水，胸膜炎。

18. 天溪

天溪膻中旁六寸，乳痈乳少咳胸疼。
简诀：天溪乳病胸痛咳。

注

天溪穴在第4肋间隙中，正当任脉膻中穴旁开6寸处取穴，斜刺或向外横刺0.5~0.8寸。刺深恐伤内脏。

天溪穴能催乳、通乳，止咳，宽胸理气。主治：乳痈，乳汁少，乳腺炎，胸痛，咳嗽。

19. 胸乡

胸乡玉堂旁六寸，痛引胸背胸胁病。
简诀：胸乡引背胸痛胀。

注

胸乡穴在第3肋间隙中，正当任脉玉堂穴旁开6寸处取穴，斜刺或向外横刺0.5~0.8寸。刺深恐伤内脏。

胸乡穴能理气止痛，宣肺止咳。主治：胸胁胀痛，痛引胸背，肋间神经炎，胸膜炎，胸膜粘连。

20. 周荣

周荣紫宫旁六寸，胸胁胀满咳逆症。

简诀：　　　　　　周荣咳逆肺胸痛，胸膜肋间神经痛。

注

周荣穴在第2肋间隙，正当任脉紫宫穴旁开6寸处取穴，斜刺或向外横刺0.5～0.8寸。周荣穴有肺胸保健的功效。

周荣穴能理气化痰，宣肺平喘。主治：气逆咳嗽，胸胁胀满，胸膜炎，肋间神经痛。

21. 大包

大包腋中六肋间隙中，斜横零点五零八，

四肢无力胸胁痛，气喘全身神经痛效佳。

简诀：　　　　　　大包气喘无力软，胸胁胸膜神经痛。

注

大包穴是脾之“大络”。在腋中线，第6肋间隙中点取穴，斜刺或向外横刺0.5～0.8寸。

大包穴能止咳平喘，行气止痛。主治：四肢无力，胸胁痛，肋间神经痛，胸膜炎，胸膜粘连，气喘，全身神经疼痛。

（六）足太阴脾经穴定位歌

隐白大趾内侧甲，一趾节前大都家。

太白一趾小头后，公孙一趾底前下。

商丘内踝前下凹，踝尖上三寸三阴交。

胫后交上三漏谷，地机胫骨后缘找。

阴陵泉胫内髁下，胫后腓肠肌间凹。

血海髌上缘两寸，股四肌内头隆好。

箕门避动海上六，冲门耻联上中巧。

府舍冲上任旁四，腹结府上三寸了。

大横神阙旁四寸，腹哀大横直上三。

食窦五肋中庭旁六，天溪四肋六旁膻中。

胸乡三肋玉堂旁六寸，周荣二肋紫宫旁，

此四穴旁六寸找。大包六肋中点上。

注

隐白穴在足大趾内侧，距足大趾甲角1分许取穴，浅刺0.1～0.2寸。

大都穴是足太阴脾经的“荥”穴，在踇趾内侧，第1趾关节前缘赤白肉际处取穴，直刺0.3～0.5寸。妇人产后百天内不灸此穴。

太白穴是足太阴经的“输”穴，脾经的“原”穴。在第1跖骨小头后缘，正当赤白肉际处取穴，直刺0.5～0.8寸。

公孙穴是足太阴经的“络”穴，八脉交会穴之一，通于冲脉。在足内侧，第1跖骨基底部前下缘，正当赤白肉际处取穴，直刺0.6～1.2寸。

商丘穴是足太阴经的“经”穴。在足内踝前下方凹陷中，正当足舟骨结节与内踝高点连线的中点处取穴，直刺0.5～0.8寸。

三阴交穴在足内踝高点（内踝的踝尖）上3寸，正当胫骨内侧面的后缘处取穴，直刺1～1.5寸。

漏谷穴在三阴交穴上3寸，正当胫骨后缘处取穴，直刺1~1.5寸。

地机穴在阴陵泉穴下3寸，正当胫骨后缘（即内踝尖）取穴，直刺1~1.5寸。

阴陵泉穴在胫骨内侧髁下缘，胫骨后缘与腓肠肌之间的凹陷中取穴，直刺1~2寸。

血海穴在髌骨上缘上2寸，正当股四头肌内侧头的隆起处取穴，直刺1~1.5寸。

箕门穴在血海穴上6寸，血海穴和冲门穴的连线上取穴。避开动脉，直刺0.5~1寸。

冲门穴在耻骨联合上缘中点旁开3.5寸，约在腹股沟外端上缘，股动脉的外侧取穴，直刺0.5~1寸，避开动脉。

府舍穴是足太阴、厥阴经和阴维脉的交会穴。在任脉旁开4寸，冲门穴外上方7分处取穴，直刺0.8~1.2寸。

腹结穴在府舍穴直上3寸，任脉旁开4寸处取穴，直刺0.8~1.2寸。

大横穴是足太阴经和阴维脉的交会穴。在任脉神阙穴旁开4寸处取穴，直刺0.8~1.2寸。能调理脾胃，温中散寒。

腹哀穴是足太阴经和阴维脉的交会穴。在大横穴直上3寸，正当任脉建里穴旁开4寸处取穴。直刺0.5~0.8寸。

食窦穴在第5肋间隙中，正当任脉中庭穴旁开6寸处取穴，斜刺或向外横刺0.5~0.8寸。

天溪穴在第4肋间隙中，正当任脉膻中穴旁开6寸处取穴，斜刺或向外横刺0.5~0.8寸。刺深恐伤内脏。

胸乡穴在第3肋间隙中，正当任脉玉堂穴旁开6寸处取穴，斜刺或向外横刺0.5~0.8寸。刺深恐伤内脏。

周荣穴在第2肋间隙，正当任脉紫宫穴旁开6寸处取穴，斜刺或向外横刺0.5~0.8寸。于有肺胸保健的功效。

大包穴是脾之"大络"。在腋中线，第6肋间隙中点取穴，斜刺或向外横刺0.5~0.8寸。

（七）足太阴脾经循行各穴所治病证概读

脾起趾内端隐白，下肢内侧中间行，
腹中线旁开四寸，胸中线旁开六寸，
到达腋下大包完。脾经崩漏不调经，
脾胃胸胀肿呕泻，妇科循行部位病，
阴挺不孕痿遗精，气喘咳嗽胸胁疼。

隐白下焦出血证心脾疼，腹胀暴泻癫梦惊。
大都腹胀呕吐泻，温热无汗脾胃病。
太白湿热胀吐泄，痔瘘便秘胃弱针。
公孙脾络冲八交，胃心胸腹呕痢疼，
月经癫眠头脚痰，烦狂里急气冲心。
商丘疟痔化差便，脚痛鸣泄胀痞疸。
三阴交男妇脾胃，难产脚疝痹痿瘫，
不孕寒证痞满坚，阴虚高压肿失眠。
漏谷健脾祛水湿，腹胀便秘腿痿痹。
地机遗精不调经，水肿腹胀经痛闭。

阴陵泉肿健脾湿，黄疸腹胀泄麻痹。
血海热瘀股内痛，血证崩闭皮肤疾。
箕门男病炎痿尿。冲门脾肝痔疝癖，
腹痛带下尿不利。府舍便疝痛痞治。
腹结寒泄脐痛绕。大横脾经阴维交，
便秘腹痛胀泄痢。腹哀消化秘泄疗。
食窦水肿胸胁胀，痰饮呃酸胃腹胀。
天溪乳病胸痛咳。胸乡引背胸痛胀。
周荣咳逆肺胸痛，胸膜肋间神经痛。
大包气喘无力软，胸胁胸膜神经痛。

注

足太阴脾经各穴所治病证：脾胃、妇科、胸胁、下肢痿痹、阳痿遗精。

足太阴脾经起于足大趾内端的隐白穴，从下肢内侧中间，腹中线旁开4寸，胸中线旁6寸间，到达腋下大包完。

足太阴脾经治脾胃病，胸胀腹胀，水肿，呕吐泄泻，月经不调，崩漏，妇科及循行部位病（如阴挺，不孕，阴痿），阳痿遗精。胸部穴位治胸胁痛、咳嗽气喘。

（八）足太阴脾经各穴的针刺深度歌

隐白大都应浅刺。太白商丘零五八。
公孙零六一点二。三阴交到地机下，
直刺一到一点五。阴陵泉刺两寸恰。
血海十分十五分，零五一寸箕冲门。
府舍大横一点二，食窦到包不刺深。

注

隐白、大都穴应浅刺；太白、商丘穴直刺0.5～0.8寸；公孙穴直刺0.6～1.2寸；三阴交到地机直刺1～1.5寸；阴陵泉穴刺2寸；血海穴刺1～1.5寸；箕门、冲门刺0.5～1寸；府舍、大横刺1.2寸。

食窦穴到大包穴不刺深，恐伤肺。

五、手少阴心经

（一）手少阴心经的循行部位口诀

心起心中出心系，下过横膈络小肠部。
①心系向上挟咽喉，②上系目系系脑部
③心系直行上肺部，向下腋窝极泉处，
沿上臂内侧后缘，行于太厥阴后处，
到肘窝臂内侧后，到掌后的豌豆骨，
入掌小指内侧末，联结手太阳小肠住。

注

手少阴心经起于心中，出属心系，向下通过横膈，联络小肠。①心系向上的脉上行挟着咽喉；②再上行，连系于“目系”（眼球联系于脑的部位）；③心系直行的脉上行到肺部，再向下出于腋窝部（极泉穴），沿上臂的内侧后缘，行于手太阴经和手厥阴经的后面，到达肘窝沿前臂内侧后缘，下行到手掌后的豌豆骨，进入手掌小指内侧末端的少冲穴，与手太阳小肠经相连接。

（二）手少阴心经循经病证口诀

心经心痛心悸烦，肋痛心胸胀痞满，
上肢内痛掌心热，目黄口渴口咽干。

注

手少阴心经病证有：心痛，心悸，心烦，肋痛，心胸胀而痞满，上肢内侧疼痛，掌心发热，目黄，口渴，口干，咽干。

（三）手少阴心经9个穴位名称速记口诀

心起极泉终少冲，青灵少海灵道同，
通里阴郄神门原，少府荥穴井少冲。

注

手少阴心经起自腋窝极泉，经青灵、少海（合、水）、灵道（经、金）、通里（络）、阴郄（郄）、神门（输、土，原）、少府（荥、火）。止于少冲（井、木）。手少阴心经的穴位都可用灸。

由此可见：手少阴心经没有交会穴，并且心经在胸部没有穴位。

手少阴心经必须掌握的6个穴位：极泉、通里、阴郄、神门、少府、少冲。

（四）手少阴心经的原、五输穴、络郄募及交会穴歌诀

心起极泉终少冲，心九穴原输神门，
井穴少冲荥少府，经灵道合少海深，
络穴通里郄阴郄，心经募穴巨阙针。
心经没有交会穴，胸部穴位无心经。

注

手少阴心经起于极泉穴，止于少冲穴。手少阴心经的原穴和输穴都是神门穴，井穴少冲，荥穴少府，输穴神门，经穴灵道，合穴少海，络穴通里，郄穴阴郄，募穴巨阙。手少阴心经没有交会穴，并且心经在胸部没有穴位。

（五）手少阴心经9穴的定位及主治病证口诀

1. 极泉

极泉腋窝腋动前，零点三到零五间，
肩心脑胸悸渴呕，咽腋瘰疬麻醉烦。

简诀：极泉肩心脑热烦，干渴悸瘰肘臂挛。

注

极泉穴在腋窝正中，正当腋动脉前缘取穴，直刺0.3~0.5寸，避开动脉。

极泉穴能疏通经络，活血止痛，宁神宽胸，善治心脑血管疾病；极泉穴治肩痛不能举，是治肩疾的要穴。主治：干呕、咽干、口渴，腋臭，瘰疬，心痛，心悸，胸痛，胁痛，烦热发躁；肘臂挛痛，臂丛神经损伤。极泉穴是上肢针刺麻醉常用穴。

2. 青灵

青灵少海上3寸，胁疼头疼肩臂疼。

简诀：青灵头胁肩臂疼。

注

青灵穴在上臂肱二头肌尺侧，正当少海穴上3寸处取穴，直刺0.5～1寸。

青灵穴能宁神宽胸，理气止痛。主治：头痛，胁痛，肩臂痛。

3. 少海

少海心痛麻木颤，肱内上髁肘纹间，
癔症瘰疬头项疼，腋窝胁痛肘臂挛。

简诀：少海头心瘰麻颤。

注

少海穴是手少阴心经“合”穴。在肱骨内上髁和肘横纹尺侧端之间取穴，直刺0.5～1寸。

少海穴能疏通经络，活血止痛，益气安神，理气通络。主治：心痛，癔症，手臂麻木，手震颤，腋窝痛，胁痛，肘臂挛痛，头项痛，瘰疬，尺神经炎。

4. 灵道

灵道神门上一五，直刺点三零点五，
开窍暴喑肘臂挛，瘈疭心悸心痛著。

简诀：灵道暴喑肘挛痛，瘈疭开窍心悸松。

注

灵道穴是手少阴经的“经”穴。在神门穴上1.5寸，尺侧腕屈肌腱的桡侧，仰掌取穴，直刺0.3～0.5寸。

灵道穴能开窍醒神，通络安神。主治：暴喑，肘臂拘挛痛，瘈疭，心悸，心痛。

5. 通里

通里零点三零五，仰掌腕上桡侧缘，
暴喑舌强不语言，腕臂悸忡眩晕瘫。
心律不齐配心俞，通里素髎心动缓。

简诀：通里暴喑热眩瘫，崩经腕臂痛悸忡。

注

通里穴是手少阴心经的“络”穴。在神门穴上方1寸，尺侧腕屈肌腱的桡侧，仰掌取穴。直刺0.3～0.5寸。

通里穴能通络活血，清热安神。主治：咽喉肿痛，暴喑，心悸怔忡，头晕，目眩。针三分、灸三壮治崩漏、月经不调。还治瘫痪之中风失语，舌强失语，心肾疾病，腕臂痛。

通里配心俞治心律不齐；通里配素髎治心动过缓；困倦嗜卧取通里配大钟。

6. 阴郄

阴郄仰掌神门上，桡侧腕上零点五，
盗汗吐衄心痛悸。阴郄后溪盗汗除。

简诀：阴郄盗汗律不齐，吐衄悸忡心绞痛。

注

阴郄穴是手少阴心经的“郄”穴。在尺侧腕屈肌腱的桡侧，正当神门穴上方5分处仰掌取穴。直刺0.3～0.5寸。

阴郄穴能清心安神，止血止汗。主治：吐血，衄血，骨蒸盗汗，心痛心悸，怔忡，心绞痛，心律不齐。阴郄配后溪穴治盗汗。

注意：灵道、通里和阴郄都是仰掌取穴；少府是握拳取穴。

7. 神门

神门心输原心神，尺侧屈腱的桡陷，
心胸烦呆掌心热，高压忘眠悸忡癫。
结代内关心阳陵（泉）。配伍阴郄治癫痫，
通里百会和大陵，脑电波可规则变。

简诀：神门掌热胸痛烦，高压忘眠呆悸癫，
视力疲劳眼发痒，绿风青风内障患。

注

神门穴是手少阴心经的“输”穴，心经的“原”穴。神门穴能宁心安神，除烦定悸。神门穴在腕横纹尺侧端，正当尺侧腕屈肌腱的桡侧凹陷中取穴，直刺0.3～0.5寸。

神门穴能通经活络，安神养心。主治：心与神志病，高血压，痴呆，健忘，失眠，心悸怔忡，癫狂痫证，胁痛，掌中热。视力疲劳，眼发痒，绿风内障，青风内障。

“神衰三阴交内关”：神经衰弱失眠配内关、三阴交穴。

“结代内关心阳陵（泉）”：为减少字名编口诀说的，“结代”是指心律不齐，见结脉、代脉。结、代取神门穴配用内关、心俞、阳陵泉。

治癫痫取阴郄、通里、百会和大陵穴，针刺后可见脑电波趋向于规则。

8. 少府

少府握拳小无名间，尿病阴痒心胸病。

简诀：少府心胸阴痒尿。

注

少府穴是手少阴心经的“荥”穴。在掌面4、5掌骨之间，正当小指端和环指端之间，握拳取穴，直刺0.3～0.5寸。

少府穴能发散心火，保健心脏。主治：遗尿，小便不利，阴痒，阴痛，痈疡，心痛，心绞痛，胸痛，小指挛痛，神经炎。

9. 少冲

少冲小指桡甲角，昏瘫热癫悸痛疗。

简诀：　　　　　　　　　　　　少冲胆瘫热昏癫。

注

少冲穴是手少阴经的“井”穴。在小指桡侧端，距离小指甲角1分许取穴。浅刺0.1～0.2寸。

少冲穴能醒神开窍，清热息风，是昏迷的急救穴。少冲穴治诸窍阻闭，可开窍醒脑。主治：昏迷，中风瘫痪，癫狂，热病，心悸，怔忡，心虚胆寒，心痛，胸胁痛。少冲配曲池治发热。

（六）手少阴心经穴定位歌

极泉腋窝腋动前，青灵肱二尺侧选，
少海肱内髁寸纹，灵道神门上寸半，
通里尺腕屈腱桡，阴郄神门上五分见。
神门腕横纹尺侧　腕屈肌腱桡侧陷。
少府小无名指端，少冲小指桡甲边。
青灵少海五分一寸，其余零三零五深。

注

极泉穴在腋窝正中，正当腋动脉前缘处取穴，直刺0.3～0.5寸，避开动脉。

青灵穴在上臂肱二头肌尺侧，正当少海穴上3寸处取穴，直刺0.5～1寸。

少海穴是手少阴心经“合”穴。在肱骨内上髁和肘横纹尺侧端之间取穴，直刺0.5～1寸。

灵道穴是手少阴经的“经”穴。在神门穴上1.5寸，尺侧腕屈肌腱的桡侧，仰掌取穴，直刺0.3～0.5寸。

通里穴在神门穴上方1寸，尺侧腕屈肌腱的桡侧，仰掌取穴，直刺0.3～0.5寸。

阴郄穴在尺侧腕屈肌腱的桡侧，正当神门穴上方5分处仰掌取穴，直刺0.3～0.5寸。

神门穴在腕横纹尺侧端，正当尺侧腕屈肌腱的桡侧凹陷中取穴，直刺0.3～0.5寸。

少府穴在掌面4、5掌骨之间，正当小指端和环指端之间，握拳取穴，直刺0.3～0.5寸。

少冲穴在小指桡侧端，距离小指甲角1分许取穴，浅刺0.1～0.2寸。

（七）手少阴心经循行、各穴所治病证概读

心起心中穴极泉，上肢内侧的后缘，
终于少冲小指桡。心经心胸神志患，
心痛胸痛胸憋闷，心累悸忡癫狂痫，
循行部位胁肋痛，疼痛肩臂手臂腕。

极泉肩心脑热烦，干渴悸瘰肘臂挛。
青灵头胁肩臂疼。少海头心瘰麻颤。
灵道暴喑肘挛痛，瘈疭开窍心悸松。
通里暴喑热眩瘫，崩经腕臂痛悸忡。
阴郄盗汗律不齐，吐衄悸忡心绞痛。
神门掌热呆心烦，高压忘眠悸忡癫。
少府心胸阴痒尿。少冲胆瘫热昏癫。

注

手少阴心经起于心中极泉穴，在上肢内侧后缘行，止于小指桡侧少冲穴。心经治心胸神志病，即“心痛胸痛胸憋闷，心累悸忡癫狂病，循行部位胁肋痛，疼痛肩臂手臂腕”。

青灵穴和少海穴直刺0.5~1寸。除少冲穴浅刺0.1~0.2寸外，其余都是直刺0.3~0.5寸。

六、手太阳小肠经

（一）手太阳小肠经循行部位口诀

小起小指尺少泽，终于听宫张口陷。
小起小指尺少泽，沿手背外侧到手腕，
尺骨茎突前外后，鹰嘴肱内上髁间，
沿上臂外侧后缘，出肩关节绕行肩胛旋，
交会督脉大椎穴。向前下进缺盆乡，
联络心脏沿食管，过横膈胃属小肠。
小肠缺盆部分支，沿颈部上面颊肪，
目外眦转听宫终。小肠面颊部分支上，
上行眶下抵鼻旁，到目内眦睛明当，
连接膀胱经之后，再斜行络颧骨旁。

注

小起少泽终听宫，即：手太阳小肠经既到目内眦又到目外眦，因此能治眼疾。手太阳小肠经起于手小指外（尺）侧端少泽穴，沿着手背尺侧到手腕部，出于尺骨茎突，直上沿前臂外侧后缘，经尺骨鹰嘴与肱骨内上髁之间，沿上臂外侧后缘，出于肩关节，绕行肩胛部，交会于督脉大椎穴，向前下进入缺盆部，联络心脏，沿着食管，通过横膈到胃部，属于小肠。

手太阳小肠经在缺盆部分支的经脉，沿着颈部，上达面颊，到目外眦，转入耳止于张口凹陷处的听宫穴。

手太阳小肠经在面颊部分支的经脉，上行目眶下，抵达鼻旁，到目内眦睛明穴，与足太阳膀胱经相接，之后又斜行络于颧骨部。

（二）手太阳小肠经循经病证口诀

小肠热头五官神，肩臂肘臑心悸痛，
颈强目黄耳聋晕，咽痛颌肿痛腹中。

注

手太阳小肠经主治热病，神志疾患，头颈病，五官病。如头项强痛，耳聋，目病，颊肿，咽喉肿痛及该经脉循行部位的病变，肩痛，臂肘臑外侧后缘痛，心悸心痛，颈强不可以顾，目黄，耳聋，头晕，咽痛，颌肿，腹痛。

（三）手太阳小肠经19个穴位名称速记口诀

小起少泽上前谷，后溪腕骨和阳谷，
养老支正小海穴，肩贞臑俞天宗赋，

秉风曲垣肩外俞，肩中俞接天窗注，
天容颧髎听宫完。小肠经病可灸除。

注

手太阳小肠经的穴位有：少泽（井、金）、前谷（荥、水）、后溪（输、木，交会）、腕骨（原）、阳谷（经、火）、养老（郄）、支正（络）、小海穴（合、土）、肩贞、臑俞（交会）、天宗、秉风（交会）、曲垣、肩外中（即肩外俞）、肩中俞、天窗、天容、颧髎（交会）、听宫（交会）。小肠经的穴位都可灸。

手太阳小肠经必须掌握的16个穴位：少泽、后溪、养老、支正、小海、肩贞、臑俞、天宗、秉风、曲垣、肩外俞、肩中俞、天窗、天容、颧髎、听宫。

(四) 手太阳小肠经的原、五输穴、络郄募及交会穴歌诀

小起少泽终听宫，小肠十九原腕骨，
井穴少泽荥前谷，输穴后溪经阳谷，
合穴小海络支正，郄养老募关元处。
小肠交会穴臑俞，秉风颧髎听宫处。

注

手太阳小肠经起于少泽穴，止于听宫穴。手太阳小肠经有19个穴位。手太阳小肠经的原穴是腕骨，井穴少泽，荥穴前谷，输穴后溪，经穴阳谷，合穴小海，络穴支正，郄穴养老，募穴关元。手太阳小肠经的交会穴有臑俞、秉风、颧髎、听宫。

(五) 手太阳小肠经19穴的定位及主治病证口诀

1. 少泽

少泽指甲旁零一，催乳热昏头目治。

简诀：　少泽催乳热昏喉。

注

少泽穴是手太阳小肠经所起的“井”穴，在小指尺侧指甲角旁0.1寸处取穴，浅刺0.1寸或点刺出血。

少泽穴能通乳开窍，清热利咽，是常用的催乳穴。主治：乳少，乳痈，热病，昏迷，咽喉肿痛，头痛，流泪，目翳，手指麻木。

2. 前谷

前谷握拳五指尺，乳少热喉头目医。

简诀：　前谷乳少热头手。

注

前谷穴是手太阳小肠经的“荥”穴，在第5掌指关节前尺侧，横纹头赤白肉际处，握拳取穴，直刺0.3~0.5寸。

前谷穴能安神定志，通经活络，清利头目。主治：乳少，热病，咽喉肿痛，耳鸣，目痛，流泪，前臂疼痛，手指麻木，头痛。

3. 后溪

后溪小输督八交，五掌关后尺握拳，
疟疾头腰耳眼喉，手指肘臂精分癫。
黄疸后溪配劳宫。三间大椎抖震颤。

简诀：后溪小输督八交，疟头颈腰耳眼喉。
后溪申脉面颊颈，肩部耳后内眦求。

注

后溪穴是手太阳经八脉交会穴之一，所注为“输”，通督脉。在第5掌指关节后尺侧，横纹头赤白肉际处，握拳取穴，直刺0.5~1寸。

后溪穴能疏通调理头、颈、脊部经络气血，舒筋通络止痛；能宣发太阳经气，是除疟疾效穴；能舒经活血，清心安神。主治：颈痛，头项强痛，腰背痛，坐骨神经痛，耳聋，目赤，睑弦赤烂，流泪，咽喉肿痛，癫、狂、痫，精神分裂症，疟疾，手指痛，肘臂痛。祛黄疸取后溪配劳宫；治震颤发抖取后溪、三间、大椎。

4. 腕骨

腕骨五掌三角骨，热疟疸腕头耳目。

简诀：腕骨落枕热疟疸。

注

腕骨穴是手太阳经“原”穴，在后溪穴直上，第5掌骨基底和三角骨之间赤白肉际处取穴，直刺0.3~0.5寸。

腕骨穴能止渴生津，祛湿退热。主治：腕痛，指痛，落枕，头项强痛，耳鸣，目翳，热病，疟疾，黄疸。

5. 阳谷

阳谷尺头茎前陷，目耳头颈热病腕。

简诀：阳谷热病眼头腕。

注

阳谷穴是手太阳经“经”穴，在腕背横纹的尺泽端，正当尺骨茎突和三角骨之间的凹陷处取穴，直刺0.3~0.5寸。

阳谷穴能通经活络，明目安神。主治：耳聋，目眩，头痛，颈痛，热病，精神分裂症，腕臂外侧痛。

6. 养老

养老尺茎桡侧凹，掌面向胸取穴好，
保健急性腰扭伤，肩背肘臂目视渺。
肩背肘臂看不明。

简诀：养老脑血眼扭腰。

注

养老穴是手太阳经“郄”穴。正当尺骨茎突桡侧缘凹陷中，以掌面向胸取穴，直刺或斜刺 0.5～0.8 寸。

养老穴是常用的脑血管保健穴，能舒经活血，清头明目。主治：治急性腰扭伤，肩、背、肘、臂酸痛或瘫痪，目视不明。

7. 支正

支正腕背纹上五，取穴掌心向胸部，
头痛项强肘臂痛，热病癫狂疣毒除。

简诀：支正热癫疣头眩。

注

支正穴是手太阳经的“络”穴。在小海穴和阳谷穴的连线上，阳谷穴上 5 寸处取穴。取穴时掌心向胸，直刺或斜刺 0.5～0.8 寸。

支正穴能清热解表，通经活络，安神定志。主治：热病，头痛、头晕目眩，癫狂，哭啼不休，肘臂痛，项强痛，扁平疣等各种疣症。

8. 小海

小海屈肘肱髁陷，肘臂疼痛和癫痫。

简诀：小海贫血癫痫头。

注

小海穴是手太阳经的“合”穴，在尺骨鹰嘴与肱骨内上髁之间的凹陷中，屈肘取穴，直刺 0.3～0.5 寸。

小海穴能通络，安神，清热。主治：贫血，头痛，肘臂疼痛，肘关节痛，癫痫。

9. 肩贞

肩贞腋后皱襞一，耳鸣肩臂痛瘰疬。

简诀：肩贞瘰疬耳鸣肩。

注

肩贞穴在腋后皱襞上 1 寸处取穴，直刺 1～1.5 寸。

肩贞穴能疏通肩部气血，活血祛风止痛；能通经活络，醒脑聪耳。主治：瘰疬，耳鸣，肩臂痛。

10. 臑俞

臑俞阳维阳跷交，肩冈下缘凹陷中，
颈项肩臂痛瘰疬，舒筋活血消肿痛。

简诀：臑俞瘰疬肩痛肿。

注

臑俞穴是手太阳经、阳维和阳跷脉的交会穴。在肩贞穴直上，正当肩胛冈下缘凹陷中取穴，直刺 1～1.5 寸。

臑俞穴能消肿止痛，舒经活血。主治：颈项瘰疬，肩臂酸痛无力。

11. 天宗

天宗肩冈下窝中，直刺零点六一寸，

气喘乳痈颊颌肿，肘臂外痛肩胛疼。
天宗气喘面颊肿，乳痈肩胛肘外痛。

简诀：天宗气喘肩乳痛。

注

天宗穴在秉风穴直下，约肩胛冈下缘与肩胛骨下角连线的上1/3折点处，肩胛冈下窝的中央凹陷中取穴，直刺0.6~1寸。

天宗穴能理气消肿，舒经活络。主治：气喘，乳痈，颊颌肿痛，肘臂外侧缘痛，肩胛痛等损伤性痛症。

12. 秉风

秉风小大三胆交，天宗直上举臂凹，
肩痛难举上肢麻，肩周炎瘫好疗效。

简诀：秉风小大三胆交，肩痛难举麻木重。

注

秉风穴是手太阳小肠经、手阳明大肠经、手少阳三焦经、足少阳胆经的交会穴。在肩胛冈上窝中央，正对天宗穴直上，举臂出现凹陷处取穴，直刺0.5~1寸。

秉风穴能疏风活络，消炎止咳。主治：肩周炎，肩瘫，肩胛疼痛不举，上肢酸胀麻木。

13. 曲垣

曲垣天髎穴后一，肩胛挛痛又拘急。

简诀：曲垣肩胛痛拘挛。

注

曲垣穴在肩胛冈上窝内侧端，大约正当臑俞穴与第2胸椎棘突连线的中点，三焦经天髎穴后约1寸处取穴，直刺0.6~1寸。

曲垣穴能疏风止痛，舒经活络。主治：肩胛拘急挛痛。

14. 肩外俞

肩外俞陶道旁三，颈项肘臂肩背酸。

简诀：肩外俞颈肘背松。

注

肩外俞穴在第1胸椎棘突下，督脉陶道穴旁开3寸处取穴，直刺或斜刺0.5~0.8寸取穴。

肩外俞穴能祛风止痛，舒经活络。主治：颈项强急胀痛，肘臂冷痛，肩背酸痛。

15. 肩中俞

肩中俞大椎旁二寸，直斜点五到点八，
唾血寒热气喘咳，目蒙肩背疼痛佳。

简诀：肩中寒热咳血喘，肩背疼痛目昏蒙。

注

肩中俞穴在第7颈椎棘突下，大椎穴旁开2寸处取穴，直刺或斜刺0.5~0.8寸。

肩中俞穴清热解表，宣肺止咳。主治：唾血，寒热，气喘，咳嗽，目视不明，肩背疼痛。

16. 天窗

天窗喉结旁三五，颈项暴喑鸣聋喉。

简诀：　天窗颈项鸣聋喑。

注

天窗穴在平喉结旁开3.5寸，胸锁乳突肌后缘取穴，直刺0.5~1寸。

天窗穴能聪耳利咽，息风宁神。主治：颈项痛，暴喑，耳鸣耳聋，咽喉肿痛。

17. 天容

天容下颌角后方，颊肿瘿病喉耳良。

简诀：　天容咽颈头耳痛。

注

天容穴在下颌角后方，正当胸锁乳突肌前缘凹陷中取穴，直刺0.5~1寸。

天容穴能清热利咽，降逆消肿。主治：颊肿，瘿病，咽喉肿痛，颈强头痛，耳鸣耳聋。

18. 颧髎

颧髎小三颧下凹，齿痛目黄歪斜疗。

颧髎大迎目眩花。颧髎小三睑瞤动，

简诀：　面瘫目黄叉牙痛。

注

颧髎穴是手太阳小肠经、手少阳三焦经的交会穴。在目外眦直下，正当颧骨下缘的凹陷中取穴，直刺0.5~0.8寸。

颧髎穴能清热消肿，镇惊祛风。主治：齿痛，目黄，口眼歪斜，眼睑瞤动，三叉神经痛或痉挛。颧髎配大迎治目眩眼花。

19. 听宫

听宫小肠胆经交，癫狂失音牙鸣聋。

注

听宫穴是手太阳、足少阳经的交会穴。在耳屏前，下颌关节髁状突的后缘，张口凹陷处取穴。张口直刺0.6~1.2寸。

听宫穴能开窍聪耳，泻热消肿。主治：耳聋，耳鸣，聤耳，癫狂，痫证，失音，齿痛。

（六）手太阳小肠经穴定位歌

少泽小指尺侧甲，前谷五掌指关前，
后溪五掌指关后，腕骨三角骨前陷，
阳谷尺茎三角骨凹，养老尺茎桡骨间，
支正阳谷上五寸，小海鹰嘴内髁陷。
肩贞腋后皱上一，臑俞肩冈下缘陷。
天宗肩冈下窝中，秉风肩冈上窝陷。

曲垣冈上窝内侧，肩外俞一胸陶道三，
肩中俞大椎旁二，天窗锁乳肌后缘。
天容锁乳肌前陷，颧髎颧骨下凹陷，
听宫耳前张口凹，小肠经穴火灸安。

注

手太阳小肠经的穴位都可施灸。

少泽穴在小指尺侧指甲角旁0.1寸处取穴，浅刺0.1寸或点刺出血。

前谷穴在第5掌指关节前尺侧，横纹头赤白肉际处，握拳取穴，直刺0.3~0.5寸。

后溪穴在第5掌指关节后尺侧，横纹头赤白肉际处，握拳取穴，直刺0.5~1寸。

腕骨穴在后溪穴直上，于第5掌骨基底和三角骨之间赤白肉际处取穴，直刺0.3~0.5寸。

阳谷穴在腕背横纹的尺侧端，正当尺骨茎突和三角骨之间的凹陷处取穴，直刺0.3~0.5寸。

养老穴在正当尺骨茎突桡侧缘凹陷中，以掌面向胸取穴，直刺或斜刺0.5~0.8寸。

支正穴在小海穴和阳谷穴的连线上，阳谷穴上5寸处取穴。取穴时掌心向胸，直刺或斜刺0.5~0.8寸。

小海穴在尺骨鹰嘴与肱骨内上髁之间的凹陷中，屈肘取穴，直刺0.3~0.5寸。

肩贞穴在腋后皱襞上1寸处取穴，直刺1~1.5寸。

臑俞穴在肩贞穴直上，正当肩胛冈下缘凹陷中取穴，直刺1~1.5寸。

天宗穴在秉风穴直下，约在肩胛冈下缘与肩胛骨下角连线的上1/3折点处，肩胛冈下窝的中央取穴，直刺0.6~1寸。

秉风穴在肩胛冈上窝中央，正对天宗穴直上，举臂出现凹陷处取穴，直刺0.5~0.8寸。

曲垣穴在肩胛冈上窝内侧端，约正当臑俞穴与第2胸椎棘突连线的中点，三焦经天髎穴后约1寸处取穴，直刺0.6~1寸。

肩外俞穴在第1胸椎棘突下，督脉陶道穴旁开3寸处取穴，直刺或斜刺0.5~0.8寸。

肩中俞穴在第7颈椎棘突下，大椎穴旁开2寸处取穴，直刺或斜刺0.5~0.8寸。

天窗穴在平喉结旁开3.5寸，胸锁乳突肌后缘处取穴，直刺0.5~1寸。

天容穴在下颌角后方，正当胸锁乳突肌前缘凹陷中取穴，直刺0.5~1寸。

颧髎穴在目外眦直下，正当颧骨下缘的凹陷中取穴，直刺0.5~0.8寸。

听宫穴在耳屏前，下颌关节髁状突的后缘，张口凹陷处取穴，张口直刺0.6~1.2寸。

（七）手太阳小肠经循行、各穴所治病证概读

小起小指尺少泽，上肢外侧后缘通，
绕行肩胛交大椎，终于张口凹听宫。
小肠头面五官病，头痛目翳咽喉痛，
神志热病昏热疟，项腰背手肘臂痛。

少泽催乳热昏喉。前谷乳少热头手。
后溪小输督八交，疟头颈腰耳眼喉。
后溪申脉面颊颈，肩部耳后内眦求。
腕骨落枕热疟疸。阳谷热病眼头腕。
养老脑血眼扭腰。支正热癫疣头眩。

小海贫血癫痫头。肩贞瘰疬耳鸣肩。
臑俞瘰疬肩痛肿。天宗气喘肩乳痛。
秉风小大三胆交，肩痛难举麻木重。
曲垣肩胛痛拘挛。肩外俞颈肘背松。
肩中寒热咳血喘，肩背疼痛目昏蒙。
天窗颈项鸣聋暗。天容咽颈头耳聋。
颧髎小三睑瞤动，面瘫目黄又牙痛。
听宫小肠胆经交，癫狂失音牙鸣聋。

注

手太阳小肠经起小指尺侧的少泽，沿上肢外侧后缘上行，绕行肩胛交会大椎穴，止于张口凹陷处的听宫穴。

手太阳小肠经主治头面五官的病证：头痛，目翳，咽喉痛，耳鸣耳聋，神志病，发热，热病昏迷，疟疾，项、腰背、手肘臂疼痛。

（八）手太阳小肠经各穴的针刺深度歌

小肠穴位都可灸，小肠目内外眦行，
少泽刺血针一分，后溪五分到十分，
腕骨小海前阳谷，直刺三分到五分，
老支秉颧肩中外，直斜五分到八分，
肩贞臑俞寸寸半，曲垣零点六一寸，
天窗天容五到十，听宫六分十二分。

注

手太阳小肠经穴位都可灸，手太阳小肠经经目内眦到目外眦。少泽刺血或刺0.1寸，后溪0.5～1寸。腕骨、小海、前谷、阳谷直刺0.3～0.5寸。养老、支正、秉风、颧髎、肩中俞、肩外俞直刺或斜刺0.5～0.8寸。肩贞、臑俞直刺1～1.5寸。曲垣0.6～1寸，天窗、天容直刺0.5～1寸，听宫0.6～1.2寸。

七、足太阳膀胱经

（一）足太阳膀胱经循行部位口诀

膀胱六十七穴名。膀起睛明终至阴，
膀起目内眦睛明，上额交巅百会行，
头顶分支耳上角。头顶直行络脑并，
回出分开下项后，沿肩胛内挟脊柱进，
到腰脊旁入体腔，联络肾脏属膀胱。
腰分支臀进腘窝。后项分支肩胛骨上，
内缘直下臀环跳。下行大腿外后方，
和腰下行的支脉，合于腘窝之中肪。
从腘窝下腓肠肌，出于足外踝后乡，
沿足外侧第五跖，五跖粗隆京骨藏，

到足小趾外侧端，连接肾经完膀胱。

注

足太阳膀胱经起于睛明穴，止于至阴穴，共67穴。

足太阳膀胱经起于目内眦睛明，经上额，交于巅顶百会穴。头顶分支耳上角。

头顶直行的经络联络脑，回出分开，下项后，沿肩胛内向下挟脊柱，下到腰脊旁入体腔，联络肾脏，属膀胱。

腰分支：下臀，进腘窝后下行，后项分支沿肩胛骨内缘下行、直下臀，入环跳。下行沿大腿外侧后，和腰下行的支脉，一起合于腘窝中。从此（腘窝）向下腓肠肌，出于足外踝后面，沿足外侧第5跖骨的粗隆京骨穴，到足小趾外侧端（至阴），连接足少阴肾经。

（二）足太阳膀胱经循经病证口诀

膀胱经治脏腑筋，头面五官科疾病。
膀胱头痛脑后重，目痛如脱尿不行，
项痛如拔腰如折，足上小趾痛不仁，
腘如结踹如裂髀不曲，遗尿寒热鼻塞症。

注

足太阳膀胱经主治脏腑、筋络、头面及五官科疾病。症状表现为：头痛以后脑勺痛为甚，目痛如脱，小便不通，项痛如拔，腰痛如折，足小趾疼痛不仁，腘如结、踹如裂，髀不可以曲，遗尿，寒热和鼻塞。

（三）足太阳膀胱经67个穴位名称速记口诀

膀起睛明终至阴，攒竹眉冲曲差住，
五处承光和通天，络却玉枕天柱大杼，
风门肺俞厥阴俞，心督膈俞肝胆俞，
脾胃三焦肾气海，大肠关元小膀俞，
中膂白环两俞量，上次中下髎会阳，
承扶殷门和浮郄，委阳委中附分当，
魄户膏肓和神堂，谚语膈关魂门乡，
阳纲意舍胃仓穴，肓门志室连胞肓，
秩边合阳接承筋，承山飞扬和跗阳，
昆仑仆参和申脉，金门京骨束骨上，
足通谷后至阴穴，膀胱六十七穴长。

注

足太阳膀胱经67个穴位：睛明（五脉交会）、攒竹、眉冲、曲差、五处、承光、通天、络却、玉枕、天柱、大杼（交会，八会穴：骨会大杼）、风门（交会）、肺俞、厥阴俞、心俞、督俞、膈俞（八会：血会膈俞）、肝俞、胆俞、脾俞、胃俞、三焦俞、肾俞、气海俞、大肠俞、关元俞、小肠俞、膀胱俞、中膂俞、白环俞、上髎、次髎、中髎、下髎、会阳、承扶、殷门、浮郄、委阳（三焦经的下合穴）、委中（合、土）、附分（交会）、魄户、膏肓、神堂、谚语、膈关、魂门、阳纲、意舍、胃仓、肓门、志室、胞肓、秩边、合阳、承筋、承山、飞扬（络）、跗阳（阳跷脉的郄穴）、昆仑（经、火）、仆参（交会）、申脉（八交会）、金门（足太阳经的郄穴）、京骨（原）、束骨（输、木）、足通谷（荥、水）、至阴（井、金），共67穴。本经睛明、攒竹、眉冲共3穴禁灸。昆仑堕胎孕妇禁针。

足太阳膀胱经必须掌握的32个穴位：睛明、攒竹、天柱、大杼、风门、肺俞、厥阴俞、心俞、膈俞、肝俞、胆俞、脾俞、胃俞、肾俞、气海、大肠俞、关元、膀胱俞、白环俞、次髎、委阳、委中、膏肓、志室、秩边、承筋、承山、飞扬、昆仑、申脉、京骨、至阴。

（四）足太阳膀胱经的原、五输穴、络郄募及交会穴歌诀

膀起睛明终至阴，膀胱六七原京骨，
井至阴荥足通谷，经穴昆仑输束骨，
合穴委中络飞扬，郄金门募中极处。
阳跷郄穴是跗阳，膀胱交会穴大杼，
风门膈俞和附分，仆参申脉要记住。

注

足太阳膀胱经起于睛明，止于至阴，共67穴。足太阳膀胱经的原穴是京骨，井穴至阴，荥穴足通谷，输穴束骨，经穴昆仑，合穴委中，络穴飞扬，郄穴金门，募穴中极。足太阳膀胱经的郄穴是金门，跗阳穴是阳跷脉的郄穴，故足太阳膀胱经上有两个郄穴。

足太阳膀胱经的交会穴有：大杼、风门、膈俞、附分、仆参、申脉。此要记住。

（五）足太阳膀胱经67穴的定位及主治病证口诀

1. 睛明

睛明内眦上一分，阴跷阳跷胃小膀，
近视目眩夜盲泪，心速坐神腰扭伤。
合谷四（白）临（泣）眼红肿。臂臑眼红流泪囊。
球后太冲风池青（光眼）。太阳鱼尾治眼病。
（白）内障太阳和球后，少泽合谷和翳明。

简诀：　睛明二跷胃小膀，眼病视神青胬障。

注

睛明穴是手太阳小肠经、足太阳膀胱经和足阳明胃经、阴跷脉、阳跷脉的交会穴。在目内眦上方1分处取穴，直刺0.5～1寸。注意睛明穴针刺的操作手法：嘱患者闭目，医生左手轻推眼球向外侧固定，右手缓慢进行，紧靠眶缘直刺0.5～1寸，禁止提插和捻转。

睛明穴是治近视眼的有效穴，能通络祛风，泻热明目。主治：一切目疾，如目赤肿痛，目内眦痒痛，目眩，夜盲，色盲，结膜炎，近视，迎风流泪，多种瞳神疾病，视神经萎缩，视神经炎，青光眼，角膜胬肉，白内障；头痛，腰痛，心动过速，坐骨神经痛，腰扭伤。睛明穴治眼红肿痛配合谷、四白、临泣；睛明穴配臂臑治眼球红肿、疼痛流泪；睛明穴配球后、太冲、风池治青光眼；睛明穴配太阳、鱼尾治眼病；睛明穴治白内障配太阳、球后、少泽、合谷和翳明。

2. 攒竹

攒竹眉内眶上切，向下向外零三五，

呃逆泪蒙睑瞤垂，目赤目歪头痛苦。
简诀：　　攒竹呃歪睑瞤泪，目赤眉棱头痛胀。

注

攒竹穴在眉毛内端，正当眶上切迹处取穴，向下或向外横刺0.3~0.5寸。禁灸。

攒竹穴能通络散结，清热明目。主治：呃逆，目赤肿痛，流泪，目眩，面瘫，口眼歪斜，视物朦胧不明或失明，眼睑瞤动，眉棱骨痛，头痛头胀，三叉神经痛，眼结膜炎，癔症。

3. 眉冲

眉冲神庭曲差间，鼻塞头痛眩晕癫。
简诀：　　眉冲鼻塞头痛癫。

注

眉冲穴在眉头直上入发际5分，正当督脉神庭穴和曲差穴之间取穴，向上横刺0.3~0.5寸。禁灸。

眉冲穴能宁神镇惊，清热散风。主治：鼻塞，头痛，眩晕，癫痫，目赤肿痛，绿风内障。

4. 曲差

曲差神庭旁一五，头痛目痛鼻塞衄。
简诀：　　曲差眼病视力减，心烦头目鼻塞衄。

注

曲差穴在神庭穴旁开1.5寸，正当神庭穴和头维穴连线的中1/3与内1/3交点处取穴，向上横刺0.3~0.5寸。

曲差穴能安神开窍，清热明目。主治：头痛，心烦，目痛目眩，鼻塞，鼻衄，视力减弱。

5. 五处

五处上星旁一五，头痛痫证和目眩。
简诀：　　五处目鼻头痛痫。

注

五处穴在曲差穴直上，入发际1寸，正当督脉上星穴旁开1.5寸处取穴，横刺0.5~0.8寸。

五处穴能明目镇惊，清热散风。主治：头痛，痫证，目眩，鼻塞，鼻衄。

6. 承光

承光五处后一五，热痛晕眩鼻塞目。
简诀：　　承光头鼻目眩热。

注

承光穴在五处穴后1.5寸处取穴，横刺0.5~0.8寸。

承光穴能祛风开窍，清热明目。主治：热病无汗，头痛，头晕，鼻塞流涕，鼻不闻香臭，目眩。

7. 通天

通天承光后一五，鼻渊塞衄痛眩苦。

简诀：　　通天头顶项鼻渊。

注

通天穴在承光穴后1.5寸，入前发际4寸处取穴，横刺0.5~0.8寸。

通天穴能通利开窍，清热祛风。主治：头顶痛，项强，鼻渊，鼻塞，鼻衄，目眩。

8. 络却

络却通天后一五，项肿瘿癫鸣眩助。

简诀：　　络却郁证头癫瘿。

注

络却穴在通天穴后1.5寸处取穴，横刺0.5~0.8寸。

络却穴能平肝息风，清热安神解郁。主治：抑郁症，项肿，瘿瘤，癫狂，耳鸣，眩晕，视物昏花。

9. 玉枕

玉枕枕隆上缘外，头痛目痛和鼻塞。

简诀：　　玉枕鼻塞头目眩。

注

玉枕穴在督脉脑户穴旁开1.3寸，正当枕外粗隆上缘的外侧处取穴，横刺0.5~0.8寸。

玉枕穴能通经活络，清热明目。主治：头痛，目眩，目痛，鼻塞。

10. 天柱

天柱斜方肌外凹，直斜点五零点八，
不能内上方深刺，癫热头鼻痛又麻。

简诀：　　天柱醒脑散热癫，头颈背鼻落枕眼。

注

天柱穴在后发际正中直上0.5寸，旁开1.3寸，正当斜方肌外缘凹陷中取穴，直刺或斜刺0.5~0.8寸，不可向内上方深刺，恐伤延髓。天柱穴是治颈椎病的有效穴，治颈软无力，颈肌跳颤。

天柱穴能强筋骨，清头目，醒脑散热。主治：癫、狂、痫，热病心烦，头痛，鼻塞，项强，落枕，项痛，肩背痛，麻木，聋哑，目痛，流泪，瞳神紧小。

11. 大杼

大杼膀小骨八会，胸一棘下旁一五，
头项肩胛发热咳，通经活络清热著。

简诀：　　大杼膀小骨八会，感冒咳嗽热头肩。

注

大杼穴既是八会穴又是交会穴，即骨会大杼，是足太阳膀胱经和手太阳小肠经的交会穴。大杼穴是足太阳膀胱经分支向下行的起始穴位，这个分支后向下的首穴是附分穴；分支往下合龙的穴位是合阳穴。大杼穴在第1胸椎棘下，（督脉陶道穴）旁开1.5寸处取穴，斜刺0.5~0.8寸，不可深刺。足太阳膀胱经的背部穴位都不要深刺，恐伤内部重要脏器。

大杼穴能通经络，活血脉，清邪热。主治：头痛项强，肩胛痛，发热，咳嗽等感冒症状。

12. 风门

风门膀督胸二棘，感咳热头项胸背。
荨麻列缺曲池血（海）。流感大椎合谷配。

简诀：风门膀胱督八交，头项腰背咳感冒。

注

风门穴是足太阳经和督脉的交会穴。在第2胸椎棘突下，督脉旁开1.5寸处取穴。斜刺0.5~0.8寸。

风门穴能益气固表，解表宣肺。主治：伤风咳嗽，发热头痛，项背强，腰背痛等感冒症状。咯血、鼻衄等一切鼻中诸病，针三分、灸五壮。流行感冒取风门配刺大椎、合谷穴；荨麻疹取风门配列缺、曲池和血海穴；只灸风门穴可退烧，常灸风门穴防感冒，灸风门穴治喷嚏，过敏性鼻炎；鼻衄灸反侧风门穴。

13. 肺俞

肺俞胸三旁一五，咳喘咯血潮盗汗。
喘咳丰隆天突肾，夹脊膻中府内关。
肺俞陶道长期热。肺俞天突咳声连。

简诀：肺俞咳血喘盗汗。

注

肺俞穴在第3胸椎棘突下，督脉身柱穴旁开1.5寸处取穴，斜刺0.5~0.8寸。

肺俞穴治肺胸部疾患，胸满胸胀，能宣肺祛痰，培补肺阴，能清热理气，平喘宣肺。主治：骨蒸潮热，盗汗，咯血，咳嗽，气喘。治咳嗽气喘取肺俞配丰隆、天突、肾俞、夹脊穴、膻中穴、中府穴、内关穴；慢性支气管炎取肺俞配大椎、膏肓穴；汗证见汗多，无汗取肺俞配脾俞、气海；肺俞配中府调理肺气，肺俞配膏肓补益肺气，再加定喘穴可补肺平喘；肺俞配陶道治长期发热、寒栗、恶寒；咳嗽连声取肺俞配天突。

14. 厥阴俞

厥阴俞胸四旁一五，咳嗽心痛胸闷吐。

简诀：厥阴俞心咳吐疗。

注

厥阴俞在第4胸椎棘突下，督脉旁开1.5寸处取穴。斜刺0.5~0.8寸。

厥阴俞能活血止痛，宽胸理气，善治心脏疾病。主治：咳嗽，心痛，胸闷，呕吐，心律失常，神经衰弱。

15. 心俞

心俞胸五旁一五，忘眠心痛心悸慌，

癫痫咳血或梦遗，列缺神门少海忘，
风心注穴阙阴俞，神衰穴注巨阙良，
心律不齐两陵泉，内关神门疗效彰。

简诀：心俞心神心痛悸，目癫咳血喘梦遗。

注

心俞穴在第5胸椎棘突下，督脉神道穴旁开1.5寸处取穴，斜刺0.5~0.8寸。

心俞穴能通络理气，宽胸，养心安神。主治：健忘，失眠，心痛，胸背痛，惊悸，癫痫，哮喘，咳嗽，咳血，梦遗，神经衰弱，心律失常，流泪，目赤痛。

取心俞配列缺、神门、少海治健忘；取心俞配厥阴俞穴注射治风湿性心脏病；神经衰弱取心俞配巨阙穴注射；心律不齐取心俞配内关、神门、阳陵泉透阴陵泉；心俞配脾俞、足三里治心脾两虚证；失眠多梦取心俞配神门、内关；心俞配天枢助心宁神。

16. 督俞

督俞胸六旁一五，痛寒热喘心胸腹。

简诀：督俞胸闷心痛喘，腹胃寒热和气逆。

注

督俞穴在第6胸椎棘突下，督脉灵台穴旁开1.5寸处取穴，直刺0.5~0.8寸。

督俞穴能强心通脉，理气止痛，善治胸闷心痛。主治：胃痛，腹痛，肠鸣，心痛，胸闷，寒热，气逆，气喘。

17. 膈俞

膈俞胸七旁一五，呃呕食少咳嗽喘，
吐血潮热痒盗汗。贫血大椎胃血三。
膈肌痉挛足三里，天突膻中巨阙选。
瘀滞血海和太冲，盗汗咳吐把胸宽。

简诀：膈俞血证呃呕喘，心胸脾胃痒盗汗。

注

膈俞穴在第7胸椎棘突下，督脉至阳穴旁开1.5寸处取穴，斜刺0.5~0.8寸。膈俞穴是“血会膈俞”的八会穴之一，治一切血证。

膈俞穴能活血通脉，理气宽胸，止咳、止吐，止呃逆、盗汗。主治：呃逆，呕吐，纳少，咳嗽，气喘，吐血，潮热，盗汗。失血过多取膈俞加肝俞；治膈肌痉挛取膈俞配天突、膻中、巨阙、足三里；贫血取膈俞配大椎、胃俞、血海、足三里；气滞血瘀取膈俞配血海、太冲。

18. 肝俞

肝俞胸九下旁一五，黄疸吐血癫背目。

简诀：肝俞目疸癫吐血。

注

肝俞穴在第9胸椎棘突下，旁开1.5寸处取穴，斜刺0.5 ~0.8寸。

肝俞穴能疏肝补肝，养益精血，清肝明目，疏肝理气利胆。主治：黄疸、吐血、脊背疼，积聚，胁痛，目病（目赤、目眩、雀目、瞳神紧小、绿风内障、青风内障、视瞻昏渺、夜盲、青盲、流泪症、白睛或黑睛干涩），癫、狂、痫。肝俞穴配命门治两目昏暗不视，有望复明。

19. 胆俞

胆俞胸十旁一五，肺痨疸热季肋苦。

简诀：胆俞肺痨热肋疸。

注

胆俞穴在第10胸椎突下，旁开1.5寸处取穴，斜刺0.5～0.8寸。

胆俞穴能清热利湿，疏肝利胆，是胆病克星。主治：口苦，胸胁痛，惊惕怔忡，肋痛，腋下肿痛，黄疸，酒疸，肺痨，潮热。惊恐取胆俞配志室。

20. 脾俞

脾俞十一胸棘下，便血疸胀呕泻肿。

消化配伍膀胱俞，癥瘕消瘦湿热松。

简诀：脾俞肿疸胀泻呕。

注

脾俞穴在第11胸椎棘突下，旁开1.5寸处取穴，斜刺0.5～0.8寸。

脾俞穴能健脾利湿，养胃升清，强健肠胃。主治：便血，黄疸，腹胀，呕吐，泄泻，痢疾，完谷不化，水肿，背痛，癥瘕积聚，消瘦，夜盲，青盲。脾俞配大肠俞治肠鸣、腹胀、泄泻；脾俞配足三里培补中气治崩漏；脾俞配膀胱俞治完谷不化，消化力差。大杼、风门、肺俞、厥阴俞、心俞、膈俞、肝俞、胆俞、胃俞都要斜刺。

21. 胃俞

胃俞十二胸棘下，胸胁胃脘胀呕鸣。

胃寒魂门配胃俞，降逆和胃治胃病。

简诀：胃俞胸胃胀鸣呕。

注

胃俞穴在第12胸椎棘突下，旁开1.5寸处取穴，斜刺0.5～0.8寸。

胃俞穴能理中降逆，健脾和胃，善治胃病、肠炎。主治：胸胁痛，胃脘痛，腹胀，呕吐，肠鸣，消化不良，慢性腹泻，胃下垂。治胃寒、不消谷取胃俞配魂门。

22. 三焦俞

三焦俞一腰棘下，鸣胀泻呕腰背胯。

简诀：三焦腰背水肿尿，腹胀肠鸣泻痢呕。

注

三焦俞穴在第1腰椎棘突下，旁开1.5寸处取穴，直刺0.5～1寸。

三焦俞能强腰利水，益肾助阳，调理脏腑。主治：水肿，肠鸣，腹胀，泄泻，痢疾，呕吐，腰背痛，胯痛红肿，遗尿，尿路感染。

23. 肾俞

肾俞腰二旁一五，耳目头晕腰酸痛，

阳痿遗精不育症，经带不孕和水肿。

肾俞脾俞健脾肾，胸膈瘀血居髎通。

简诀：　肾俞强肾痿遗精，肿带耳腰喘月经。

注

肾俞穴在第2腰椎棘突下，旁开1.5寸处取穴，直刺0.5~1寸。

肾俞穴能强肾护肾，补肾精、强腰健骨，坚固脊柱，养益精血，培元固本，纳气平喘；能强腰利水，益肾助阳。主治：月经不调，腰痛，耳鸣，耳聋，白带，水肿，阳痿，小便不利，遗尿，遗精，肾不纳气之肾虚气喘。肾俞配脾俞能补益脾肾（脾俞健脾助消化，肾俞培补肾气肾阴）；肾俞配居髎治胸膈瘀血。

24. 气海俞

气海俞三腰棘下，痔漏痛经腰鸣胀。

气海曲骨尿无力，腿瘫腰骶神经障。

简诀：　气海肾阳经腰胀。

注

气海俞穴在第3腰椎棘突下，督脉旁开1.5寸处取穴，直刺0.5~1寸。

气海俞能调经止痛，益肾壮阳。主治：痔漏，痛经，肠鸣，腹胀，腰痛；下肢瘫痪，腰骶神经病变。无尿意或无力排尿取气海配曲骨。

25. 大肠俞

大肠俞四腰棘下，腰痛腹胀秘泻夸。

简诀：　大肠胃腰坐骨神。

注

大肠俞穴在第4腰椎棘突下，旁开1.5寸处取穴，直刺或斜刺0.8~1.2寸。

大肠俞能调和肠胃，理气降逆，善治肠胃疾病。主治：腰腿痛，坐骨神经痛，腹胀，便秘，泄泻，荨麻疹。

26. 关元俞

关元俞五腰棘下，胀泻腰痛尿频家。

简诀：　关元生殖腰泻尿，女子调经男充精。

注

关元俞穴在第5腰椎棘突下，旁开1.5寸处取穴，直刺0.8~1.2寸。

关元俞穴是元气所存之处，能温补下元而使真元得充，恢复肾作强之功，女子调经，男子充精。因此善治生殖、泄泻疾病。关元能鼓舞膀胱气化，治遗尿，遗精，阳痿。关元俞穴能滋阴补阳，培补元气，调理下焦。主治：腹胀泄泻，腰痛，尿频，遗尿，小便不利，尿路感染，尿潴留，肠炎，盆腔炎，糖尿病，视瞻昏渺，疳积上目，夜盲。关元、合谷、天枢能通调大肠气血，理气化滞，治痢疾里急后重，痢下脓血。

27. 小肠俞

小肠俞一骶棘下，斜直点八寸二中，

泄痢遗尿精腹痛，痔疮尿血带腰痛。

简诀：小肠俞胃肠腹腰，泄痢尿血带遗精。

注

小肠俞穴在第1骶椎棘下，旁开1.5寸处取穴，斜刺或直刺0.8~1.2寸。

小肠俞能清热利湿，即通调二便，也调理肠胃。主治：泄泻，痢疾，小腹绞痛，遗尿，遗精，痔疮，尿血，白带，盆腔炎，腰痛。腰痛小肠俞配腰眼。

28. 膀胱俞

膀胱俞二骶棘下，尿病秘泻腰脊痹。

简诀：膀胱利尿腰秘泻。

注

膀胱俞穴在第2骶椎棘突下，旁开1.5寸处取穴，直刺或斜刺0.8~1.2寸。

膀胱俞能通经活络，清热利湿。主治：小便不利，遗尿，尿潴留，尿闭，便秘，泄泻，腰脊强痛，腰骶疼痛，下肢痿痹，坐骨神经痛。膀胱俞配中极可促进膀胱气化，散寒行气，调理冲任之气，治癃闭，水肿，遗尿，盆腔积液，囊肿等。

29. 中膂俞

中膂俞三骶棘突，疝气泄泻腰脊苦。

简诀：中膂肾阳疝腰疼。

注

中膂俞穴在第3骶椎棘突下，旁开1.5寸处取穴，直刺1~1.5寸。

中膂俞能调理下焦，温阳补肾。主治：疝气，泄泻，脱肛，腰脊强痛，腰骶疼痛，坐骨神经痛。配白环俞可助膀胱气化，利下焦湿邪。

30. 白环俞

白环俞四骶棘突，腰疝精尿调经带。
男女生殖坐骨神。白环委中腰背灾。
白环生殖遗尿疝，腰痛下瘫坐神经。

注

白环俞穴在第4骶椎棘突下，旁开1.5寸处取穴，直刺1~1.5寸。

白环俞穴能调经止带，益肾固精，治男女生殖疾病。主治：腰骶痛，下肢瘫痪，坐骨神经痛，疝气，遗精，遗尿，月经不调，白带，直肠脱垂。白环俞可促进膀胱气化，利下焦湿邪。白环俞配委中治腰背痛。

31. 上髎

上髎骶一后孔中，直刺一到一点五，
阴挺二便带调经，腰痛阳痿遗精住。

简诀：上髎妇科二便难，阴挺腰痛痿遗精。

注

上髎穴在第1骶后孔中，约在髂后上棘与督脉的中点取穴，直刺1~1.5寸。

上髎穴能通经活络，调理下焦，为女子保健穴。主治：阴挺，阴痒，带下，月经不调，二便不利，阳痿，遗精，腰痛。

32. 次髎

简诀：次髎骶二后孔中，阳痿精尿月经痛。
次髎妇尿疝痿腰。

注

次髎穴在第2骶后孔中，约在髂后上棘的下方与督脉的中点连线处取穴，直刺1～1.5寸。

次髎穴是治痛经的经验穴，能补益下焦，强腰利湿。主治：妇科病（痛经、月经不调、带下等），下肢痿痹，瘫痪，腰痛，疝气，遗精，尿不利。注意口诀中各字的含义。

33. 中髎

简诀：中髎骶三后孔中，腰尿秘泻带经功。
中髎秘泻经带腰。

注

中髎穴在第3骶后孔中，约在中膂俞和督脉之间取穴，直刺1～1.5寸。

中髎穴能强腰利湿，补益下焦。主治：腰痛，尿不利，便秘，泄泻，带下，月经不调，不孕。

34. 下髎

简诀：下髎骶四后孔中，带尿腹腰便秘通。
下髎腹腰秘尿带。

注

下髎穴在第4骶后孔中，约在白环俞和督脉之间取穴，直刺1～1.5寸。

下髎穴能补肾壮腰，通络化瘀。主治：腹痛，腰痛，便秘，带下，二便不利，痛经，盆腔炎。下髎穴专治湿寒、湿热。

35. 会阳

简诀：会阳尾尖旁零五，便血阳痿泻带苦。
会阳痔带痿泻疗。

注

会阳穴在尾骨尖旁开0.5寸处取穴，直刺1～1.5寸。

会阳穴能益肾固精，通络化瘀，善治痔疮。主治：便血，阳痿，泄泻，带下，阴痒，痔疾。

36. 承扶

简诀：承扶臀横纹中央，腰骶臀股痛痔疮。
承扶痔腰骶臀股。

注

承扶穴在臀横纹中央取穴，直刺1.2寸。

承扶穴能舒筋活络，通便消痔，活血化瘀。穴位在下，主治下半身疼痛。主治：痔疮，腰骶臀股疼痛，下肢瘫痪，阴部寒痛，坐骨神经痛，二便不利。

37. 殷门

殷门承扶下六寸，腰痛下肢痿痹证。

简诀：殷门腰伤痹痿了。

注

殷门穴在承扶穴和委中穴的连线上，承扶穴下6寸处取穴，直刺1~2寸。

殷门穴能强健腰膝，舒经活络，善治腰伤腿痛。主治：腰痛，急性腰扭伤，下肢痿痹，瘫痪，坐骨神经痛，大腿痛。

38. 浮郄

浮郄委阳上一寸，麻木便秘股腘疼。

简诀：浮郄肠炎腿痛麻。

注

浮郄穴在委阳穴上1寸，股二头肌腱内侧取穴，直刺1~1.5寸。

浮郄穴能通经活络，止痛消炎，善治肠炎、腿痛。主治：麻木，腹泻，便秘，股腘部疼痛，小腿三头肌痉挛，股二头肌疼痛。

39. 委阳

委阳下合腘横纹外端，腹满腰尿腿足挛。

简诀：委阳肾膀腿腹腰。

注

委阳穴是三焦经的下合穴，在腘横纹外端，股二头肌腱内缘取穴，直刺1~1.5寸。

委阳穴能通利水湿，舒筋活络，善治水肿、腰痛。主治：腹满，腰脊强痛，腿足挛痛，肾炎，膀胱炎，尿不利，小腿三头肌痉挛，股二头肌疼痛。腋肿委阳配天池。

40. 委中

委中膀胱下合穴，腘窝横纹肌腱中，
吐泻丹毒尿不利，下肢痿痹腰腹痛。

简诀：委中吐泻腿腰腹，遗尿瘫痿和丹毒。

注

委中穴是足太阳经所入的“合”穴，膀胱经的下合穴。常用来治疗急性吐泻。在腘窝横纹中央取穴，直刺1~1.5寸。

委中穴可疏通腰痛经络气血，能清暑泻热，舒筋活络。善治遗尿、腰腿痛。其治急性吐泻速效。委中和环跳都治腰腿痛。主治：下肢痿痹，瘫痪，腰痛，闪腰岔气，腹痛，急性吐泻（点刺出血），丹毒，小便不利，遗尿，膝关节痛，坐骨神经痛，高热、抽搐，半身不遂。委中放血清泄热毒，治中暑。

41. 附分

附分膀小胸二三，颈项肩背肘麻挛。

简诀：　　附分颈背肘痛麻。

注

附分穴是足太阳经和手太阳经的交会穴，是足太阳膀胱经在大杼穴分出的下行别脉的第一穴，由此又往下按脊椎计算找穴。附分穴在第2胸椎棘突下旁开3寸处取穴，斜刺0.5～0.8寸。

附分穴能疏风散邪，舒筋活络。主治：颈项强痛，肩背拘急，肘臂麻木，拘挛。

42. 魄户

魄户胸三棘突下，肺痨咳喘肩痛佳。

简诀：　　魄户肩痛肺痨著。

注

魄户穴在第2胸椎棘突下，旁开3寸处取穴，斜刺0.5～0.8寸。

魄户穴能舒筋活络，疏风散邪。主治：气喘，肺痨，肺结核，咳嗽，项强，肩背痛，肩胛痛。

43. 膏肓

膏肓胸四棘旁三，虚劳忘遗痨咳喘，
肾阴亏虚配太溪。

简诀：　　膏肓忘遗痨咳喘。

注

膏肓俞穴在第4胸椎棘突下，旁开3寸处取穴，斜刺0.5～0.8寸。灸治诸虚百损，痰火狂证，健忘遗精，灸77状甚至上百状。

膏肓穴能调理肺气，补虚益损。全身虚弱灸膏肓，虚劳诸疾首选膏肓。主治：健忘遗精，虚劳，咳嗽，气喘，肺痨，肺结核，完谷不化。肾阴亏虚取膏肓配太溪。

44. 神堂

神堂胸五棘旁三，胸闷脊背强咳喘。

简诀：　　神堂胸背咳喘舒。

注

神堂穴在第5胸椎棘突下，旁开3寸处取穴，斜刺0.5～0.8寸。

神堂穴能宁心安神，宽胸理气。主治：气喘，咳嗽，胸闷胸痛（风湿性心脏病、冠心病、心肌炎所致），脊背强痛。

45. 谚譆

谚譆六胸棘旁三，疟热咳喘痛背肩。

简诀：　　谚譆肩背咳疟热。

注

谚譆穴在第6胸椎棘突下，旁开3寸处取穴，斜刺0.5～0.8寸。

谚譆能通络止痛，宣肺理气。主治：疟疾，热病，咳嗽，气喘，肩背疼痛，肋痛，腋神经痛。

46. 膈关

膈关胸七棘旁三，呃呕脊背胸闷烦。

简诀： 膈关背胸呃呕住。

注

膈关穴在第7胸椎棘突下，旁开3寸处取穴，斜刺0.5~0.8寸。

膈关穴能和胃降逆，宽胸理气。主治：胸闷，心烦，呃气，呕吐，饮食不下，脊背强痛难俯仰。

47. 魂门

魂门九胸棘旁三，胸胁背痛呕泻选。

简诀： 魂门胸胁胃泻呕。

注

魂门穴在第9胸椎棘突下，旁开3寸处取穴，斜刺0.5~0.8寸。

魂门穴能降逆和胃，疏肝理气，活血通络。主治：胸胁背痛，头痛，呕吐，泄泻，胃痛，不消化。

48. 阳纲

阳纲十胸棘旁三，消渴腹痛泄鸣疸。

简诀： 阳纲消渴黄疸腹。

注

阳纲穴在第10胸椎棘突下，旁开3寸处取穴，斜刺0.5~0.8寸。

阳纲穴能健脾和胃，疏肝利胆。主治：消渴，糖尿病，腹胀腹痛，黄疸，泄泻，肠鸣。

49. 意舍

意舍十一胸旁三，消渴胀鸣呕泻便。

胸闷噎膈配中府。

简诀： 意舍消渴呕泻疸。

注

意舍穴在第11胸椎棘突下，旁开3寸处取穴，斜刺0.5~0.8寸。

意舍穴能利胆化湿，健脾和胃。主治：黄疸，腹胀，肠鸣，呕吐，泄泻，消化差，背痛，消渴。意舍配中府治胸闷、噎膈。

50. 胃仓

胃仓十二胸旁三，腹背脊胃水肿满。

简诀： 胃仓水肿背胃腹。

注

胃仓穴在第12胸椎棘突下，旁开3寸处取穴，斜刺0.5~0.8寸。

胃仓穴能健脾和胃，消食导滞。主治：水肿，胃痛，腹胀，食不下，便秘，泄泻，脊背痛。

51. 肓门

盲门一腰椎旁三，腹痛便秘痞块乳。

简诀：　盲门便秘腹痛痞，肝脾肿大胃痛乳。

注

肓门穴在第1腰椎棘突下，旁开3寸处取穴，斜刺0.5~0.8寸。

肓门穴能清热消肿，理气和胃。主治：便秘，腹痛，胃痛，痞块，乳房疾病，肝脾大。

52. 志室

志室腰二椎旁三，阳痿腰脊尿肿患。

简诀：　志室水肿阳痿腰。

注

志室穴在第2腰椎棘突下，旁开3寸处取穴，斜刺0.5~0.8寸。

志室穴能清热利湿，强壮腰膝。主治：阳痿，遗精，早泄，腰脊强痛，水肿，小便不利，肾炎，前列腺病，肾下垂。腰膝酸软取志室配阳陵泉。

53. 胞肓

胞肓骶二棘旁三，鸣胀腰痛癃闭便。

简诀：　胞肓癃便鸣胀腰。

注

胞肓在第2骶椎棘突下，旁开3寸处取穴，直刺1~1.5寸。

胞肓穴能通利二便，补肾强腰。主治：癃闭，便秘，肠鸣，腹胀，腹痛，腰脊强痛。

54. 秩边

秩边骶四孔旁三，痿痹腰尿痔疮便。

简诀：　秩边尿便痔腰痹。

注

秩边穴为足太阳膀胱经两分支合龙后的末穴，合龙后的下行经脉从此起始。秩边穴在第4骶椎棘突下，旁开3寸处取穴，直刺1.5~2寸。

秩边穴能强壮腰膝，调理下焦，舒筋活络。主治：下肢痿痹，瘫痪，腰骶痛，坐骨神经痛，神经衰弱，尿不利，便秘，痔疮。

55. 合阳

合阳委中下两寸，腿痿腰脊疝漏崩。

崩漏合阳配交信，

简诀：　合阳崩腿痿腰疗。

注

足太阳膀胱经在腰部分成两支后再往下行，两经在腘窝合龙后，从合阳穴才又开始计为足太阳膀胱经。合阳穴是合龙后的下行经脉的首个下行穴位。合阳穴在委中穴直下2寸处取穴，直刺1~2寸。

合阳穴能调经止带，舒筋活络。主治：崩漏，带下，功能性子宫出血，下肢痿痹，腰脊强痛，疝气，睾丸炎。治崩漏取合阳配交信。

56. 承筋

承筋合阳承山中，痔瘘腰腿拘急痛。

简诀：承筋痔便腰腿痛。

注

承筋穴在合阳穴和承山穴连线的中点处取穴，直刺 1～1.5 寸。

承筋穴能强健腰膝，舒经活络。主治：痔瘘，小腿拘急疼痛，小腿麻木，腰痛，便秘，小腹痛。

57. 承山

承山腓肠肌凹顶，腰腿脚气便痔针。

简诀：承山瘫挛腿腰找。

注

承山穴又名鱼腹穴，在两个腓肠肌腹之间凹陷的顶端取穴，直刺 1～2 寸。

承山穴能舒经活络，理气止痛，能腿肌保健。主治：腰腿拘急痛，腓肠肌痉挛，转筋，脚气，下肢脉管炎，坐骨神经痛，小儿麻痹症，便秘，痔疮，脱肛，霍乱。治肠风下血取承山配长强（肠风下血配长强）。

58. 飞扬

飞扬承山外下一，头痛目眩鼻腰痔。

简诀：飞扬头目腰腿癫。

注

飞扬穴是足太阳经的“络”穴。在昆仑穴直上 7 寸，承山穴外下方 1 寸处取穴，直刺 1～1.5 寸。

飞扬穴能舒筋活络，清热安神。主治：风湿关节炎之腰腿痛，腿软，行步艰难；头痛，目眩，鼻衄，痔疮，浮肿，尿少，癫痫。

59. 跗阳

跗阳阳跷的郄穴，昆仑直上三寸取，
头腰痿痹外踝痛，舒筋活络热风驱。

简诀：跗阳痿痹头脚腰。

注

跗阳穴是阳跷脉的“郄”穴，在昆仑穴直上 3 寸处取穴，直刺 0.8～1.2 寸。

跗阳穴能退热散风，舒筋活络。主治：头痛，腰骶痛，下肢痿痹，瘫痪，外踝肿痛生疮，坐骨神经痛。

60. 昆仑

昆仑下胎零五八，外踝高点跟腱陷，

难产腰骶头脚跟，鼻衄项强目眩癫。

简诀：昆仑头腰脚难产，鼻衄项强癫喘眩。

注

昆仑穴是足太阳经所行的“经”穴，在外踝高点和跟腱之间的凹陷中取穴。直刺0.5~0.8寸。针刺此穴可下胎，孕妇禁刺。

昆仑穴能通经活络，清热安神。主治：脚跟痛，难产，腰骶痛，转筋，头痛，眩晕，鼻衄，项强，目眩，目赤肿痛，癫痫，暴喘，气上冲心。

61. 仆参

仆参昆下赤白肉，癫痫痿痹足痛收。

简诀：仆参晕厥脚跟痛，霍乱癫痫痿痹瘫。

注

仆参穴从昆仑穴直下，赤白肉际处取穴，直刺0.3~0.5寸。

仆参穴能通经活络，强壮腰膝。主治：足后跟痛，下肢痿痹瘫痪，癫痫，晕厥，霍乱。

62. 申脉

申脉阳跷膀八交，肩耳目头腰腿癫，
外踝下缘凹陷处，零点三到零点五。

简诀：后溪申脉面颊颈，耳后内眦目头肩。

注

申脉穴是八脉交会穴之一，通阳跷脉。在外踝下缘凹陷中取穴，直刺0.3~0.5寸。

申脉穴能强壮腰膝，宁神止痛。主治：腰肌劳损疼痛，腰腿痛，足跟痛，头痛，项强，目赤痛，癫、狂、痫，眩晕，失眠。申脉加鱼腰治中风之目合困难；后溪配申脉治面、颊、颈、肩部、耳后、目内眦部位的疾患。此为上下配穴。

63. 金门

金门股外侧凹陷，头腰外踝痿惊癫。

简诀：金门腰头癫痿惊。

注

金门穴是足太阳经的“郄”穴。在申脉穴与京骨穴连线中点，正当股骨外侧凹陷中取穴，直刺0.3~0.5寸。

金门穴能通经活络，安神开窍。主治：头痛，腰痛，外踝痛，下肢痿痹，小儿惊风，癫痫，癔症。头风疼痛取金门配申脉。

64. 京骨

京骨脚五跖骨隆，目翳项头腰癫松。

简诀：京骨癫腰目头眩。

注

京骨穴足太阳经所过为“原”。在第5跖骨粗隆下，赤白肉际处取穴，直刺0.3~0.5寸。

京骨穴能通经活络，清热止痉，明目祛翳。主治：目翳，项强，脊强，头痛，眩晕，腰痛，癫痫。由此可见，该穴善治亚健康。

65. 束骨

束骨五跖小头后，眩癫腰腿项目头。

简诀：束骨癫狂腿头目。

注

束骨穴是足太阳经所注为“输”。在第5跖骨小头后缘，赤白肉际处取穴，直刺0.3~0.5寸。

束骨穴能清头明目，通经活络。主治：腿痛，头痛，项强（感冒症状），目眩，癫狂。

66. 足通谷

足通谷五跖关前，鼻衄头项癫目眩。

简诀：足通谷头目鼻癫痫。

注

足通谷穴是足太阳经所溜为“荥”。在第5跖关节前缘，赤白肉际处取穴，直刺0.2~0.3寸。

足通谷穴能清头明目，通经活络，宁心安神。主治：头痛，目眩，项强，癫狂，鼻衄。

67. 至阴

至阴小趾外趾甲，正胎难产头目鼻。
至阴屋翳肩井痒。至阴独阴催产利。

简诀：至阴头目神志热，纠正胎位防难产。

注

至阴穴是足太阳经所出为“井”，与足少阴经相连。在足小趾外侧趾甲角旁约0.1寸处取穴。浅刺0.1寸。至阴穴有疏通经络，调整阴阳，纠正胎位之功，是艾灸转胎位的经验穴。

至阳穴能清头明目，理气活血。主治：胎位不正（正胎），难产，滞产，头痛，目痛，鼻塞，鼻衄，热证，神志病。

至阴、独阴是催产、转胎的经验穴（参看内关，肩井）；少泽是通乳的经验穴；乳根能调理阴阳气血而通乳；治痒疹取至阴配屋翳、肩井。

（六）足太阳膀胱经穴定位歌

足太阳兮膀胱经，睛明内眦上一分，
攒竹眉内眶上切，眉冲眉入发际五分。
曲差神庭旁寸五，五处曲差上一寸。
承光五处后寸五，通天承光后十五分。
络却通天后寸五，玉枕枕隆上外份。
天柱斜方肌外凹，自此脊中开十五分。
一胸大杼二风门，三椎肺俞四厥阴，
心六督六膈七椎，肝九胆十下脾论，
胃俞十二椎下找，腰一三焦腰二肾，
腰三气海四大肠，关元腰五棘下量，

骶一小肠骶二膀，骶三中膂白环商。
四髎依次骶后孔中，尾骨尖端是会阳，
承扶俯卧臀纹中，殷门承扶下六寸当。
浮郄股二头腱内，委阳腘纹外侧肪。
委中腘横纹中央。膀胱大杼分支量。
附分首穴胸二下，胸三魄户四膏肓。
胸五神堂天谚譆，胸七膈关九魂门，
胸十阳纲下意舍，十二胸棘胃仓寻，
腰一肓门二志室，骶二棘下胞肓存，
秩边骶裂孔旁三寸，从此两支合龙真。
合阳委中下两寸，承筋合阳承山寻。
承山腓腹凹顶端，飞扬昆仑上七寸。
跗阳昆仑上三寸，昆仑踝尖跟凹正。
仆参昆下赤白肉际，申脉外踝下凹寻，
金门股骨外侧陷，京骨五跖粗隆见，
束骨五跖小头后，足通谷五跖关前，
至阴小趾外侧甲，趾甲角旁一分安。
膀胱经从大杼分，别支脉起是附分，
附分穴到秩边穴，都是督脉旁三寸。
大杼穴到中膂穴，督脉旁开十五分。

注

睛明穴在目内眦上方1分处取穴，直刺0.5~1寸。注意睛明穴针刺的操作手法：嘱患者闭目，医生左手轻推眼球向外侧固定，右手缓慢进行，紧靠眶缘直刺0.5~1寸，禁止提插和捻转。

攒竹穴在眉毛内端，正当眶上切迹处取穴，向下或向外横刺0.3~0.5寸。禁灸。

眉冲穴在眉头直上入发际5分，正当督脉神庭穴和曲差穴之间取穴。向上横刺0.3~0.5寸。禁灸。

曲差穴在神庭穴旁开1.5寸，正当神庭穴和头维穴连线的中1/3与内1/3交点处取穴，向上横刺0.3~0.5寸。

五处穴在曲差穴直上，入发际1寸，正当督脉上星穴旁开1.5寸处取穴，横刺0.5~0.8寸。

承光穴在五处穴后1.5寸处取穴，横刺0.5~0.8寸。

通天穴在承光穴后1.5寸，入前发际4寸处取穴，横刺0.5~0.8寸。

络却穴在通天穴后1.5寸处取穴，横刺0.5~0.8寸。

玉枕穴在督脉脑户穴旁开1.3寸，正当枕外粗隆上缘的外侧处取穴，横刺0.5~0.8寸。

天柱穴在后发际正中直上0.5寸，旁开1.3寸，正当斜方肌外缘凹陷中取穴，直刺或斜刺0.5~0.8寸，不可向内上方深刺，恐伤延髓。

从大杼穴到白环俞都是于比较取穴处旁开1.5寸取穴。

大杼穴在第1胸椎棘下，（督脉陶道穴）旁开1.5寸处取穴，斜刺0.5~0.8寸，不可深刺。足太阳膀胱经的背部穴位都不要深刺，恐伤内部重要脏器。

风门穴在第2胸椎棘突下，督脉旁开1.5寸处取穴，斜刺0.5~0.8寸。

肺俞穴在第3胸椎棘突下，督脉身柱穴旁开1.5寸处取穴，斜刺0.5~0.8寸。

厥阴俞在第4胸椎棘突下，督脉旁开1.5寸处取穴，斜刺0.5~0.8寸。

心俞穴在第5胸椎棘突下，督脉神道穴旁开1.5寸处取穴，斜刺0.5~0.8寸。

督俞穴在第6胸椎棘突下，督脉灵台穴旁开1.5寸处取穴，直刺0.5~0.8寸。

膈俞穴在第7胸椎棘突下，督脉至阳穴旁开1.5寸处取穴，斜刺0.5~0.8寸。

肝俞穴在第9胸椎棘突下，旁开1.5寸处取穴，斜刺0.5~0.8寸。

胆俞穴在第10胸椎突下，旁开1.5寸处取穴，斜刺0.5~0.8寸。

脾俞穴在第11胸椎棘突下，旁开1.5寸处取穴，斜刺0.5~0.8寸。

胃俞穴在第12胸椎棘突下，旁开1.5寸处取穴，斜刺0.5~0.8寸。

三焦俞穴在第1腰椎棘突下，旁开1.5寸处取穴，直刺0.5~1寸。

肾俞穴在第2腰椎棘突下，旁开1.5寸处取穴，直刺0.5~1寸。

气海俞穴在第3腰椎棘突下，督脉旁开1.5寸处取穴，直刺0.5~1寸。

大肠俞穴在第4腰椎棘突下，旁开1.5寸取穴，直刺或斜刺0.8~1.2寸。

关元俞穴在第5腰椎棘突下，旁开1.5寸处取穴，直刺0.8~1.2寸。

小肠俞穴在第1骶椎棘下，旁开1.5寸处取穴，斜刺或直刺0.8~1.2寸。

膀胱俞穴在第2骶椎棘突下，旁开1.5寸处取穴，直刺或斜刺0.8~1.2寸。

中膂俞穴在第3骶椎棘突下，旁开1.5寸处取穴，直刺1~1.5寸。

白环俞穴在第4骶椎棘突下，旁开1.5寸处取穴，直刺1~1.5寸。

上髎穴在第1骶后孔中，约在髂后上棘与督脉的中点取穴，直刺1~1.5寸。

次髎穴在第2骶后孔中，约在髂后上棘的下方与督脉的中点连线处取穴，直刺1~1.5寸。

中髎穴在第3骶后孔中，约在中膂俞和督脉之间取穴，直刺1~1.5寸。

下髎穴在第4骶后孔中，约在白环俞和督脉之间取穴，直刺1~1.5寸。

会阳穴在尾骨尖旁开0.5寸处取穴，直刺1~1.5寸。

承扶穴在臀横纹中央取穴，直刺1.2寸。

殷门穴在承扶穴和委中穴的连线上，承扶穴下6寸处取穴，直刺1~2寸。

浮郄穴在委阳穴上1寸，在股二头肌腱内侧取穴，直刺1~1.5寸。

委阳穴在腘横纹外端，股二头肌腱内缘取穴，直刺1~1.5寸。

委中穴在腘窝横纹中央取穴，直刺1~1.5寸。

附分穴在第2胸椎棘突下，旁开3寸处取穴，斜刺0.5~0.8寸。

魄户穴在第2胸椎棘突下，旁开3寸处取穴，斜刺0.5~0.8寸。

膏肓俞穴在第4胸椎棘突下，旁开3寸处取穴，斜刺0.5~0.8寸。灸治诸虚百损，痰火狂证，健忘遗精，灸77状甚至上百状。

神堂穴在第5胸椎棘突下，旁开3寸处取穴，斜刺0.5~0.8寸。

谚譆穴在第6胸椎棘突下，旁开3寸处取穴，斜刺0.5~0.8寸。

膈关穴在第7胸椎棘突下，旁开3寸处取穴，斜刺0.5~0.8寸。

魂门穴在第9胸椎棘突下，旁开3寸处取穴，斜刺0.5~0.8寸。

阳纲穴在第10胸椎棘突下，旁开3寸处取穴，斜刺0.5~0.8寸。

意舍穴在第11胸椎棘突下，旁开3寸处取穴，斜刺0.5~0.8寸。

胃仓穴在第12胸椎棘突下，旁开3寸处取穴，斜刺0.5~0.8寸。

肓门穴在第1腰椎棘突下，旁开3寸处取穴，斜刺0.5～0.8寸。

志室穴在第2腰椎棘突下，旁开3寸处取穴，斜刺0.5～0.8寸。

胞肓在第2骶椎棘突下，旁开3寸处取穴，直刺1～1.5寸。

秩边穴在第4骶椎棘突下，旁开3寸处取穴，直刺1.5～2寸。

合阳穴在委中穴直下2寸处取穴，直刺1～2寸。

承筋穴在合阳穴和承山穴连线的中点取穴，直刺1～1.5寸。

承山穴又名鱼腹穴，在两个腓肠肌腹之间凹陷的顶端取穴，直刺1～2寸。

飞扬穴在昆仑穴直上7寸，承山穴外下方1寸处取穴，直刺1～1.5寸。

跗阳穴是阳跷脉的郄穴，在昆仑穴直上3寸处取穴，直刺0.8～1.2寸。

昆仑穴在外踝高点和跟腱之间的凹陷中取穴，直刺0.3～0.5寸。

仆参穴从昆仑穴直下，赤白肉际处取穴，直刺0.3～0.5寸。

申脉穴是八脉交会穴之一，通阳跷脉。在外踝下缘凹陷中取穴，直刺0.3～0.5寸。

金门穴在申脉穴与京骨穴连线中点，正当股骨外侧凹陷中取穴，直刺0.3～0.5寸。

京骨穴在第5跖骨粗隆下，赤白肉际处取穴，直刺0.3～0.5寸。

束骨穴在第5跖骨小头后缘，赤白肉际处取穴，直刺0.3～0.5寸。

足通谷穴在第5跖关节前缘，赤白肉际处取穴，直刺0.2～0.3寸。

至阴穴在足小趾外侧趾甲角旁约0.1寸取穴，浅刺0.1寸。

（七）足太阳膀胱经循行、各穴所治病证概读

膀起内眦睛明穴，经过头顶脊背部，
下肢外侧的后缘，脚小趾外至阴驻。
膀胱十二脏腑组，神志筋骨癫狂痫，
五官头面鼻塞衄，项背腰和下肢管。

睛明二跷胃小膀，眼病视神青翳障。
攒竹呃歪睑瞤泪，目赤眉棱头痛胀。
眉冲鼻塞头痛癫。曲差眼病视力减，
心烦头目鼻塞衄。五处目鼻头痛痫。
承光头鼻目眩热。通天头顶项鼻渊。
络却郁证头癫瘿。玉枕鼻塞头目眩。
天柱醒脑散热癫，头颈背鼻落枕烦。
大杼膀小骨八会，感冒咳嗽热头肩。
风门膀胱督八交，头项腰背咳感冒。
肺俞咳血喘盗汗。厥阴俞心咳吐疗。
心俞心神心痛悸，癫痫咳血喘梦遗。
督俞胸闷心痛喘，腹胃寒热和气逆。
膈俞血证呃呕喘，心胸脾胃痒盗汗。
肝俞目疸癫吐血。胆俞肺痨热肋疸。
脾俞肿疸胀泻呕。胃俞胸胃胀鸣呕。
三焦腰背水肿尿，腹胀肠鸣泻痢呕。

肾俞强肾痿遗精，肿带耳腰喘月经。
气海肾阳经腰胀。大肠胃腰坐骨神。
关元生殖腰泻尿，女子调经男充精。
小肠胃肠腹腰痛，泄痢尿血带遗精。
膀胱利尿腰秘泻。中膂肾阳疝腰疼。
白环生殖遗尿疝，腰痛下瘫坐神经。
上髎妇科二便难，阴挺腰痛痿遗精。
次髎妇尿疝痿腰。中髎秘泻经带腰。
下髎腹腰秘尿带。会阳痔带痿泻疗。
承扶痔腰骶臀股。殷门腰伤痹痿了。
浮郄肠炎腿痛麻。委阳肾膀腿腹腰。
委中吐泻腿腰腹，遗尿瘫痿和丹毒。
附分颈背肘痛麻。魄户肩痛肺痨著。
膏肓忘遗痨咳喘。神堂胸背咳喘舒。
譩譆肩背咳疟热。膈关背胸呃呕住。
魂门胸胁胃泻呕。阳纲消渴黄疸腹。
意舍消渴呕泻疸。胃仓水肿背胃腹。
肓门便秘腹痛痞，肝脾肿大胃痛乳。
志室水肿阳痿腰。胞肓癃便鸣胀腰。
秩边尿便痔腰痹。合阳崩腿痿腰疗。
承筋痔便腰腿痛。承山瘫挛腿腰找。
飞扬头目腰腿癫。跗阳痿痹头脚腰。
昆仑头腰脚难产，鼻衄项强癫喘眩。
仆参晕厥脚跟痛，霍乱癫痫痿痹瘫。
申脉阳跷膀八交，肩耳目头腰腿癫。
后溪申脉面颊颈，耳后内眦目头肩。
金门腰头癫痿惊。京骨癫腰目头眩。
束骨癫狂腿头目。足通谷头目鼻癫。
至阴头目神志热，纠正胎位防难产。

注

足太阳膀胱经起于目内眦的睛明穴，经过头顶脊背部，下肢外侧的后缘，足小趾外侧止于至阴穴。

足太阳膀胱经能治十二脏腑及相关组织器官的病证。神志病：癫、狂、痫，筋骨病见关节、脊柱、神经等病；头面五官病：头病，面部病，鼻塞，鼻衄；循行部位的病：项、背、腰和下肢的病证。

胸 1 到胸 6 的腧穴，主治肺脏病及心脏病：气喘、咳嗽、心脏病、失眠、心悸。

胸 8 到胸 12 的腧穴，主治肝、胆、脾、胃的病：胁痛、黄疸、胃病、腹胀、呕吐、泄泻、水肿。

腰 1 到骶 5 的输穴，主治膀胱、肾、子宫、大肠、小肠的病；腰痛、阳痿、遗精、遗尿、小便不利、便秘泄泻；妇即妇科病：月经不调、崩漏等。

（八）足太阳膀胱经各穴的针刺深度歌

膀胱经穴进针深，睛明零五零八寸。
攒竹眉冲和眉差，零三零点五寸深，
五处穴到胃俞穴，零五零点八寸深。
三焦肾俞气海俞，进针零点五一寸。
关元大小膀胱俞，进针八到十二分。
中膂俞到会阳穴，进针十分十五分。
承扶一寸一点二，浮郄委阳委中针，
针入一寸一寸五，附分胃仓五八分。
肓门志室八至十分，胞肓十分十五分。
秩边寸五到两寸。合阳飞扬承山筋，
进针一寸一寸五，跗阳八到十二分。
昆仑零点五零八，仆参以下应浅针。
不灸睛明攒眉冲，昆仑堕胎孕妇禁。

注

膀胱经各穴进针深度：
睛明0.5~0.8寸。
攒竹、眉冲和眉差0.3~0.5寸。
五处穴到胃俞穴0.5~0.8寸。
三焦俞、肾俞、气海俞0.5~1寸。
关元俞、大肠俞、小肠俞、膀胱俞0.8~1.2寸。
中膂俞到会阳穴1~1.5寸。
承扶1~1.2寸。
浮郄、委阳、委中1~1.5寸。
附分、胃仓0.5~0.8寸。
肓门、志室0.8~1寸。
胞肓1~1.5寸。
秩边1.5~2寸。
合阳、飞扬、承山、承筋1~1.5寸。
跗阳0.8~1.2寸；昆仑0.5~0.8寸。
仆参以下应浅针。
不灸睛明、攒竹、眉冲。昆仑堕胎孕妇禁。

八、足少阴肾经

（一）足少阴肾经的循行部位口诀

肾起涌泉终俞府。肾足小趾斜足心（涌泉），
舟骨隆下内踝后，进足跟上腿内行，
腘内半膜腱之间，上大腿内后缘进，

贯（通）脊属肾络膀胱，还出于前中极任（脉），
沿腹中线旁五分，胸中线旁开两寸，
到锁骨下俞府穴。肾直行上肝横膈，
进入肺中沿喉咙，挟于舌根的两侧。
肾经肺的分支脉，从肺出络心脏得，
流注胸中连心包。心包经起天池穴。

注

足少阴肾经起于涌泉穴，止于俞府穴。肾经起于足小趾下，斜走足心（涌泉穴），出于舟骨粗隆下，沿内踝后，进入足跟，上行于腿（肚）内侧，出于腘窝内侧的半腱肌腱与半膜肌腱之间，上行大腿内侧的后缘，贯通向脊柱，属于肾脏，联络膀胱，还出于前（任脉的中极穴），沿腹中线旁开5分，胸中线旁开2寸，到锁骨下的俞府穴。

肾脏直行的经脉：向上通过肝和横膈，进入肺中，沿着喉咙，挟于舌根的两侧。

肾经在肺部分支脉，从肺出来，联络心脏，流注胸中，与手厥阴心包经相接（可见，足少阴肾经在循行过程中没有同心包经发生联系）。

（二）足少阴肾经循经病证口诀

肾经咳喘腰脊痛，股胫后面内侧痛，
麻木痉挛足心热，头痛连齿咽喉肿，
心烦心痛腹胀泄，口干食少足跟痛，
面黑善恐嗜卧倦，痿软无力耳鸣聋。

注

足少阴肾经病证为：咳嗽气喘，腰脊痛，头痛连齿，股胫后内侧痛（因足少阴肾经循行于下肢内侧后缘），内踝痛，麻木痉挛，足心热，足跟痛，饥不欲食，心烦心痛，腹胀，泄泻，舌干口热，咽喉肿痛，面黑如漆，善恐，嗜卧倦乏，痿软无力，耳鸣耳聋。

（三）足少阴肾经27个穴位名称速记口诀

肾起涌泉终俞府。然谷太溪大钟肪，
小泉照海与复溜，交信筑宾阴谷壤，
横骨大赫和气穴，四满中注肓俞上，
商曲石关和阴都，腹通谷幽门步廊。
神封灵墟和神藏，彧中俞府名在榜。

注

肾经27个穴名是：涌泉（井、木）、然谷（荥、火）、太溪（输、土，原）、大钟（络）、小泉（郄）、照海（八交会）、复溜（经、金）、交信（阴跷脉的郄穴）、筑宾（阴维脉的郄穴）、阴谷（合、水）、横骨（交会）、大赫（交会）、气穴（交会）、四满（交会）、中注（交会）、肓俞（交会）、商曲（交会）、石关（交会）、阴都（交会）、腹通谷（交会）、幽门（交会）、步廊、神封、灵墟、神藏、彧中、俞府。

足少阴肾经的交会穴最多，共12个穴位是交会穴，其中横骨至幽门共11个足少阴肾经穴位都是足少阴经和冲脉的交会穴。肾经穴位都可用灸法。注意：足少阴肾经上有三个郄穴（水泉、交信、筑宾）。幽门穴至俞府穴都临内脏，应斜刺或向外横刺0.5～0.8寸，不可刺

深、恐伤内脏。

从以上穴位可知：足少阴肾经在大腿部没有穴位分布。

足少阴肾经必须掌握的9个穴位：涌泉、然谷、太溪、大钟、照海、复溜、交信、筑宾、俞府。

（四）足少阴肾经的原、五输穴、络郄募及交会穴歌诀

肾起涌泉终俞府，二十七肾原太溪，
井穴涌泉荥然谷，输太溪经复溜是，
合穴阴谷络大钟，郄水泉募京门使。
筑宾阴维脉郄穴，阴跷郄穴交信是。
肾经交会气照海，大赫四满和中注，
肓俞商曲与石关，阴都幽门腹通谷。

注

足少阴肾经起于涌泉，终于俞府，共27个穴位。足少阴肾经的原穴是太溪，井穴涌泉，荥穴然谷，输穴太溪，经穴复溜，合穴阴谷，络穴大钟，郄穴水泉，募穴京门。足少阴肾经上有3个郄穴，水泉是足少阴肾经的郄穴，筑宾是阴维脉的郄穴，交信是阴跷脉的郄穴。

足少阴肾经的交会穴有：气穴、照海、大赫、四满、中注、肓俞、商曲、石关、阴都、幽门、腹通谷。

（五）足少阴肾经27穴的定位及主治病证口诀

1. 涌泉

涌泉趾跖屈凹陷，直刺零点五一寸，
昏厥惊癫便尿喉，中暑奔豚痛眩晕。
劳咳关元和丰隆。饮食不下配大钟。
休克昏厥或抽搐，十宣三里和人中。
激发肾气取涌泉，肾竭消渴行间松。

简诀：涌泉壮肾昏厥惊，便癫暑眩头失音。

注

涌泉穴是足少阴经“井”穴。在足底（去趾）前1/3和后2/3交界处，当足趾跖屈时呈现的凹陷中取穴，直刺0.5～1寸。

涌泉穴能补肾激发肾气，开窍镇惊，是急救要穴之一。能平肝息风，苏厥开窍，滋阴益肾。主治：涌泉穴专治厥寒厥热，昏厥，癫狂，癔病，便秘，初生小儿惊风，小便不利，喉痹，咽喉肿痛，失音，失眠，头昏，中暑，奔豚，头顶痛，目眩，眩晕，高血压，足心热。虚劳咳嗽取涌泉配关元、丰隆；因咽喉肿痛饮食不下取涌泉配大钟；休克、昏厥、抽搐者取涌泉配人中、十宣、足三里；肾竭、消渴取涌泉配行间。

2. 然谷

然谷足舟隆下凹，调经带下阴痒挺，
咳血口噤足跗痛，消渴泄泻疸遗精。

简诀：　　　　然谷肾阴泌尿生，口噤泄渴疸遗精。

注

然谷穴是足少阴经“荥”穴，在足舟骨粗隆下缘的凹陷中取穴，直刺0.5～1寸。然谷擅治脐风。

然谷穴能清热利湿，益气滋阴补肾。主治：肾阴、泌尿和女性生殖疾病。月经不调，带下，白浊，阴痒，阴挺，咳血，咽喉肿痛，小儿脐风口噤，破伤风，足跗肿痛，下肢痿痹，消渴，糖尿病，泄泻，小便不利，黄疸，遗精，阳痿。

3. 太溪

太溪原输零五一，内踝跟腱凹陷中，
月经痿尿咽齿腰，消渴喘咳眠鸣聋。
育阴潜阳补肝肾，补火壮阳盗汗平。
配用中渚治咽喉，失眠三阴交神门。

简诀：　　　　太溪阴阳经痿咳，消渴喉腰脚聋鸣。

注

太溪穴是足少阴肾经“输”穴，也是肾经“原”穴。在足内踝与跟腱之间的凹陷中，内踝高点取穴，直刺0.5～1寸。

太溪是肾经要穴，能滋阴补肝肾，育阴潜阳，补火壮阳；治潮热盗汗；能补肾壮阳，通经活络。主治：肾阴虚证和肾阳虚证，月经不调，阳痿遗精，小便不利，尿频，咳喘咳血，咽喉肿痛，咽喉炎，齿痛，腹泻，腰痛，足跟痛，内踝痛，消渴，视力减弱，耳鸣，耳聋，头痛，目眩，失眠健忘。太溪配中渚治咽喉痛；治失眠、神经衰弱取太溪配神门、三阴交；补太溪和太渊可充盛肺肾之气而平喘。

4. 大钟

大钟痴呆嗜卧喘，腰脚二便月经乱。
困倦嗜卧配通里，太溪下五跟腱陷。

简诀：　　　　大钟呆咳腰二便。

注

大钟穴是足少阴经“络”穴。在太溪穴下5分（0.5寸）稍后，正当跟腱附着部的内侧凹陷中取穴，直刺0.3～0.5寸。

大钟穴能调理二便，益肾平喘。主治：痴呆（是治痴呆要穴），脚足跟痛，腰脊强痛，咳嗽，咳血，哮喘，癔症，嗜卧，月经紊乱，癃闭，二便不利。困倦嗜卧取大钟配通里。

5. 水泉

水泉跟节前上凹，昏花阴挺月经尿。

简诀：　　　　水泉昏花尿月经。

注

水泉穴是足少阴经“郄”穴。在太溪穴直下1寸，正当跟骨结节前上部凹陷中取穴，直刺0.3～0.5寸。

水泉穴能通经活络，清热益肾。主治：眼睛昏花，阴挺，月经不调，痛经闭经，尿不利，泌尿系统感染。

6. 照海

照海阴跷肾八交，内踝高点下凹陷，
喉疝妇科癫泌尿，水肿浮肿梦失眠，
便秘经带尿频癃。列缺照海喉肺胸。

简诀：　照海阴跷肾八交，妇喉疝渴癫眠尿。

注

照海穴是八脉交会穴之一，通于阴跷脉。在内踝下缘的凹陷中取穴，直刺0.3～0.5寸。

照海穴能调经止痛，滋阴清热。主治：咽喉肿痛（是治喉痹要穴），月经不调，带下，阴挺，阴痒，疝气，脚气，多梦失眠，消渴，癫痫，便秘，尿频，癃闭，水肿，浮肿。列缺配照海为上下配穴，合治肺系病、胸膈病，咽喉病。

口诀：

照海章门支沟便。巨阙内关丰隆癫。
百会太冲三阴交喉。阴挺大泉和曲泉。

再注： 照海、章门、支沟治便秘；癫痫取照海、巨阙、内关、丰隆；咽喉疾病取照海、百会、太冲、三阴交；阴挺取照海、大泉、曲泉；补照海、泻申脉可滋阴宁神、治失眠。烦躁取照海配神庭。

7. 复溜

复溜跟腱的前缘，汗证热证胀泻便，
水肿痿痹腰脊痛。肾炎泌尿系感染。
自汗黄汗复溜先。热多寒少间使看。
寒多热少取复溜。水肿神阙丰隆选。

简诀：　复溜盗汗血淋泻，脉沉胀肿痿痹腰。

注

复溜是足少阴经“经”穴。在太溪穴直上2寸，正当跟腱的前缘取穴，直刺0.5～1寸。

复溜穴能壮阳补肾，温阳利水，主治血淋。主治：腹胀，水肿，泌尿系统感染，淋证，血淋，肾小球肾炎，泄泻，盗汗，下肢痿痹，腰脊强痛，热证汗不出，六脉沉伏。水肿胀满取复溜、神阙、丰隆；汗证之盗汗首选复溜；自汗黄汗取复溜；寒多热少取复溜；热多寒少取间使。

8. 交信

交信阴跷脉郄穴，复溜胫骨后缘间，
月经崩漏和阴挺，泄泻便秘痛睾丸。

简诀：　交信养血月经崩，秘泄睾丸阴挺疗。

注

交信是阴跷脉的“郄”穴；交信是调理月经的经验穴；次髎穴是治痛经的经验穴；隐白穴是治崩漏的经验穴。

交信穴在太溪穴上2寸，正当复溜穴和胫骨后缘之间取穴，直刺0.5～1寸。

交信穴能调理二便，益肾调经，养血补血。主治：月经不调，崩漏，阴挺，泄泻，便秘，睾丸肿痛。治崩漏取交信配合阳。

9. 筑宾

筑宾阴维郄穴过，小腿疝癫呕涎沫。

简诀：筑宾疝癫呕吐涎。

注

筑宾穴是阴维脉的“郄”穴。在太溪穴和阴谷穴的连线上，太溪穴上5寸，约在腓肠肌内侧肌腹的下缘处取穴，直刺1～1.5寸。

筑宾穴能宁心安神，调理下焦。主治：癫狂，精神分裂症，小腿痛软无力，疝气，呕吐涎沫，肾小球肾炎。

10. 阴谷

阴谷半腱膜之间，阳痿膝股崩尿疝。

蠡沟阴谷治阴痒。丰隆阴谷然谷痰。

小便阴谷三阴交，关元肾（俞）气（海）阴陵泉。

简诀：阴谷尿阳痿膝疝。

注

阴谷穴是足少阴经“合”穴。在腘窝内侧，正当半腱肌腱和半膜肌腱之间，屈膝取穴，直刺1～1.5寸。

阴谷穴能理气止痛，益肾调经，善治泌尿系统疾病。主治：阳痿，遗精，早泄，膝股内侧痛，腹胀腹痛，崩漏，尿潴留，尿不利，尿路感染，疝气。阴痒取阴谷和蠡沟；治痰涎阴谷配然谷；治小便不利或淋证取阴谷、三阴交、关元、肾俞、气海、阴陵泉。

11. 横骨

横骨肾冲耻联上，疝尿遗痿少腹胀。

简诀：横骨肾经冲脉交，男病生殖尿痿疝。

注

横骨穴是足少阴经和冲脉的交会穴。在耻骨联合的上缘，正当任脉曲骨穴旁开5分处取穴，直刺0.6～1.2寸。

横骨穴能调理下焦，益肾助阳，善治男性生殖系统疾病。主治：疝气，尿病（遗尿、小便不利），癃闭，前列腺病变，泌尿系炎症，遗精，阳痿，阴部病，少腹痛。

12. 大赫

大赫肾冲中极旁五分，阴痛挺带遗精挡。

简诀：大赫肾冲阴部痛，遗精带下肾阳健。

注

大赫穴是足少阴经和冲脉的交会穴。在脐下4寸，正当冲脉中极穴旁开5分处取穴，直刺0.6～1.2寸。

大赫穴能益肾壮阳，调经止带。主治：阴部疼痛，阴挺，带下，遗精。

13. 气穴

气穴肾冲关元旁，尿难泄泻带经伤。
简诀：气穴肾冲月经带，泄泻尿难利二便。

注

气穴是足少阴经和冲脉的交会穴。在脐下3寸，正当冲脉关元穴旁5分处取穴，直刺0.6~1.2寸。

气穴能益肾固精，调理冲任。主治：尿难（即小便不利），泄泻，带下，月经不调，尿不利。

14. 四满

四满肾冲石门旁，尿遗秘疝经带良。
简诀：四满肾冲不孕育，遗精尿便带经疝。

注

四满穴是足少阴经和冲脉的交会穴。在脐下2寸，正当任脉石门穴旁开5分处取穴，直刺0.6~1.2寸。

四满穴能利水消肿，理气调经。主治：不孕不育，月经不调，遗尿，遗精，便秘，疝气，腹痛，带下。

15. 中注

中注肾冲脐下一，腰腹调经泄便秘。
简诀：中注肾冲调月经，腰腹秘泄消化病。

注

中注穴是足少阴经和冲脉的交会穴。在正当任脉的阴交穴旁开5分，脐下1寸处取穴。直刺0.6~1.2寸。

中注穴能通调腑气，调经止带；善调经助消化。主治：腰腹疼痛，泄泻，便秘，月经不调。

16. 肓俞

肓俞肾冲脐旁五，腹痛胀泄便秘吐。
五淋肓俞配横骨。
简诀：肓俞肾冲胀泄呕，腹痛疝气便秘淋。

注

肓俞穴是足少阴经和冲脉的交会穴。在肚脐眼旁开5分处取穴，直刺0.6~1.2寸。

肓俞穴能润肠通便，理气止痛。主治：腹痛，腹胀，泄泻，便秘，呕吐，疝气。治五淋取肓俞配横骨。

17. 商曲

商曲肾冲下脘五，积聚泄秘腹胀苦。
简诀：商曲肾冲秘泄胀，腹中积聚攻窜疼。

注

商曲穴是足少阴经和冲脉的交会穴。在肓俞穴上2寸，正当任脉下脘穴旁开5分处取穴。直刺0.6~1.2寸。

商曲穴能消积止痛，健脾和胃。主治：腹中积聚，泄泻，便秘，腹胀。

18. 石关

石关肾冲建里五，不孕腹痛便秘吐。

简诀：石关肾冲大便秘，胃病呕吐和不孕。

注

石关穴是足少阴经和冲脉的交会穴。在肓俞穴直上3寸，正当任脉建里穴旁开5处分取穴，直刺0.6~1.2寸。

石关穴能调理气血，降逆止呕。主治：不孕，便秘，呕吐，胃病。

19. 阴都

阴都肾冲中脘五，不孕腹鸣胀秘除。

简诀：阴都肾冲大便干，不孕腹痛腹胀鸣。

注

阴都穴是足少阴经和冲脉的交会穴。在任脉中脘旁开5分，肓俞穴直上4寸处取穴，直刺0.6~1.2寸。

阴都穴能宽胸降逆，调理胃肠。主治：不孕，腹痛，肠鸣，腹胀，便秘。

20. 腹通谷

腹通谷肾冲交会，上腕穴旁五分对，

腹通腹胀泻呕吐，宽胸理气健脾胃。

简诀：腹通谷肾冲交会，呕吐腹痛和腹胀。

注

腹通谷穴是足少阴肾经与冲脉的交会穴。在肓俞穴直上5寸，正当任脉上脘穴旁开5分处取穴，直刺0.6~1.2寸。

腹通谷穴能宽胸理气，健脾和胃。主治：腹痛，腹胀，呕吐。

21. 幽门

幽门肾冲巨阙旁，呕泻化差腹痛胀。

简诀：幽门肾冲胀呕泻。

注

幽门穴是足少阴经和冲脉的交会穴。在肓俞穴直上6寸，正当任脉巨阙穴旁开5分处取穴，直刺0.5~0.8寸。不可深刺，恐伤内脏。

幽门穴能降逆止呕，健脾和胃，治胃病效果特佳。主治：呕吐，泄泻，化差（即消化不良），腹痛，腹胀。幽门配玉堂治心烦呕吐。

22. 步廊

步廊五肋中庭二，纳差喘咳呕胸胀。

简诀：步廊喘咳呕胸胀。

注

步廊穴在第5肋间隙中，正当任脉中庭穴旁开2寸处取穴，向外横刺或斜刺0.5～0.8寸。恐伤内脏，不宜刺过深。

步廊穴能止咳平喘，宽胸理气。主治：纳差（即食欲缺乏），气喘，咳嗽，呕吐，胸胁胀痛。

23. 神封

神封四肋膻中二，乳痈咳喘呕胸胀。

简诀：神封乳痈胸胀咳。

注

神封穴在第4肋间隙中，正当任脉膻中穴旁开2寸处取穴，向外横刺或斜刺0.5～0.8寸。恐伤内脏刺不宜深。

神封穴能降逆止呕，宽胸理肺。主治：乳痈，呕吐，咳嗽，气喘，胸胁胀痛，肺炎，胸膜炎，支气管炎，肋间神经痛。

24. 灵墟

灵墟三肋玉堂旁，乳痈咳喘呕胸胀。

简诀：灵墟咳喘呕乳胀。

注

灵墟穴在第3肋间隙中，正当任脉玉堂穴旁开2寸处取穴，向外横刺或斜刺0.5～0.8寸。刺过深恐伤内脏。

灵墟穴能壮阳益气。主治：乳痈，咳嗽，气喘，呕吐，胸胁胀痛。

25. 神藏　26. 彧中　27. 俞府

神藏感咳胸痛呕，彧中咳喘肺胃胀，

简诀：俞府喘咳调肺胃，最后三穴肺胃强。

注

神封和灵墟所治病种相同，只是穴位点不同。神藏穴、彧中穴、俞府穴所治病种相同，皆治咳喘，胸痛，呕吐，不思饮食（即气喘不得息，胸满不得饮食）。但穴位的位置不同。注意记住：神藏穴在第2肋间隙中，任脉紫宫穴旁开2寸处取穴；彧中穴在第1肋间隙，华盖穴旁2寸处取穴；俞府穴在锁骨下缘，任脉旁开2寸处取穴。

神藏能降逆平喘，宽胸理气；彧中能止咳化痰，宽胸理气；俞府能止咳平喘，益气养肺，和胃降逆。

（六）足少阴肾经穴定位歌

涌泉趾跖屈凹陷，然谷足舟隆下陷。

太溪内踝跟腱凹，大钟溪下跟腱陷。

水泉跟腱前上凹，照海内踝尖下陷。
复溜跟腱前缘处，交信溜胫后缘间。
巩宾腓肌腹下缘，阴谷半腱膜之间。
横骨耻联合上缘，大赫中极旁五分，
气穴关元旁五分，石满石门旁五分，
中注阴交旁五分，肓俞脐眼旁五分，
商曲下脘旁五分，石关肓俞上三寸，
阴都中脘旁五分，腹谷上脘旁五分。
幽门巨阙旁五分，步廊中庭旁二寸，
神封膻中旁二寸，灵墟玉堂旁二寸，
神藏紫宫旁二寸，彧中华盖旁二寸，
俞府锁骨之下缘，任脉旁开二寸寻。

注

涌泉穴是足少阴经“井”穴。在足底（去趾）前1/3和后2/3交界处，当足趾跖屈时呈现的凹陷中取穴，直刺0.5~1寸。

然谷穴在足舟骨粗隆下缘的凹陷中取穴，直刺0.5~1寸。

太溪穴在足内踝与跟腱之间的凹陷中，内踝高点取穴，直刺0.5~1寸。

大钟穴是足少阴经“络”穴。在太溪穴下5分（0.5寸）稍后，正当跟腱附着部的内侧凹陷中取穴，直刺0.3~0.5寸。

水泉穴是足少阴经“郄”穴。在太溪穴直下1寸，正当跟骨结节前上部凹陷中取穴，直刺0.3~0.5寸。

照海穴在内踝下缘的凹陷中取穴，直刺0.3~0.5寸。

复溜是在太溪穴直上2寸，正当跟腱的前缘取穴，直刺0.5~1寸。

交信在太溪穴上2寸，正当复溜和胫骨后缘之间取穴，直刺0.5 ~1寸。

筑宾穴在太溪穴和阴谷穴的连线上，太溪穴上5寸，约在腓肠肌内侧肌腹的下缘取穴，直刺1~1.5寸。

从横骨到幽门穴位的位置说明：足少阴肾经在腹部循行是在前正中线旁开0.5寸（5分）取穴。

阴谷穴在腘窝内侧，正当半腱肌腱和半膜肌腱之间，屈膝取穴，直刺1~1.5寸。

横骨穴在耻骨联合的上缘，正当任脉曲骨穴旁开5分处取穴，直刺0.6~1.2寸。

大赫穴在脐下4寸，正当冲脉中极穴旁开5分处取穴，直刺0.6~1.2寸。

气穴在脐下3寸，正当冲脉关元穴旁5分处取穴，直刺0.6~1.2寸。

四满穴在脐下2寸，正当任脉石门穴旁开5分处取穴，直刺0.6~1.2寸。

中注穴在正当任脉的阴交穴旁开5分，脐下1寸外取穴，直刺0.6~1.2寸。

肓俞穴是在肚脐眼旁开5分处取穴，直刺0.6~1.2寸。

商曲穴在肓俞穴上2寸，正当任脉下脘穴旁开5分处取穴，直刺0.6~1.2寸。

石关穴在肓俞穴直上3寸，正当任脉建里穴旁开5分处取穴，直刺0.6~1.2寸。

阴都穴在任脉中脘旁开5分，肓俞穴直上4寸处取穴，直刺0.6~1.2寸。

腹通谷穴在肓俞穴直上5寸，正当任脉上脘穴旁开5分处取穴，直刺0.6~1.2寸。

幽门穴在肓俞穴直上6寸，正当任脉巨阙穴旁开5分取穴，直刺0.5~0.8寸。不可深刺，恐伤内脏。

步廊穴在第5肋间隙中，正当任脉中庭穴旁开2寸处取穴，向外横刺或斜刺0.5～0.8寸。恐伤内脏，不刺过深。

神封穴在第4肋间隙中，正当任脉膻中穴旁开2寸处取穴，向外横刺或斜刺0.5～0.8寸。恐伤内脏刺不宜深。

灵墟穴在第3肋间隙中，正当任脉玉堂穴旁开2寸处取穴，向外横刺或斜刺0.5～0.8寸。过深刺恐伤内脏。

神藏穴在第2肋间隙中，任脉紫宫穴旁开2寸处取穴。

彧中穴在第1肋间隙，华盖穴旁2寸处取穴。

俞府穴在锁骨下缘，任脉旁开2寸处取穴。

（七）足少阴肾经循行、各穴所治病证概读

肾起涌泉脚小趾，外行下肢内后缘，
腹中线旁开五分，胸中线旁二寸间，
锁骨下缘俞府完。胸穴深刺内脏犯。

肾经妇科前阴病，阴挺调经遗滑精，
肿咳胸喉肠乳痈，肺肾心脏神志病。

肾经胸部的穴位，乳痈胸痛咳喘病。
肾经上腹的穴位，腹痛腹胀吐泻病，
头面目眩喉耳牙，咽痛肺肾相关病。
肾经小腹的穴位，疝气遗精经带病，
水肿咳喘内踝痛，尿病阳痿妇前阴。

涌泉壮肾昏厥惊，便癫暑眩头失音。
然谷肾阴泌尿生，口噤泄渴疸遗精。
太溪阴阳经痿咳，消渴喉腰脚聋鸣。
大钟呆咳腰二便。水泉昏花尿月经。
照海阴跷肾八交，妇喉疝渴癫泌尿。
复溜盗汗血淋泻，脉沉胀肿痿痹腰。
交信养血月经崩，秘泄睾丸阴挺疗。
筑宾疝癫呕吐涎。阴谷尿阳痿膝疝。
横骨肾经冲脉交，男病生殖尿痿疝。
大赫肾冲阴部痛，遗精带下肾阳健。
气穴肾冲月经带，泄泻尿难利二便。
四满肾冲不孕育，遗精尿便带经疝。
中注肾冲调月经，腰腹秘泄消化病。
肓俞肾冲胀泄呕，腹痛疝气便秘淋。
商曲肾冲秘泄胀，腹中积聚攻窜疼。

石关肾冲大便秘，胃病呕吐和不孕。
阴都肾冲大便干，不孕腹痛腹胀鸣。
腹通谷肾冲交会，呕吐腹痛和腹胀。
幽门肾冲胀呕泻。步廊喘咳呕胸胀。
神封乳痈胸胀咳。灵墟咳喘呕乳胀。
神藏感咳胸痛呕，彧中咳喘肺胃胀，
俞府喘咳调肺胃，最后三穴肺胃强。

注

请顺诀释义即知：足少阴肾经起于足小趾下，斜走足心涌泉穴，从外侧行于下肢内侧的后缘上行，在腹胸部循行的路线是：足少阴肾经在腹前正中线旁开5分（0.5寸），胸前正中线旁2寸间，锁骨下缘的俞府穴完。由此可见：足少阴肾经在大腿部没有穴位分布。

足少阴肾经的交会穴最多，共12个穴位。其中横骨穴至幽门穴共11个足少阴肾经穴位都是足少阴经和冲脉的交会穴。肾经穴位都可用灸法。足少阴肾经上有三个郄穴（水泉、交信、筑宾）。

（八）肾经治病总概

肾经妇科前阴病，阴挺调经遗滑精，
肿咳胸喉肠乳痈，肺肾心脏神志病。

注

肾经所治病：①治疗本经循行部位的病变；②妇科病：月经不调，阴挺，难产，胎位不正；③前阴病：阳痿，遗精，滑精，遗尿，小便不利，水肿；④咳喘；⑤胸痛，咽喉病；⑥大小肠病：便秘，泄泻；⑦乳房痈；⑧ 肺病；⑨肾病；⑩联络心脏可医心与神志的病。

足少阴肾经胸部的穴位治乳痈，胸痛，咳喘；最后三穴可强健肺胃；肾经上腹的穴位治腹痛，腹胀，呕吐，泄泻；肾经小腹的穴位治疝气、遗精、月经带下病。

（九）足少阴肾经各穴的针刺深度歌

涌泉然谷与太溪，直刺零点五一寸，
大钟水泉和照海，零三零五直进针。
复溜交信零五一，筑宾阴谷十五分。
横骨穴到腹通谷，都可进针十二分。
幽门直到俞府穴，进针零五零八寸。

注

涌泉、然谷、太溪直刺0.5～1寸；大钟、水泉、照海直刺0.3～0.5寸；复溜、交信0.5～1寸；筑宾、阴谷1～1.5寸；横骨穴到腹通谷，都可进针1.2寸；幽门直到俞府穴（步廊、神封、灵墟、神藏、彧中），进针0.5～0.8寸；胸部幽门穴至俞府穴都临内脏，要斜刺或向外横刺进针0.5～0.8寸，不可刺深，过深怕刺伤内脏。

九、手厥阴心包经

（一）手厥阴心包经循行部位口诀

包起天池中冲了。包起膻中出属包，

下过横膈胸到腹，联络上中下三焦。
胸部分支沿胸中，出胁腋下三寸间，
天池上抵腋窝中，沿上臂内侧正中前，
行手太阴少阴间，进肘窝中向下面，
掌长肌腱腕屈腱，之间入掌中指端中冲。
掌中分支劳宫分，无名指尺侧指端，
接手少阳三焦经。三焦关冲又向前。

注

手厥阴心包经起于天池穴，止于中冲穴。诸顺诀释义：心包经起于胸中，出属心包络，向下通过横膈，从胸到腹，依次联络上、中、下三焦。

心包经在胸部的分支是沿着胸中，出于胁部，至腋下3寸处（天池），上行抵腋窝中，沿上臂内侧正中，行于手太阴经和手少阴经之间，进入肘窝中，向下行于前部的掌长肌腱和桡侧腕屈肌腱之间，进入掌中，沿着中指到中指端的中冲穴止。

心包经在手掌中的分支是从劳宫穴分出，沿着环指尺侧端，与手少阳三焦经相连接。手少阳三焦经在环指关冲穴又接续向前。

心包经主要治疗心、胸、胃、神志疾患。如心痛，胸痛，心悸，胃痛，呕吐，癫狂，昏迷和本经循行部位的病变。

（二）手厥阴心包经循经病证口诀

心包胸满腋下肿，心悸心烦心胸痛，
喜哭不休癫狂证，臂肘挛急脉数洪，
掌心发热舌红绛，胁肋支满又疼痛。

注

手厥阴心包经病证为：胸满闷，腋肿（因心包经循行于上肢屈侧中线），心悸，心烦，心痛，胸痛，喜哭不休，癫狂，臂肘挛急，掌心发热，胁肋支满疼痛，舌质红绛，脉洪数。

（三）手厥阴心包经9个穴位名称速记口诀

包起天池中冲完，天池天泉曲泽连，
郄门间使内关穴，大陵劳宫中冲完。

注

手厥阴心包经的穴位有：天池（交会）、天泉、曲泽（合、水）、郄门（郄）、间使（经、金）、内关（络，八交会）、大陵（输、土、原）、劳宫（荥、火）、中冲（井、木）。本经穴位都可灸。

手厥阴心包经必须掌握的7个穴位：天池、曲泽、郄门、间使、内关、劳宫、中冲。

（四）手厥阴心包经的原、五输穴、络郄募及交会穴歌诀

包起天池中冲完，心包原输大陵穴，
井穴中冲荥劳宫，经间使合曲泽穴，
络穴内关郄郄门，募穴膻中九个穴。
心包两个交会穴，天池穴和内关穴。

注

手厥阴心包经起于天池，止于中冲穴，共9个穴位。手厥阴心包经的原穴和输穴都是大陵穴，井穴中冲，荥穴劳宫，输穴大陵，经穴间使，合穴曲泽，络穴内关，郄穴郄门，募穴膻中。手厥阴心包经有两个交会穴：天池穴、内关穴。

（五）手厥阴心包经9穴的定位及主治病证口诀：

1. 天池

天池心包胆交会，四肋间隙乳外一，
乳胸闷痛咳喘疬。

简诀：天池乳胸瘰喘咳。

注

天池穴是手厥阴经和足少阳经的交会穴。在第4肋间隙中，乳头外侧1寸处取穴。向外横刺或斜刺0.5~0.8寸。过深刺恐伤内脏。

天池穴能宽胸理气，活血化瘀，是常用的乳房保健穴。主治：胸闷，胸痛，心悸怔忡，咳嗽，气喘，乳痈，乳汁过少，瘰疬（注意缩略词含义）。

2. 天泉

天泉腋纹头下二，肱二长短肌头间，
直刺零六一寸二，心胸臂痛胀咳患。

简诀：天泉咳嗽心胸痛。

注

天泉穴在腋前纹头下2寸，正当肱二头肌的长头和短头之间取穴，直刺0.6~1.2寸。

天泉穴能通络活血，理气宽胸益心。主治：心痛，胸胁胀痛，臂痛，咳嗽。

3. 曲泽

曲泽二头腱尺陷，胃呕痛热心悸烦。
风湿心病取少府，间使曲泽和内关。
胃肠点刺委中血，心痛肾膈大陵内关。

简诀：曲泽心病急呕热。

注

曲泽穴是手厥阴经“合”穴。在肘横纹上，正当肱二头肌腱的尺侧凹陷中，仰掌、肘微屈时取穴，直刺1~1.5寸，或点刺出血。

曲泽穴能降逆和胃，清暑泻热，救护心脏。主治：肘臂痛，心痛，心悸，烦躁，胃痛，呕吐，热病。高热、中暑（热病点刺出血）、风湿性心脏病取曲泽配少府、内关、间使；点刺曲泽、委中，治急性胃肠炎；心痛取曲泽配肾俞、膈俞、大陵、内关。

4. 郄门

郄门仰掌腕纹五，心动过速急心病，
疮疔癫痫怔忡悸，上焦热证出血证。

简诀：　　　　　　　　郄门出血心咳癫。

注

郄门穴是手厥阴心包经的“郄”穴。在腕横纹上5寸，桡侧腕屈肌腱和掌长肌腱之间，仰掌取穴，直刺0.6~1.2寸。

郄门穴能镇惊安神，止血消炎，善治心动过速。主治：急性心脏疾患，出血证（是指上焦热性出血：咳血、呕血、衄血）疔疮、癫疾、心痛、心悸。

5. 间使

间使腕纹上三寸，掌长肌腱桡腱间，
热病心悸心胃痛，疟疾呕吐烦躁癫。
暴喑水沟天鼎配，后溪合谷水沟癫。
风心郄曲关少府。咽梗间使配三间。

简诀：　　　　　　　　间使癫疟心胃热。

注

间使穴是手厥阴经“经”穴。在腕横纹上3寸，正当桡侧腕屈肌腱和掌长肌腱之间仰掌取穴，直刺0.5~1寸。

间使可和解少阳，调心神，理气血，是治癫痫的经验效穴。能清心安神，宽胸和胃，善利胃益心。主治：热病，烦躁，癫狂，痫证，疟疾，呕吐，心悸，胃痛，九种心痛，脾寒证，脾病。治癫狂，突然发狂取间使、后溪、合谷、支沟；暴喑取间使配水沟、天鼎；风湿性心脏病取间使、郄门、曲泽、内关、少府；咽中如梗取间使配三间；哭笑无常取间使配百会；寒多热少取复溜，热多寒少取间使。

6. 内关

内关包络阴维八，仰掌腕纹上两寸，
心胸脾胃晕眠癫，呕呃头眠疟痹疼。
心绞间使足三里，胃痛中脘足三里，
内关素髎低血压，内关天突治呃逆。

简诀：　　　　　　　　内关包络阴维八，心胸脾胃癫晕眠。

注

内关穴是手厥阴经“络”穴，八脉交会穴之一，通于阴维脉。在腕横纹上2寸，桡侧腕屈肌腱和掌长肌腱之间，仰掌取穴，直刺0.5~1寸。

“心胸内关谋”：内关穴可调理心气治心悸，能疏通气血，宽胸理气解郁，行气和胃止痛，降逆止呃止呕，为降逆心满腹痛要穴。针刺内关可使心肌的缺氧状态得到改善，“公孙内关心胃胸”即此意。

内关穴能理气止痛，和胃降逆，安神宁心。故大陵穴和内关穴都可保心。主治：眩晕，晕车，失眠，梅尼埃病，心痛心悸，胸闷胸痛，气上冲心，胃痛，呕吐，癫狂，痫证，偏头痛，中风，疟疾，上肢痹痛。心绞痛取内关配间使、足三里；胃痛取内关配中脘、足三里；低血压取内关配素髎；呃逆取内关配天突穴。

7. 大陵

大陵输原腕纹中，手胸心痛悸呕癫。

内关曲泽心胸痛，心痛难忍配上脘。
神门水沟配会神，风心少府郄内关。

简诀：大陵心胸癫惊呕。

注

大陵穴是手厥阴经“输”穴，心包经“原”穴。在腕横纹上的中央，桡侧腕曲肌腱与掌长肌腱之间，仰掌取穴，直刺0.5～0.8寸。

大陵穴能通络和血，宁心安神，是救护心脏的常用穴。主治：手腕痛，胸胁痛，肋间神经痛，心痛，心悸，怔忡，呕吐，癫狂。心胸痛用大陵配内关、曲泽；心痛难忍用大陵配上脘；风湿性心脏病期前收缩用大陵配内关、郄门、少府；神志病变用大陵配神门、水沟、百会。

8. 劳宫

劳宫握拳中指尖，口暑风呕昏迷癫。

简诀：劳宫口暑癫呕痈。

注

劳宫穴是手厥阴经“荥”穴。在掌心第2、3掌骨之间，握拳时中指尖下是穴，直刺0.3～0.5寸。

劳宫穴能消肿止痒，清心泻热，开窍醒神，是治中风和中暑的急救穴。主治：口疮，口臭，心痛，中风，中暑，呕吐，癫狂，痫证，鹅掌风。祛黄疸取劳宫配后溪。

9. 中冲

中冲中指尖端中，昏厥中暑儿惊风，
舌强不语中风昏，热病掌热舌下肿。

简诀：中冲中风昏迷热，中暑心痛惊风癫。

注

中冲穴是手厥阴经“井”穴。在中指尖端的中央，浅刺0.1～0.2寸，或点刺出血。

中冲穴能清心泻热，苏厥开窍，善治中暑昏厥。主治：高热昏厥，中暑，热病，掌中热，小儿惊风，中风昏迷，舌强不语，舌下肿痛，心痛。痰浊阻窍突然中风仆倒，立施急救法：取中冲、关冲、少泽、少商、商阳，用三棱针点刺出血，使气血流通。

（六）手厥阴心包经穴定位歌

心包经起天池间，乳头外一四肋间，
天泉肱二长短间，曲泽肱二腱尺陷，
郄门腕纹上五寸，间使腕上三寸言，
内关腕纹上两寸，大陵腕中掌长腱间，
劳宫握拳中指尖，中冲中指之尖端。

注

天池穴在第4肋间隙中，乳头外侧1寸处取穴，向外横刺或斜刺0.5～0.8寸。过深刺恐伤内脏。

天泉穴在腋前纹头下2寸，正当肱二头肌的长头和短头之间取穴，直刺0.6~1.2寸。

曲泽穴是手厥阴经“合”穴，在肘横纹上，正当肱二头肌腱的尺侧凹陷中，仰掌、肘微屈时取穴。直刺1~1.5寸，或点刺出血。

郄门穴在腕横纹上5寸，桡侧腕屈肌腱和掌长肌腱之间，仰掌取穴。直刺0.6~1.2寸。

间使穴在腕横纹上3寸，桡侧腕屈肌腱和掌长肌腱之间，仰掌取穴。直刺0.5~1寸。

内关穴在腕横纹上2寸，桡侧腕屈肌腱和掌长肌腱之间，仰掌取穴。直刺0.5~1寸。

大陵穴在腕横纹上，桡侧腕屈肌腱与掌长肌腱之间，仰掌取穴。直刺0.5~0.8寸。

劳宫穴在掌心第2、3掌骨之间，握拳时中指尖下是穴。直刺0.3~0.5寸。

中冲穴是手厥阴经“井”穴，在中指尖端的中央。浅刺0.1~0.2寸，或点刺出血。

（七）手厥阴心包经循行、各穴所治病证概读

心包胸中天池起，上肢内侧中间行，
中指尖端中冲止。心包神志胃胸心，
心痛悸烦闷癫痫，胃痛呕吐胃腑病，
循行部位肘麻挛，上臂内侧疼痛证，
掌中发热手腕痛。昏迷也属心包经。

天池心包胆交会，乳痈胸痛瘰喘咳。
天泉咳嗽心胸痛。曲泽心病急呕热。
郄门出血心咳癫。间使癫疟心胃热。
内关包络阴维八，心胸脾胃癫晕眠。
大陵心胸癫惊呕。劳宫口暑癫呕痈。
中冲中风昏迷热，中暑心痛惊风癫。

注

手厥阴心包经起于胸中天池穴，从上肢内侧中间上行，到中指尖端中冲止。手厥阴心包经主治：心病，心包病；胃病。

（1）心胸病，神志病：心痛，心悸，烦闷，癫痫。

（2）胃病：胃腑病证，胃痛，呕吐、泄泻。

（3）手厥阴心包经循行部位的病：肘臂麻木挛急疼痛，上臂内侧疼痛，掌中发热，手腕痛。

天池穴治咳喘、乳痈、瘰疬；曲泽穴治急性呕吐、泄泻；郄门穴治急性出血证：咳血，衄血，吐血，癫疾。

（八）手厥阴心包经各穴的针刺深度歌

天池零五零八寸，天泉六到十二分，
曲泽一寸一寸五，郄门六到十二分，
间使内关一寸内，大陵五分到八分。
劳宫三分五分刺，中冲浅刺进二分。

注

天池0.5~0.8寸，天泉0.6~1.2寸，曲泽1~1.5寸，郄门0.6~1.2寸，间使、内关1

寸内，大陵0.5~0.8寸，劳宫0.3~0.5寸，中冲浅刺0.1~0.2寸。

十、手少阳三焦经

（一）手少阳三焦经循行部位口诀

三起无名指关冲，止眉梢凹丝竹空。
三起无名指关冲，上手背四、五掌骨中
之间沿着手腕背，出于前臂伸侧上行走，
尺桡骨间上肘尖，上臂外三角肌后，
上肩交足少阳后，进缺盆布胸中溜，
联络心包下横膈，胸到腹上中下焦留。
三焦从胸分支后，从胸上缺盆上项间，
沿耳后直上额角，下面颊到眶下边。
三焦耳部的分支，耳后入耳出耳前，
与胸脉支交面颊，到目外眦连接胆。

注

手少阳三焦经起于环指关冲穴，止于眉梢凹陷中的丝竹空。手少阳三焦经起于环指尺侧端关冲穴，向上出于手背第4、5掌骨之间，沿着腕背，出于前臂的伸侧的尺骨、桡骨之间，向上通肘尖，沿上臂外侧三角肌后缘，上肩部，交出于足少阳经的后面，向前进入缺盆，分布于胸中（即膻中），联络心包，向下通过横膈，从胸至腹，属于上、中、下三焦。

手少阳三焦经在胸中的分支从胸直上出缺盆，上走项部，沿耳后直上，到额角，再曲而下行到面颊部，到达目眶的下部。手少阳三焦经在耳部的分支：从耳后进入耳中，出走耳前，与胸中的分支交于面颊部，到达目外眦，在目外眦的瞳子髎穴与足少阳胆经相连接。

三焦治疗胁肋病，头侧耳目喉热病：手少阳三焦经主治头、耳、目、咽喉、胁肋部病证和热病（如偏头痛、胁肋痛、耳鸣、耳聋、目痛、咽喉痛）及经脉循行部位的病变。

（二）手少阳三焦经循经病证口诀

三焦小指次指痛，臂肘臑肩外麻痛，
咽肿喉痹尿不利，水肿颊肿胸胁用，
目锐眦痛或遗尿，眩晕鸣聋头耳攻。

注

手少阳三焦经病证为：小指痛和次指痛，臂、肘、臑、肩外侧麻木疼痛，咽肿喉痹，小便不利，水肿，颊肿，胸胁痛，目锐眦痛，遗尿，眩晕，耳鸣耳聋，耳后痛，头痛（主指偏头痛）。

（三）手少阳三焦经23个穴位名称速记口诀

三起无名指关冲，止眉梢凹丝竹空，
液门中渚阳池穴，外关支沟和会宗，
三阳络四渎天井，清泠渊入消泺中，
臑会肩髎天髎进，天牖翳风瘈脉同，

颅息角孙进耳门，耳和髎和丝竹空。

注

手少阳三焦经23个穴位是：关冲（井、金）、液门（荥、水）、中渚（输、木）、阳池（原）、外关（络，八交会）、支沟（经、火）、会宗（郄）、三阳络、四渎、天井（合、土）、清泠渊、消泺、臑会、肩髎、天髎（交会）、天牖、翳风（交会）、瘈脉、颅息、角孙（交会）、耳门、耳和髎（交会）、丝竹空。

除丝竹空禁灸外，其余穴位都可灸。

手少阳三焦经必须掌握的10个穴位：关冲、中渚、外关、支沟、天井、肩髎、翳风、角孙、耳门、丝竹空。

（四）手少阳三焦经的原、五输穴、络郄募及交会穴歌诀

三焦二十三穴位，起关冲止丝竹空。
三焦原穴是阳池，荥穴液门井关冲，
输穴中渚经支沟，合天井络外关中，
郄穴会宗募石门。三焦交会穴翳风，
肩髎角孙耳和髎。禁止艾灸丝竹空。

注

手少阳三焦经起于关冲，止于丝竹空，有23个穴位。手少阳三焦经原穴阳池，井穴关冲，荥穴液门，输穴中渚穴，经穴支沟，合穴天井，络穴外关，郄穴会宗，募穴石门。

手少阳三焦经的交会穴有：翳风、肩髎、角孙、耳和髎。禁止艾灸丝竹空。

（五）手少阳三焦经23穴的定位及主治病证口诀

1. 关冲

关冲无名指尺侧，昏热目耳喉头舌。

简诀：　关冲昏热头目喉。

注

关冲穴是手少阳三焦经“井”穴。在环指尺侧端，距趾甲角1分许取穴，浅刺0.1～0.2寸或点刺出血。

关冲穴可开窍醒神。能清利舌喉，泄热开窍。主治：昏厥，热病，中暑，目赤，耳鸣，咽喉肿痛，喉痹，痄腮，头痛，舌强。

2. 液门

液门四、五掌关凹，喉耳头手疟疾疗。

简诀：　液门疟喉头耳手。

注

液门穴是手少阳经“荥”穴。在第4、5指间、指掌关节前凹陷中取穴，直刺0.5～1寸

液门穴能通经活络，通利二便，清热醒脑。主治：目赤，耳聋，喉痹，咽喉肿痛，咽喉炎，手背痛，疟疾，头痛，精神病。

3. 中渚

中渚液门后一寸，热喉耳手头目枕。

简诀：　中渚喉枕头耳目。

注

中渚穴是手少阳经“输”穴。在手背第4、5掌骨小头后缘之间凹陷中，约当液门后1寸处，握掌取穴，直刺0.3~0.5寸。

中渚穴能开窍益聪，通络清热。主治：头痛，落枕，目赤，耳鸣，耳聋，咽喉肿痛，热病，肘臂肿痛，手指不能屈伸，四肢麻木震颤。

4. 阳池

阳池（原）指总伸尺陷，干渴疟耳喉腕肩。

简诀：　阳池消渴疟耳手。

注

阳池穴是手少阳经“原”穴。在腕背横纹上，指伸肌腱尺侧缘凹陷中取穴，直刺0.3~0.5寸。

阳池穴能通调三焦，舒筋活血。主治：消渴口干，手腕痛，肩臂痛，耳聋，疟疾，喉痹。

5. 外关

外关三络阳维八，腕背纹二尺桡间，
热头目耳胁手痛，颊肿瘰疬痿痹瘫。
腹痛大陵和支沟。耳聋听会加外关。
腕痛养老透内关，麻醉外关透内关。
外关足临泣面颊，耳后颈肩目外眦。

简诀：　外关三络阳维八，热瘰目胸手耳头。

注

外关穴是手少阳经“络”穴；通于阳维脉，八脉交会穴之一。在腕背横纹上2寸，正当尺骨、桡骨之间取穴，直刺0.5~1寸。

外关穴能舒筋通络、止痛，疏调手臂、颈部经络气血而治头颈病，主管皮肤和上呼吸道；能通经活络，清热解表。主治：热病，目赤肿痛，目锐眦痛（即目外眦痛），头痛，颊肿痛，耳鸣耳聋，胸胁痛，手指痛，感寒邪（寒热皆宜，是治伤寒和感冒的主要穴位），瘰疬，痿痹，上肢瘫痪，手抖手颤，肘关节屈伸不利（肘屈难）。

治耳聋取外关加听会；腹痛用外关加大陵、支沟；手腕痛养老穴透刺内关穴；麻醉取外关透刺内关，如白内障针拨术、摘除术、肺叶切除术等。内关治心痛胸闷而外关不治心胸闷，两关所治病种不相同。

6. 支沟

支沟零点五一寸，腕背纹三尺桡间，
便秘热呕胁肋痛，暴喑鸣聋肩臂酸。
便秘支沟配照海，肋间神经阳陵泉。

简诀：　支沟便热瘰胁耳。

注

支沟穴是手少阳“经”穴。在腕背横纹上3寸，在当尺、桡骨之间取穴，直刺0.5~1寸。

支沟穴能降逆通腑，通调三焦，能泻三焦相火，润肠排毒而宣通三焦气机而使肠腑通调；因此，是治便秘的要穴。主治：便秘，热病，暴喑，耳鸣，耳聋，胁肋痛，呕吐，肩臂酸痛，瘰疬。便秘支沟配照海；肋间神经痛支沟配阳陵泉。

7. 会宗

会宗支沟尺侧一，手耳聋癫上肢痹。

简诀：　会宗癫聋痹证手。

注

会宗穴是手少阳经“郄”穴。在腕背横纹上3寸，支沟穴尺侧约1寸，正当尺骨的桡侧缘取穴，直刺0.5~1寸。

会宗穴能疏通经络，通调三焦，安神定志。善治耳聋、癫痫。主治：上肢痹痛，手痹，耳聋，癫痫。

8. 三阳络

三阳络在尺桡间，暴喑暴聋手牙宣。

简诀：　三阳络牙暴喑聋。

注

三阳络穴在腕背横纹上4寸，正当尺骨、桡骨之间取穴，直刺0.6~1寸。

三阳络穴能开窍止痛，舒经活络。主治：牙痛，暴喑，耳聋，手臂痛。

9. 四渎

四渎鹰嘴下5寸，前臂牙痛聋暴喑。

简诀：　四渎牙痛暴喑聋。

注

四渎穴在尺骨鹰嘴下5寸，正当尺、桡骨之间取穴，直刺0.6~1.2寸。

四渎穴能清咽利喉，开窍聪耳。主治：前臂痛，牙痛，耳聋，暴喑，咽喉肿痛。

10. 天井

天井屈肘时凹陷，瘰瘿头肋肩耳癫。

简诀：　天井瘰疬癫头肩。

注

天井穴是手少阳经“合”穴。在尺骨鹰嘴后上方1寸，屈肘时呈凹陷处取穴，直刺0.3~0.5寸。

天井穴能通络安神，行气散结。天井是治瘰疬的效穴。主治：头痛（偏头痛），颈项痛，肩臂痛，胁肋痛，耳聋，耳鸣，瘰疬，瘿气，癫痫。

11. 清冷渊

清泠渊天井上一，头痛目黄肩不举。

简诀：清冷渊目黄头肩痛。

注

清冷渊穴在天井穴上1寸处，屈肘取穴，直刺0.6~1.2寸。

清冷渊穴能通经止痛，疏散风寒。主治：偏头痛，目黄，肩臂痛之不能上举。

12. 消泺

消泺臑会清冷中，头臂牙痛颈（项）强痛。

简诀：消泺止痛癫头颈。

注

消泺穴在尺骨鹰嘴与肩髃穴的连线上，正当臑会与清冷渊中点取穴，直刺0.6~1.2寸。

消泺穴能活血通络，清热安神，化瘀止痛，止各种疼痛。主治：头痛，头晕，牙痛，臂痛，颈项强急疼痛，癫狂。

13. 臑会

臑会肩髎下三寸，瘿瘰眼病肩胛疼。

简诀：臑会瘰瘿眼肩痛。

注

臑会穴在尺骨鹰嘴与肩髎穴的连线上，正当三角肌后缘，肩髎穴下3寸处取穴，直刺0.6~1.2寸。

臑会穴能通络止痛，散结化瘀。主治：眼病，肩臂痛，肩胛痛，肩周炎，瘿气，瘰疬。

14. 肩髎

肩髎肩峰后下陷，手杆痛得难举肩。

简诀：肩髎肩痛不能举，肩周手痛甲状肿。

注

肩髎穴在肩峰后下方，上臂外展时，正当肩髃穴后1寸许的凹陷中取穴，直刺或斜刺1~1.5寸。

肩髎穴能疏通肩部经络气血，活血、祛风、止痛，通经活络，疏风祛湿。主治：肩周炎，肩痛不能举，手臂痛，甲状腺肿大。

15. 天髎

天髎三阳维胛上，急肩臂痛颈项强。

简诀：天髎三焦阳维交，颈项强急肩臂痛。

注

天髎穴是手少阳经和阳维脉的交会穴。在肩井穴和曲垣穴连线的中点，正当肩胛上角处取穴，直刺0.5~0.8寸。刺不宜过深，恐伤肺脏。

天髎穴能通经止痛，祛风除湿。主治：颈项强急，肩臂痛。

16. 天牖

天牖约平下颌角，项目暴聋痛晕疗。

简诀：　　　　　　天牖脸肿头痛晕，目昏暴聋颈肌痛。

注

天牖穴在乳突后下方，胸锁乳突肌后缘，约平下颌角处取穴，直刺 0.5 ~1 寸。

天牖穴能通经活络，清头明目。主治：暴聋，头痛，头晕，脸肿，项强，目昏，乳突肌疼痛。

17. 翳风

翳风三焦胆交会，乳突前下下颌凹，
瘰疬鸣聋颊肿瘫。翳风通里暴喑疗。

简诀：　　　　　　翳风三焦胆交会，瘰疬面瘫耳颊肿。

注

翳风穴是手少阳三焦经和足少阳胆经的交会穴。在乳突前下方，平耳垂后下缘的凹陷中取穴，直刺 1 ~1.5 寸。

翳风穴能散内泄热，聪耳通窍。翳风善治中耳炎。主治：颊肿，耳鸣耳聋，瘰疬，面风，口眼歪斜，牙关紧。暴喑取翳风配通里；耳聋取翳风配听会穴；喉痒咳嗽针翳风、廉泉。

18. 瘈脉

瘈脉乳突的中央，头耳呕泄儿惊痫。

简诀：　　　　　　瘈脉鸣聋头呕惊。

注

瘈脉穴在乳突的中央，正当翳风穴和角孙穴沿耳轮连线的下 1/3 与上 2/3 交界处取穴，横刺 0.3 ~0.5 寸，或三棱针点刺出血。

瘈脉穴能活络通窍，息风解痉。主治：耳鸣耳聋，头痛，呕吐，泄痢，小儿惊痫。

19. 颅息

颅息耳后零三五，痉证惊痫头呕吐。

简诀：　　　　　　颅息痉病头耳痛。

注

颅息穴在耳后当翳风穴和角孙穴沿耳轮连线的上 1/3 与下 2/3 交界处取穴，直刺 0.3 ~0.5 寸。

颅息穴能泄热通窍，聪耳镇惊。颅息擅治痉病。主治：头痛，耳鸣耳痛，呕吐，小儿惊痫。

20. 角孙

角孙三大胆耳尖，唇燥项强牙耳眼。

简诀：　　　　　　角孙三大胆交会，目翳项强牙头痛。

注

角孙穴是手阳明经和手、足少阳经的交会穴。将耳郭前后对折，在耳尖所到的颞颥部取穴，横刺 0.3 ~0.5 寸。

角孙穴能散风止痛，清热消肿。主治：唇燥，偏头痛，项强，牙痛，耳部肿痛，痄腮，目翳，视神经萎缩。

21. 耳门

耳门下颌骨髁凹，牙痛聤耳鸣聋找。

简诀： 耳门护耳又聪耳，牙颈聤耳耳鸣聋。

注

耳门穴在耳屏的上切迹前方，正当下颌骨髁状突后缘的凹陷中取穴，张口直刺0.5～1寸。

耳门穴能泄热活络，开窍醒神，护耳聪耳。主治：牙痛，聤耳，耳鸣，耳聋，颈领痛。

22. 耳和髎

耳和髎三小胆交，五官头耳牙紧瘫。

简诀： 耳和髎三小胆交，五官头耳牙紧瘫。

注

耳和髎穴是手、足少阳经和手太阳经的交会穴。在鬓发后缘，平耳廓根，正当颞浅动脉的后缘取穴。避开动脉，横刺或斜刺0.3～0.5寸。

耳和髎穴能解痉止痛，通络祛风。善治五官疾病。主治：耳鸣，口歪斜，头痛，牙关拘急。

23. 丝竹空

丝竹空在眉梢凹，癫痫眼病头牙了。

简诀： 丝竹空治眼睛牙，偏头风痛与癫痫。

注

丝竹空穴在眉梢凹陷中取穴。横刺0.5～1寸，或三棱针点刺出血。不灸。

丝竹空穴能祛风镇惊，清头明目。丝竹空是治眼疾的特效穴。主治：癫痫，头痛，牙痛，眼病（睑腺炎，目眩，目赤痛，上胞下垂，胞轮振跳，聚星障，火疳，眼睑瞤动，风牵斜视，视神经萎缩）。

（六）手少阳三焦经穴定位歌

关冲无名指尺见，液门小次指凹陷，
中渚液门上一寸，阳池腕伸腱尺陷，
外关腕纹尺桡中，支沟腕背纹上三寸，
会宗尺骨桡侧缘，三阳络腕背上四寸，
四渎鹰嘴下五寸，天井嘴后上一寸，
清泠渊井上一寸，消泺臑上陷中明。
天髎肩胛上角处，天牖下颌角处平，
翳风耳垂下颌陷，瘈脉翳风角下交点。
颅息翳角上交点，角孙颞颥处找见。
耳门下颌髁后陷，和髎颞浅动后缘，
丝竹空在哪里找，就在眉梢中凹陷。

注

关冲穴在环指尺侧端，距指甲角1分许取穴，浅刺0.1~0.2寸或点刺出血。

液门穴在手背第4、5指间、指掌关节前凹陷中取穴，直刺0.5~1寸。

中渚穴在手背第4、5掌骨小头后缘之间凹陷中，约当液门后1寸处，握掌取穴，直刺0.3~0.5寸。

阳池穴在腕背横纹上，指伸肌腱尺侧缘凹陷中取穴，直刺0.3~0.5寸。

外关穴在腕背横纹上2寸，正当尺骨、桡骨之间取穴，直刺0.5~1寸。

支沟穴在腕背横纹上3寸，正当尺、桡骨之间取穴，直刺0.5~1寸。

会宗穴在腕背横纹上3寸，支沟穴尺侧约1寸，正当尺骨的桡侧缘取穴，直刺0.5~1寸。

三阳络穴在腕背横纹上4寸，正当尺骨、桡骨之间取穴，直刺0.6~1寸。

四渎穴在尺骨鹰嘴下5寸，正当尺、桡骨之间取穴，直刺0.6~1.2寸。

天井穴在尺骨鹰嘴后上方1寸，屈肘时呈凹陷处取穴，直刺0.3~0.5寸。

清冷渊穴在天井穴上1寸处，屈肘取穴，直刺0.6~1.2寸。

消泺穴在尺骨鹰嘴与肩臑穴的连线上，正当臑会与清冷渊中点处取穴，直刺0.6~1.2寸。

臑会穴在尺骨鹰嘴与肩髎穴的连线上，正当三角肌后缘，肩髎穴下3寸处取穴，直刺0.6~1.2寸。

肩髎穴在肩峰后下方，上臂外展时，正当肩髃穴后1寸许的凹陷中取穴，直刺或斜刺1~1.5寸。

天髎穴在肩井穴和曲垣穴连线的中点，正当肩胛上角处取穴，直刺0.5~0.8寸，刺不宜过深，恐伤肺脏。

天牖穴在乳突后下方，胸锁乳突肌后缘，约平下颌角处取穴，直刺0.5~1寸。

翳风穴在乳突前下方，平耳垂后下缘的凹陷中取穴，直刺1~1.5寸。

瘈脉穴在乳突的中央，正当翳风穴和角孙穴沿耳轮连线的下1/3与上2/3交界处取穴，横刺0.3~0.5寸。或三棱针点刺出血。

颅息穴在耳后正当翳风穴和角孙穴沿耳轮连线的上1/3与下2/3交界处取穴，直刺0.3~0.5寸。

角孙穴是将耳郭前后对折，在耳尖所到的颞颥部取穴，横刺0.3~0.5寸。

耳门穴在耳屏的上切迹前方，正当下颌骨髁状突后缘的凹陷中取穴，张口直刺0.5~1寸。

耳和髎穴在鬓发后缘，平耳郭根，正当颞浅动脉的后缘处取穴，避开动脉，横刺或斜刺0.3~0.5寸。

丝竹空穴在眉梢凹陷中取穴，横刺0.5~1寸，或三棱针点刺出血。不灸。

（七）手少阳三焦经循行、各穴所治病证概读

三焦无名指关冲起，上肢外侧中间行，
到达项部和颞部，眉梢丝竹空穴停。

三焦耳颞头颊喉，热病发热胁肋病，
上肢挛急麻木瘫。不遂肩臂外侧疼。

关冲昏热头目喉。液门疟喉头耳手。
中渚喉枕头耳目。阳池消渴疟耳手。
外关三络阳维八，热瘰目胸手耳头。

支沟便热瘰胁耳。会宗癫聋痹证手。
三阳络牙暴喑聋。四渎牙痛聋暴喑。
天井瘰疬癫头肩。清泠渊头肩黄疸。
消泺止痛癫头颈。臑会瘰瘿肩痛眼。
肩髎肩痛不能举，甲状手痛肩周炎。
天髎三焦阳维交，颈项强急肩臂松。
天牖脸肿头痛晕，目昏暴聋颈肌痛。
翳风三焦胆交会，瘰疬面瘫耳颊肿。
瘈脉鸣聋头呕惊。颅息痉病头耳攻。
角孙三大胆交会，目翳项强牙头用。
耳门护耳又聪耳，牙颈聤耳耳鸣聋。
耳和髎三小胆交，五官头耳牙紧瘫。
丝竹空治眼睛牙，偏头风痛与癫痫。

注

手少阳三焦经起于环指关冲穴，从上肢外侧中间上行，到达项部和颞部，止于眉梢丝竹空穴。

手少阳三焦经治耳、颞、头、颊、喉病，热病，发热，胁肋痛，上肢挛急，麻木瘫痪，中风后遗之不遂，肩臂外侧痛。

三焦经的穴位主治：①三焦经本经循行部位的病变；②发热；③头痛；④耳鸣耳聋。

（八）手少阳三焦经各穴的针刺深度歌

关冲浅刺一二分，液门零点五一寸，
中渚阳池三五分，外关支沟会宗针，
零点五寸到一寸，三阳络进十分深，
四渎穴到颞会穴，直刺六到十二分，
肩髎一寸一点五，天髎五至八分深，
天牖零点五一寸，翳风十到十五分。
瘈脉颅息和角孙，零点三零点五寸，
耳门零点五一寸，耳和髎三到五分，
丝竹空不灸点刺血，横刺五到十分深。

注

关冲浅刺1~2分，液门0.5~1寸，中渚、阳池0.3~0.5寸，外关、支沟、会宗0.5~1寸，三阳络进1寸，四渎穴到颞会穴，直刺0.6~1.2寸，肩髎1~1.5寸，天髎0.5~0.8寸，天牖0.5~1寸，翳风1~1.5寸。瘈脉、颅息和角孙0.3~0.5寸，耳门0.5~1寸，耳和髎3~5分，丝竹空不灸、点刺血，横刺0.5~1寸。

十一、足少阳胆经

（一）足少阳胆经的循行部位口诀

胆瞳子髎足窍阴，两经下合环跳间。

胆起外眦瞳子髎，上达额角之颔厌，
下行耳后风池间，颈部行手少阳前，
到肩交于少阳后，向下进入缺盆缘。
①胆经耳后分支脉，从耳后入耳中间，
耳中出到耳前方，耳前外眦后瞳子髎鉴。
②胆经外眦分支行，下大迎合手少阳经，
再到眶下颊车颈，同手少阳合缺盆，
向下进入胸中间，过横膈络肝属胆，
沿胁肋内出少腹，两侧股沟动脉边，
经过外阴毛际处，横入髋关环跳间。
③胆经缺盆直行脉，下腋窝前胸部进，
经过季胁向下行，和外眦脉合环跳进，
合后下沿大腿外，出膝关节外侧行，
下腓骨前腓骨下，出于脚外踝前蹭，
沿脚背到脚四趾，四趾外终足窍阴。
④胆经脚背的分支：从足临泣分支后，
沿一二跖骨之间，头颞出大趾顶端头，
绕回贯穿大趾甲，大趾背毛接肝走。

注

熟背本书口诀，能熟悉针灸知识和经络分布走向。如此复杂的经络循行都可顺诀拆开即可熟知，这是本书作者的希望。

足少阳胆经起于目外眦的瞳子髎，止于足第4趾外侧端的足窍阴。足少阳胆经在目外眦的分支和在缺盆分支而直行这两支经脉都下行，在髋关节的环跳穴相会合，会合后再下行。

足少阳经起于目外眦瞳子髎，上达额角部的颔厌穴，下行至耳后（风池穴），沿着颈部行于手少阳经的前面，到肩上又交于手少阳经的后面，向下进入缺盆部。

分支：

①足少阳胆经在耳后的分支是从耳后入耳中，从耳中走出到耳的前方，耳前再到目外眦后方的瞳子髎。

②足少阳胆经在目外眦的分支是从目外眦分出，下走大迎穴与手少阳经会合，再到眶下，下经颊车到颈部，同手少阳经会合于缺盆，合后向下入胸中，通过横膈联络肝，属胆，沿胁肋内侧下行，出于少腹两侧腹股沟动脉处，经过外阴毛际部位，横行进入髋关节的环跳穴。

③足少阳胆经从缺盆直行的经脉是从缺盆下走腋窝的前面，沿着侧胸部向下经过季胁，再向下同外眦发出的分支脉会合于髋关节的环跳穴，会合后向下沿股外侧再下行，出于膝关节外侧，向下经腓骨前面，直下到腓骨下段，再出于足外踝前面，沿足背部，进入第4趾外侧端的足窍阴穴。

④胆经足背分支是从足临泣分支后，沿着1、2跖骨之间，出于足大趾的顶端，绕回贯穿足大趾甲，到足大趾毛际处与足厥阴肝经相连接。

胆经头颞耳目胁，神志热病本经病：足少阳胆经主治本经病证，热病，神志病，治疗头颞、耳、目、胁肋部疾患。

（二）足少阳胆经循经病证口诀

胆经颔痛耳鸣聋，目外眦痛偏头痛，
寒热苦干眩烦呕，食少腋下缺盆痛，
瘰疬胸胁痛难转，胁肋股膝胫外痛，
太息呃逆黄疸胀，脚大四趾痛不用。

注

足少阳胆经病证为：颔痛，耳鸣，耳聋，目外眦痛，偏头痛，寒热往来，口苦，咽干，目眩，烦躁，呕吐，饮食减少，腋下肿痛，缺盆肿痛，瘰疬，胸胁痛不能转侧，胁肋及股、膝、胫外侧痛，足外侧发热，善太息，呃逆，黄疸，胀满，足大趾或第 4 趾肿痛或麻木不能用。

（三）足少阳胆经 44 个穴位名称速记口诀

胆经起于瞳子髎，下行足窍阴止停。
瞳子髎与听会接，上关颔厌悬颅行，
悬厘曲鬓和率谷，天冲浮白头窍阴，
完骨本神和阳白，头临泣目窗正营，
承灵脑空风池穴，肩井渊腋和辄筋，
日月京门与带脉，五枢维道居髎进，
环跳风市中渎穴，膝阳关和泉阳陵，
阳交外丘光明穴，阳辅悬钟丘墟行，
足临泣和地五会，最后侠溪足窍阴。

注

足少阳胆经共44个穴位，起于瞳子髎，终于足窍阴。依次为：瞳子髎（交会）、听会、上关/客主人（交会）、颔厌（交会）、悬颅、悬厘（交会）、曲鬓（交会）、率谷（交会）、天冲（交会）、浮白（交会）、头窍阴（交会）、完骨（交会）、本神（交会）、阳白（交会）、头临泣（交会）、目窗（交会）、正营（交会）、承灵（交会）、脑空（交会）、风池（交会）、肩井（交会）、渊腋、辄筋、日月（交会，胆的募穴）、京门（肾的募穴）、带脉（交会）、五枢（交会）、维道（交会）、居髎（交会）、环跳（交会）、风市、中渎、膝阳关、阳陵泉（合、土，八会穴：筋会阳陵泉）、阳交（阳维脉的郄穴）、外丘（郄）、光明（络）、阳辅（经、火）、悬钟（又称绝骨穴，是八会穴之一，髓会绝骨）、丘墟（原）、足临泣（输、木，八脉交会穴之一/八交会，通于带脉）、地五会、侠溪（荥、水）、足窍阴（井、金）。

足少阳胆经不灸上关、瞳子髎；孕妇禁针肩井穴。括号中的交会穴内容都全部编入了口诀，无须另外再记。这是本书口诀的特点。

足少阳胆经必须掌握的21个穴位：瞳子髎、听会、率谷、完骨、本神、阳白、头临泣、风池、肩井、日月、京门、带脉、环跳、风市、阳陵泉、光明、悬钟、丘墟、足临泣、侠溪、足窍阴。

（四）足少阳胆经的原、五输穴、络郄募及交会穴歌诀

胆四十四起瞳髎，井穴足窍阴停止。

胆经原穴是丘墟，荥侠溪输足临泣，
经阳辅合阳陵泉，络穴光明外丘郄，
募穴日月阳交郄。胆经交会穴悬厘，
上关颔厌瞳子髎，曲鬓率谷二临泣，
天冲完骨浮阳白，目窗正营和风池，
承灵脑空肩井穴，日月带脉五枢使，
维道居髎阳陵泉，环跳悬钟绝骨奇。

注

足少阳胆经起于瞳子髎，止于井穴足窍阴，共有44个穴位。足少阳胆经的原穴是丘墟，井穴足窍阴，荥穴侠溪，输穴足临泣，经穴阳辅，合穴阳陵泉，络穴光明，郄穴外丘，募穴日月。(胆经2个郄穴，阳交是阳维脉的郄穴)。

足少阳胆经的交会穴有：悬厘、上关、颔厌、瞳子髎、曲鬓、率谷、头临泣、足临泣、天冲、完骨、浮白、阳白、目窗、正营、风池、承灵、脑空、肩井、日月、带脉、五枢、维道、居髎、阳陵泉、环跳、悬钟（绝骨）。

口诀：髓会绝骨，筋会阳陵泉。胆募日月肾京门（日月是胆的募穴，京门是肾的募穴）。

（五）足少阳胆经44穴的定位及主治病证口诀

1. 瞳子髎

瞳子髎胆三小交，外眦五分眶外凹，
青盲目翳肿头痛，视神萎缩歪斜疗。

简诀：瞳子髎胆三小交，眼病头面瘫痪疗。

注

瞳子髎穴是足少阳胆经和手少阳三焦经、手太阳小肠经的交会穴。在目外眦旁0.5寸，眼眶骨外缘的凹陷中取穴，直刺0.3~0.5寸。

瞳子髎穴能明目退翳，平肝息风，是治眼疾的特效穴。主治：头痛，青盲，目翳，目赤肿痛，羞明流泪，内障，斜视，近视，视神经萎缩，口眼歪斜。

2. 听会

听会张口凹孔针，牙面口歪耳聋鸣。

简诀：听会鸣聋牙面瘫。

注

听会穴在耳屏间切迹前方，下颌骨髁状突的后缘，张口有孔处取穴，张口直刺0.5~1寸。

听会穴能通经活络，开窍聪耳。主治：牙痛，面痛，口眼歪斜（面瘫），下颌关节炎，耳聋，耳鸣，聤耳，幻听。

3. 上关

上关胆三胃交会，正当颧弓上缘锥，
头牙鸣聋口噤病，面瘫口眼歪斜对。

简诀：　　上关胆三胃经交，脸痛耳头口噤瘫。

注

上关穴即客主人穴，是手、足少阳经和足阳明经的交会穴。在下关穴直上，正当颧弓的上缘取穴，直刺0.5~1寸。

上关穴能散风活络，聪耳镇惊。主治：偏头痛，牙痛，耳鸣，口噤，面瘫，口眼㖞斜。

4. 颔厌

颔厌胆三胃经交，五官头目耳牙癫。

简诀：　　颔厌胆三胃经交，五官头目耳牙癫。

注

颔厌穴是手、足少阳经和足阳明经的交会穴。在头维穴和曲鬓穴的弧形线的上1/4和下3/4交界处取穴，平刺0.5~0.8寸。

颔厌穴能通络止痛，清热散风，善治五官疾病。主治：癫痫，目眩，耳鸣，牙痛，偏头痛，面瘫。

5. 悬颅

悬颅头维曲鬓中，脸肿头牙目赤肿。

简诀：　　悬颅面牙头目找。

注

悬颅穴在头维穴到曲鬓穴弧线中点取穴，平刺0.5~0.8寸。

悬颅穴能清热散风，通络消肿。主治：面肿，牙痛，偏头痛，目赤肿痛，鼻衄。

6. 悬厘

悬厘胆三胃交会，目耳烦热偏头痛。

简诀：　　悬厘胆三胃交会，目耳烦热偏头痛。

注

悬厘穴是手、足少阳经和足阳明经的交会穴。在头维穴和曲鬓穴的弧形线的下1/4和上3/4交界处取穴，直刺0.5~0.8寸。

悬厘穴能清热散风，通络消肿。主治：偏头痛，目赤肿痛，耳鸣，热病，面肿，心烦。

7. 曲鬓

曲鬓胆经交胃经，鬓发后缘平角孙，
颔下疼痛面神痛，暴喑头牙牙关紧。

简诀：　　曲鬓胆经交胃经，暴喑偏头牙面瘫。

注

曲鬓穴是足少阳经和足太阳经的交会穴。在耳前鬓发后缘直上，平角孙穴处取穴，平刺0.5~0.8寸。

曲鬓穴能活络通窍，清热止痛。主治：暴喑，哑声，偏头痛，牙痛，颔颊疼痛，面神经痛，牙关紧闭（口噤）。

8. 率谷

率谷胆经膀胱交，耳尖入发一点五，
儿慢急惊眩晕头，伤酒痰涎频呕吐。

简诀：率谷胆经膀胱交，伤酒吐痰惊晕眩。

注

率谷穴是足少阳经和足太阳经的交会穴。在耳尖直上，入发际 1.5 寸处取穴，平刺 0.5～0.8 寸。

率谷穴能理气活络，醒脑息风，善治小儿惊风。主治：小儿急、慢性惊风，眩晕，呕吐，伤酒吐痰，偏头痛，梅尼埃病。

注意：颔厌、头维、悬颅、率谷和天冲都可疏导头部经气，祛风开窍，止痉，止抽搐。

“五穴率谷到完骨，都是膀、胆交会鉴。”

9. 天冲

天冲胆膀耳根上，牙头耳鸣癫痫狂。

简诀：天冲胆经膀胱交，头牙耳鸣惊悸癫。

注

天冲穴是足少阳经和足太阳经的交会穴。在耳根后缘直上，入发际 2 寸处，正当率谷穴后约 5 分处取穴，平刺 0.5～0.8 寸。

天冲穴能清热消肿，祛风定惊。主治：惊悸，癫疾，牙龈肿痛，头痛，耳鸣。

10. 浮白

浮白胆膀耳后发，瘿气头目鸣聋扎。

简诀：浮白胆经膀胱交，鸣聋瘿气头痛眼。

注

浮白穴是足少阳经和足太阳经的交会穴。在耳根上缘向后入发际横量 1 寸处取穴，平刺 0.5～0.8 寸。

浮白穴能聪耳开窍，理气止痛，浮白是治疗瘿气的效穴。主治：瘿气，头痛，目痛，胸痛，耳鸣，耳聋。

11. 头窍阴

头窍阴胆膀交会，乳突后方取穴配，
横刺点五零点八，头痛耳痛鸣聋魁。

简诀：头窍阴胆膀乳突，头痛耳痛鸣聋安。

注

头窍阴穴是足少阳经和足太阳经的交会穴。在乳突后上方，正当天冲穴和完骨穴弧形连线的上 2/3 和下 1/3 交界处取穴，横刺 0.5～0.8 寸。

头窍阴穴能开窍聪耳，平肝止痛。主治：头痛，耳痛，耳鸣，耳聋。

12. 完骨

完骨胆膀乳突后下陷，头颈喉牙疟瘫癫。

简诀：　　完骨胆经膀胱交，癫疟头牙喉瘫痪。

注

完骨穴是足少阳经和足太阳经的交会穴。在乳突后下方凹陷中取穴，斜刺0.5～0.8寸。

完骨穴能祛风清热，通络宁神。主治：头痛，颈颊痛，疟疾，牙痛，口眼歪斜，面瘫，癫痫。

13. 本神

本神胆经阳维交，神庭旁开三寸找，
瘫癫目眩头颈痛，惊风瘫痪不遂疗。

简诀：　　本神胆经阳维交，惊癫头颈瘫目眩。

注

本神穴是足少阳经和阳维脉的交会穴。在入发际5分，正当督脉神庭穴旁开3寸处取穴，横刺0.5～0.8寸。

本神穴能安神止痛，祛风定神。主治：小儿惊风，癫痫，头痛，目眩，颈项痛，半身不遂。

14. 阳白

阳白阳维胆交会，瞳孔直上眉上一，
头痛雀盲眼病瘫，视神三叉神经治。

简诀：　　阳白阳维胆交会，瘫痪头痛雀盲眼。

注

阳白穴是足少阳经和阳维脉的交会穴。当目正视时，瞳孔直上正当眉上1寸处取穴，横刺0.5～0.8寸。

阳白穴能祛风泻热，清头明目。主治：前头痛，目眩，雀目，目痛，黑睛翳障，青风内障，视物无力，风牵偏视，外眦痛，眼睑瞤动，口眼歪斜，三叉神经痛，视物模糊，视神经萎缩，青光眼，近视。

15. 头临泣

头临泣胆膀阳维，瞳孔上入发五分，
头痛泪眩鼻塞渊，中风癫痫小儿惊。

简诀：　　头临泣胆膀阳维，泪眩头癫鼻塞渊。

注

头临泣穴是足少阳经、足太阳经和阳维脉的交会穴。头临泣穴在阳白穴上5分处，即头临泣穴在阳白穴（即瞳孔）直上，入前发际5分，目正视，正当督脉神庭穴和胃经头维穴连线的中点处取穴，平刺0.3～0.5寸。

头临泣穴能安神定志，聪耳明目。主治：鼻塞，鼻渊，头痛，流泪，目眩，目翳，黑睛翳障，圆翳内障，视瞻昏渺，中风，癫痫，小儿惊痫。

16. 目窗

目窗胆经阳维交，头临泣后一寸找，

平刺点三点五寸，脸肿头目惊痫疗。

简诀：　目窗胆经阳维交，脸肿头目鼻惊痫。

注

目窗穴是足少阳经和阳维脉交会穴。在头临泣穴和风池穴的连线上，正当头临泣穴后1寸处取穴，平刺0.3~0.5寸。

目窗穴能祛风定惊，明目开窍。主治：目眩，目赤肿痛，风热眼，黑睛翳障，青盲，小儿惊痫，脸浮肿，头痛，鼻塞。

17. 正营

正营胆阳维交会，目窗后面取一寸，
横刺点五到点八，眩晕牙痛偏头疼。

简诀：　正营胆阳维交会，眩晕牙痛偏头松。

注

正营穴是足少阳经和阳维脉的交会穴。在头临泣穴和风池穴的连线上，正当目窗穴后1寸处取穴，横刺0.5~0.8寸。

正营穴能疏风止痛，平肝明目。主治：眩晕，牙痛，偏头痛。

18. 承灵

承灵阳维胆经交，平对通天穴处找，
一点五寸正营后，眩晕鼻衄头眼饶。

简诀：　承灵阳维胆交会，眩晕鼻衄头眼痛。

注

承灵穴是足少阳经和阳维脉的交会穴。在头临泣穴和风池穴的连线上，正当正营穴后1.5寸，平通天穴处取穴，横刺0.5~0.8寸。

承灵穴能清热祛风，通利鼻窍。主治：眩晕，头痛，目痛，鼻塞，鼻渊，鼻衄。

19. 脑空

脑空胆阳维交会，一点五寸风池上，
横刺点五零点八，癫痫目眩头颈项。

简诀：　脑空胆阳维交会，癫痫目眩头项攻。

注

脑空穴是足少阳经和阳维脉的交会穴。在头临泣穴和风池穴的连线上，正当风池穴上1.5寸处取穴，横刺0.5~0.8寸。

脑空穴能散风清热，醒脑宁神。主治：癫痫，头痛，项强，目眩，目痛。

20. 风池

风池胆经阳维交，胸锁乳突斜方陷，
眩晕感冒高压鼻，中风头目耳痄癫。
目蒙五处配风池。电光眼配合谷刺。
落枕风池加绝骨。鼻衄血海头临泣。

头痛眩晕丝竹空，合谷丰隆和解溪。

简诀：风池胆经阳维交，头鼻高压瘫外感。

注

风池穴是足少阳经和阳维脉的交会穴。在平风府穴，胸锁乳突肌和斜方肌上端之间的凹陷中取穴，针尖向鼻尖方向刺0.8~1.2寸。

风池穴能活血，祛风，息风痉，通络止痛，活血通经，清利头目，通脑络以促进脑的气血运行；能解毒祛风，平肝息风。如病情需要，可透刺对侧的风池穴。

主治：中风、癫痫、头痛、眩晕、耳鸣耳聋等内风所致之病，鼻衄、鼻渊、目赤肿痛、感冒、肺中寒、口眼歪斜等外风所致诸病。还治颈项强痛，失眠，高血压，疟疾。

取风池配五处穴治目不明；取风池配合谷穴治电光眼；治落枕取风池配绝骨；治鼻衄取风池配血海、头临泣穴；偏头痛、眩晕取风池配丝竹空、合谷、丰隆、解溪；风池疏泄浮阳；取风池配行间、侠溪能泻肝阳上亢之虚阳引起的眩晕。

21. 肩井

肩井胆三阳维交，大椎肩峰连中点，
下乳乳痈难产瘰，落枕头肩高压瘫：
百会水沟和内关。天宗少泽乳腺炎。
肩井中极下胎衣。至阴肩井痒疹患。

简诀：肩井胆三阳维交，瘫头肩枕乳难产。

注

肩井穴是手、足少阳经和阳维脉的交会穴。在大椎穴和锁骨肩峰连线的中点处取穴，直刺0.5~0.8寸，过深恐伤内脏。孕妇禁针。

肩井穴能疏调肩颈部经络气血，舒筋通络止痛。治乳痈取肩井速效。能通经活络，消肿祛风。主治：乳汁不下，乳痈，难产，瘰疬，落枕，头项强痛，肩背痛，中风，上肢不遂。

中风气塞，痰涎上壅不语取肩井穴配百会、水沟、内关；胎衣不下取肩井配中极；乳腺炎取天井配天宗、少泽穴；治痒疹取肩井配至阴、屋翳。

简句释义：肩井治难产，下乳汁，乳房痈，高血压，中风，颈项痛。

22. 渊腋

渊腋腋中线四肋，肿臂不举胸胁腋。

简诀：渊腋胸腋臂难举。

注

渊腋穴在腋中线上，第4肋间隙中取穴，横刺或斜刺0.5~0.8寸，过深恐伤内脏。

渊腋穴能止痛消肿，理气宽胸。主治：胸满，胁痛，腋肿，臂痛不举，肋间神经痛，胸膜炎，淋巴结炎。

23. 辄筋

辄筋四肋间隙中，喘呕吞酸胸胁痛。

简诀：辄筋胸胁喘呕酸。

注

辄筋穴在渊腋前1寸，第4肋间隙中取穴，横刺或斜刺0.5～0.8寸，过深恐伤内脏。

辄筋穴能理气止痛，降逆平喘。主治：胸满，胁痛，喘息，呕吐，吞酸，胸膜炎。

辄筋和渊腋都在第4肋间隙中取穴，但各自位置不同。

24. 日月

日月胆募胆脾交，第七肋间隙中找，
黄疸肋痛呕呃酸。肝胆病配三阴交，
期门章门阳陵泉。日月胆募胆脾交，

简诀：肋痛呕呃酸黄疸。

注

日月穴是足少阳胆经的"募"穴，是足少阳经和足太阴经的交会穴。日月穴在乳突直下，第7肋间隙中取穴，横刺或斜刺0.5～0.8寸，过深恐伤内脏。

日月穴能降逆和胃，疏肝利胆，善治肠胃肝胆疾病。主治：胁肋痛，黄疸，呕吐，呃逆，吞酸。胁肋肝胆疾病取日月配三阴交、期门、章门、阳陵泉。

25. 京门

京门十二肋端下，腰胁水肿胀鸣泄。

简诀：京门补肾泄肿腰，通淋温阳脾肾健。

注

京门穴在第12肋端下缘取穴，直刺0.5～1寸，过深恐伤内脏。

京门穴能温阳益肾，健脾通淋，善于补肾。主治：水肿，小便不利，腰胁痛，腹胀，肠鸣，泄泻。

26. 带脉

带脉胆带脉交会，十一肋下脐平对，
带脉带下妇科病，疝气腰胁疼痛退。

简诀：带脉胆带脉交会，妇科腰带月经疝。

注

带脉穴是足少阳经和带脉的交会穴，在第11肋端直下、平脐处取穴，直刺1～1.5寸。

带脉穴能调经止带，健脾利湿，温暖丹田，善治妇科病。治带下首选带脉穴。五枢、维道也治带下。主治：腰胁痛，带下，月经不调，疝气。

27. 五枢

五枢胆经带脉交，髂前上棘五分好，
约平任脉关元穴，妇科疝带便腹腰。

简诀：五枢胆经交带脉，妇女腰腹疝带便。

注

五枢穴是足少阳经和带脉的交会穴，在髂前上棘前5分，约平任脉的关元穴处取穴，直刺1～1.5寸。

五枢穴能通经活络，调理下焦，调经止带。主治：腰胯痛，腹痛，阴挺，疝气，带下，便秘，睾丸炎。

28. 维道

维道胆带脉相交，水肿妇科腹痛腰。

简诀：维道胆带脉相交，水肿妇科腹痛腰。

注

维道穴是足少阳经和带脉的交会穴。维道穴可维系带脉，固摄胞宫、膀胱、直肠脱垂。在五枢穴前下5分处取穴，直刺1~1.5寸。

维道穴能利水止痛，调理冲任。主治：水肿，妇科病，阴挺，疝气，带下，腹痛，腰胯痛。

29. 居髎

居髎胆阳跷交会，髂前大转连线中，
疝气腰痛腿瘫痿，睾丸膀胱调经通。

简诀：居髎胆阳跷交会，腰腿痹痿瘫痪疝。

注

居髎穴是足少阳经和阳跷脉的交会穴，在髂前上棘和股骨大转子最高点的连线的中点取穴，直刺1~2寸。

居髎穴能益肾强健，舒筋活络。主治：腰腿痛，下肢痿痹或瘫痪，睾丸炎，膀胱炎，疝气，月经不调。

30. 环跳

环跳胆经膀胱交，侧卧大转骶连线，
风疹痿腰肢不遂。腿瘫悬钟阳陵泉。
坐骨神经取环跳，秩边委中和白环。
腿痛躄足配悬钟，后溪丘墟阳陵泉。

简诀：环跳胆经膀胱交，疹痒痿痹腰痛瘫。

注

环跳穴是足太阳经和足少阳经的交会穴。针刺环跳穴的最佳体位是侧卧屈股位，在股骨大转子最高点和骶管裂孔连线的外1/3和内2/3交界处取穴，直刺2~3寸。

环跳穴能通经活络，祛风化湿。主治：风疹，下肢痿痹，腰痛，瘫痪，半身不遂，坐骨神经痛。下肢瘫痪取环跳配悬钟、阳陵泉；坐骨神经痛取环跳配秩边、委中、白环俞；腿痛躄足取环跳配悬钟。“刺环跳悬钟躄足立行”。腿膝痛取环跳配悬钟、丘墟、阳陵泉；腿痛环跳配后溪、丘墟、阳陵泉。

31. 风市

风市垂手中指尖，脚气瘙痒中风痿。
腰痛难动腿瘫软，阴市行间阳陵泉委中。

简诀：风市中风痿痹痒。

注

风市穴以直立垂手，中指尖所到之处是此穴，直刺 1～1.5 寸。

风市穴能通经活络，祛风化湿。主治：脚气，全身瘙痒，中风后遗症之半身不遂、下肢痿痹。腰痛难动、腿脚无力取风市配阴市、行间、委中、阳陵泉。

32. 中渎

中渎风市下两寸，痿痹瘫麻不遂症。

简诀：　中渎痿痹瘫麻选。

注

中渎穴在风市穴下 2 寸处取穴，直刺 1～1.5 寸。

中渎穴能通经活络，祛风化湿。主治：下肢痿痹，麻木，半身不遂，坐骨神经痛。

33. 膝阳关

膝阳关股外髁陷，腿膝肿痛麻木挛。

简诀：　膝阳关膝关节肿，下肢瘫痪麻木挛。

注

膝阳关穴在阳陵泉穴上 3 寸，正当股骨外上髁上方的凹陷中取穴，直刺 1～1.5 寸。

膝阳关穴能祛风除湿，舒经活络。主治：膝腘肿痛，腘筋挛急，小腿麻木，下肢瘫痪。

34. 阳陵泉

阳陵泉合下合筋，腓骨小头下方陷，
惊风麻木瘫痿痹，黄疸胁痛苦呕酸。
不遂环跳和曲池，上廉足三里胁满。

简诀一：　阳陵泉合下合筋，疸麻痿痹抽搐惊。

简诀二：　阳陵泉胆筋脉病。

注

阳陵泉穴是足少阳经“合”穴、胆的下合穴；八会穴之一。筋会阳陵泉，是筋和肉汇聚处。阳陵泉穴在腓骨小头前下方凹陷中取穴，直刺 1～1.5 寸。

阳陵泉穴能疏理胆经之气，疏通调理经筋而止痉，强健腰膝下身关节，疏肝利胆。主治：小儿惊风，半身不遂，下肢痿痹，麻木瘫痪，坐骨神经痛，小腿痛，胁痛，胸痛，口苦，吞酸，呕吐，黄疸，高血压，神经衰弱，高热抽搐，血栓闭塞性脉管炎。中风半身不遂取阳陵泉配环跳、曲池；胁肋胀满取阳陵泉配上廉、足三里。

35. 阳交

阳交腓骨之后缘，膝胸面肿瘫痿癫。

简诀：　阳交膝胸胀瘫痿癫。

注

阳交穴是阳维脉的“郄”穴，在外踝高点上 7 寸，正当腓骨后缘处取穴，直刺 1～1.5 寸。

阳交穴能安神定志，疏肝理气。主治：面肿，癫狂，胸胁胀满，下肢痿痹，瘫痪，膝痛，坐骨神经痛。阳交配解溪治心悸怔忡。

36. 外丘

外丘外踝上七寸，外踝高点腓骨前，
脚气泄泻颈胸痛，止痛痿痹胸狂犬。

简诀：外丘泄痿狂犬胸。

注

外丘穴是足少阳经“郄”穴，在外踝高点上7寸，正当腓骨前缘处取穴，直刺1~1.5寸。

外丘穴是治大肠泄的效穴。通络安神，疏肝理气。主治：下肢痿痹，颈项痛，胸胁痛，狂犬所伤毒不出，脚气，泄泻。

37. 光明

光明腓骨前缘肪，膝痛痿痹眼乳胀。
乳痈回乳足临泣，地五会治眼痛痒。

简诀：光明乳房痿痹眼。

注

光明穴是足少阳经的“络”穴，在外踝高点上方5寸，正当腓骨前缘处取穴，直刺1~1.5寸。

光明穴能养肝明目，通络，消肿止痛。主治：膝痛，下肢痿痹，眼痛，夜盲，近视，失明，乳房胀痛，偏头痛，乳房肿痛。回乳取光明配足临泣；眼痛、眼痒取光明配地五会。

38. 阳辅

阳辅外踝高四寸，瘰疟头目胸腿疼。

简诀：阳辅腿肿疟头胸，瘰疬淋巴坐神瘫。

注

阳辅穴是足少阳经的“经”穴，在外踝高点上4寸，正当腓骨前缘处取穴，直刺1~1.5寸。

阳辅穴能舒经活络，清热散风，善治腿部肌肉痛。主治：瘰疬，疟疾，头痛，胸胁及下肢外侧痛，目外眦痛，腿肿，坐骨神经痛，颈腋淋巴结结核。

39. 悬钟

悬钟髓会腓骨后，呆瘫痿痹胸肋颈。
脚气足三里三阴交，心腹胀满取内庭。
侠溪风池偏头痛，天柱后溪治落枕。

简诀：悬钟胃热高血压，呆瘫痿痹颈肋胸。

注

悬钟穴另名叫“绝骨”，是人体八会穴之一，髓会绝骨。在外踝高点上3寸，正当腓骨后缘取穴，直刺0.6~1.2寸。

悬钟穴能强肾补髓，坚骨，舒筋通络，止痛，尤其骨病为佳；能通经活络，活血止痛。

主治：筋骨疾患，中风后遗症之半身不遂，下肢痿痹，颈项强痛，胸腹胀满，肋胁痛，痴呆，高血压，胃中热。脚气取悬钟配足三里、三阴交；心腹胀满取悬钟配内庭；偏头痛取悬钟配侠溪、风池；落枕取悬钟配天柱、后溪；治骨病灸肾俞、阳陵泉、悬钟。

40. 丘墟

丘墟趾伸腱外凹，足内翻足下垂着，
痿疟胸颈腋外踝。肋间神经三阳络，
丘墟日月阳陵泉，加强胆总管收缩。
简诀：丘墟疟疸脚内翻，痿痹胸胁腋下肿。

注

丘墟穴是足少阳经“原”穴，在外踝前下方，趾长伸肌腱外侧凹陷中取穴，直刺0.6～1.2寸。

丘墟穴能通经活络，行气活血，善治外踝肿痛。主治：下肢痿痹，疟疾，胸胁痛，颈项强痛，腋下肿痛，外踝肿痛，足内翻，足下垂。治肋间神经痛取丘墟配三阳络；治胁痛取丘墟配中渚（丘墟中渚治胁痛）；针刺丘墟、日月、阳陵泉可治胆总管出现明显的规律性收缩，蠕动明显增强。

41. 足临泣

足临泣胆带输八，小趾伸腱外陷施，
胁肋足跗偏头痛，近视目眩和疟疾。
瘰疬月经乳房痈，耳后颈肩目外眦。
简诀：足临泣胆输带八，疟瘰月经乳房痈，
耳后颈肩目外眦，胁肋足跗偏头痛。
外关足临泣面颊，耳后颈肩目外眦痛。

注

足临泣穴是足太阳经“输”穴，八脉交会穴之一，通于带脉。在足背第4、5跖骨结合部前方，小趾伸肌腱外侧凹陷中取穴，直刺0.5～0.8寸。

足临泣穴能通络活血，消肿止痛。主治：疟疾，瘰疬，头痛，目外眦痛，近视，目眩，胁肋痛，足跗痛，乳痈，乳腺炎。

42. 地五会

地五会侠溪上一，头目胁脚乳痈治。
简诀：地五会头目乳痈。

注

地五会穴在足背第4、5跖骨之间，侠溪穴上1寸，正当小趾伸肌腱的内侧取穴，直刺0.5～0.8寸。

地五会穴能通经活络，消肿止各种疼痛。主治：乳痈，头痛，目赤痛，耳鸣，胁痛，腋痛，足背肿痛。

43. 侠溪

侠溪四五趾纹端，头耳颊胁热晕眩。
简诀：侠溪痛热晕鸣聋。

注

侠溪穴是足少阳经“荥”穴，在第4、5趾间缝纹端取穴，直刺0.3～0.5寸。

侠溪穴能行气活血，消肿止痛，止各种神经性疼痛。主治：眩晕，热病，头痛，耳鸣耳聋，目外眦痛，颊肿，胁痛。

44. 足窍阴

足窍阴四趾外侧，梦热头目喉痹胁。

简诀：足窍阴梦热瘀痛，点刺出血有奇功。

注

足窍阴穴是足少阳经的“井”穴。在第4趾外侧端，距趾甲角1分许取穴，浅刺0.1寸，或点刺出血。

足窍阴穴能通经活络，疏肝解郁，化瘀止痛。主治：多梦，热病，头痛，目赤痛，喉痹，耳鸣，耳聋，胁痛，胸膜炎，高血压，眩晕，月经不调，心烦，哮喘，咳逆。

（六）足少阳胆经穴定位歌

胆起外眦瞳子髎，眶骨外缘凹陷找。
听会下颌髁突后，上关颧弓上缘好，
颔厌头维曲鬓上四一，悬颅头曲中点妙。
悬厘头曲下四一，曲鬓鬓后平角孙。
率谷耳尖发寸五，天冲率后约五分，
浮白耳上发横寸，头窍阴乳突后上寻，
完骨乳突后下凹，本神神庭旁三寸，
阳白瞳孔眉上一，头临泣瞳上五分，
目窗临泣上一寸，正营目窗后一寸，
承灵营后一寸五，脑空风池上十五分，
风池锁乳斜方陷，肩井大椎肩峰中，
日月七肋间隙中，京门十二肋端下，
带脉十一肋平脐，五枢髂前平关元，
维道五枢下五分，居髎髂转连中点，
环跳髀枢宛中陷，风市垂手中指尖。
中渎风市下两寸，膝阳关外髁上陷，
阳陵泉腓小头下陷，阳交腓骨之后缘，
外丘腓骨的前缘，光明踝上五寸见，
阳辅踝尖上四寸，悬钟踝上三寸选，
丘墟趾伸腱外凹，足临泣小趾伸腱，
地五会侠溪上一，足窍阴四趾外端。

注

瞳子髎穴在目外眦旁0.5寸，眼眶骨外缘的凹陷中取穴，直刺0.3～0.5寸。
听会穴在耳屏间切迹前方，下颌骨髁状突的后缘，张口有孔处取穴，张口直刺0.5～1寸。
上关穴即客主人穴，在下关穴直上，正当颧弓的上缘取穴，直刺0.5～1寸。
颔厌穴在头维穴和曲鬓穴的弧形线的上1/4和下3/4交界处取穴，平刺0.5～0.8寸。

悬颅穴在头维穴道曲鬓穴弧线中点取穴，平刺0.5～0.8寸。

悬厘穴在头维穴和曲鬓穴的弧形线的下1/4和上3/4交界处取穴，直刺0.5～0.8寸。

曲鬓穴在耳前鬓发后缘直上，平角孙穴处取穴，平刺0.5～0.8寸。

率谷穴在耳尖直上，入发际1.5寸处取穴，平刺0.5～0.8寸。

天冲穴在耳根后缘直上，入发际2寸处，正当率谷穴后约5分处取穴，平刺0.5～0.8寸。

浮白穴在耳根上缘向后入发际横量1寸处取穴，平刺0.5～0.8寸。

头窍阴穴在乳突后上方，正当天冲穴和完骨穴弧形连线的上2/3和下1/3交界处取穴，横刺0.5～0.8寸。

完骨穴在乳突后下方凹陷中取穴，斜刺0.5～0.8寸。

本神穴在入发际5分，正当督脉神庭穴旁开3寸处取穴，横刺0.5～0.8寸。

阳白穴当目正视时，正当瞳孔直上，正当眉上1寸处取穴，横刺0.5～0.8寸。

头临泣穴在阳白穴上5分处，即头临泣穴在阳白穴（即瞳孔）直上，入前发际5分，目正视，正当督脉神庭穴和胃经头维穴连线的中点处取穴，平刺0.3～0.5寸。

目窗穴在头临泣穴和风池穴的连线上，正当头临泣穴后1寸处取穴，平刺0.3～0.5寸。

正营穴在头临泣穴和风池穴的连线上，正当目窗穴后1寸处取穴，横刺0.5～0.8寸。

承灵穴在头临泣穴和风池穴的连线上，正当正营穴后1.5寸，平通天穴处取穴，横刺0.5～0.8寸。

脑空穴在头临泣穴和风池穴的连线上，正当风池穴上1.5寸处取穴，横刺0.5～0.8寸。

风池穴在平风府穴，胸锁乳突肌和斜方肌上端之间的凹陷中取穴，针尖向鼻尖方向刺0.8～1.2寸。

肩井穴在大椎穴和锁骨肩峰连线的中点取穴，直刺0.5～0.8寸，过深恐伤内脏。孕妇禁针。

渊腋穴在腋中线上，第4肋间隙中取穴，横刺或斜刺0.5～0.8寸，过深恐伤内脏。

辄筋穴在渊腋前1寸，第4肋间隙中取穴，横刺或斜刺0.5～0.8寸，过深恐伤内脏。

日月穴在乳突直下，第7肋间隙中取穴，横刺或斜刺0.5～0.8寸，过深恐伤内脏。

京门穴在第12肋端下缘取穴，直刺0.5～1寸，过深恐伤内脏。

带脉穴在第11肋端直下、平脐处取穴，直刺1～1.5寸。

五枢穴在髂前上棘前5分，约平任脉的关元穴处取穴，直刺1～1.5寸。

维道穴在五枢穴前下5分处取穴，直刺1～1.5寸。

居髎穴在髂前上棘和股骨大转子最高点的连线的中点取穴，直刺1～2寸。

环跳穴取侧卧屈股位，在股骨大转子最高点和骶管裂孔连线的外1/3和内2/3交界处取穴，直刺2～3寸。

风市穴以直立垂手，中指尖所到之处取穴，直刺1～1.5寸。

中渎穴在风市穴下2寸处取穴，直刺1～1.5寸。

膝阳关穴在阳陵泉穴上3寸，正当股骨外上髁上方的凹陷中取穴，直刺1～1.5寸。

阳陵泉在腓骨小头前下方凹陷中取穴，直刺1～1.5寸。

阳交穴在外踝高点上7寸，正当腓骨后缘处取穴，直刺1～1.5寸。

外丘穴在外踝高点上7寸，正当腓骨前缘处取穴，直刺1～1.5寸。

光明穴在外踝高点上5寸，正当腓骨前缘处取穴，直刺1～1.5寸。

阳辅穴在外踝高点上4寸，正当腓骨前缘处取穴，直刺1~1.5寸。

悬钟另名叫“绝骨”，在外踝高点上3寸，正当腓骨后缘处取穴，直刺0.6~1.2寸。

丘墟穴在外踝前下方，趾长伸肌腱外侧凹陷中取穴，直刺0.6~1.2寸。

足临泣穴在足背第4、5跖骨结合部前方，小趾伸肌腱外侧凹陷中取穴，直刺0.5~0.8寸。

地五会穴在足背第4、5跖骨之间，侠溪穴上1寸，正当小趾伸肌腱的内侧取穴，直刺0.5~0.8寸。

侠溪穴在第4、5趾间缝纹端取穴，直刺0.3~0.5寸。

足窍阴穴在第4趾外侧端，距趾甲角1分许取穴，浅刺0.1寸，或点刺出血。

（七）足少阳胆经循行、各穴所治病证概读

胆起外眦瞳子髎，经过颞部胁部行，
下肢外侧的中间，脚四趾外足窍阴。

胆经侧头目耳喉，肝胆胁肋口苦疸，
热病发热神志癫，疟疾腿痹麻木瘫。

瞳子髎胆三小交，眼病头面瘫痪疗。
听会鸣聋牙面瘫。上关胆三胃经交，
脸痛耳头口噤瘫。颔厌胆三胃经交，
五官头目耳牙癫。悬颅面牙头目找。
悬厘三胆胃交会，目耳偏头痛烦热疗。
曲鬓胆经交胃经，暴喑偏头牙面瘫。
率谷胆经膀胱交，伤酒吐痰惊晕眩。
天冲胆经膀胱交，头牙耳鸣惊悸癫。
浮白胆经膀胱交，鸣聋瘿气头痛眼。
头窍阴胆膀胱交，头痛耳痛鸣聋安。
完骨胆经膀胱交，癫疟头喉牙瘫痪。
五穴率谷到完骨，都是膀胱交会鉴。
本神胆经阳维交，惊癫头颈瘫目眩。
阳白阳维胆交会，瘫痪头痛雀盲眼。
头临泣胆膀阳维，泪眩头癫鼻塞渊。
目窗胆经阳维交，脸肿头目鼻惊痫。
正营胆阳维交会，眩晕牙痛偏头松。
承灵阳维胆交会，眩晕鼻衄头眼痛。
脑空胆阳维交会，癫痫目眩头项攻。
风池胆经阳维交，头鼻高压瘫外感。
肩井胆三阳维交，瘫头肩枕乳难产。
渊腋胸腋臂难举。辄筋胸胁喘呕酸。
日月胆募胆脾交，胁痛呕呃酸黄疸。

京门补肾泄肿腰，通淋温阳脾肾健。
带脉胆带脉交会，妇科腰带月经疝。
五枢胆经交带脉，妇女腰腹疝带便。
维道胆带脉交会，水肿妇科腹腰患。
居髎胆阳跷交会，腰腿痹痿瘫痪疝。
环跳胆经膀胱交，疹痒痿痹腰痛瘫。
风市中风痿痹痒。中渎痿痹瘫麻选。
膝阳关膝关节肿，下肢瘫痪麻木挛。
阳陵泉胆筋脉病。阳交膝胸瘫痿癫。
外丘泄痿狂犬胸。光明乳房痿痹眼。
阳辅腿肿疟头胸，瘰疬淋巴坐神瘫。
悬钟胃热高血压，呆瘫痿痹颈肋胸。
丘墟疟疸脚内翻，痿痹胸胁腋下肿。
足临泣胆带输八，疟瘰月经乳房痈，
耳后颈肩目外眦，胁肋足跗偏头痛。
外关足临泣面颊，耳后颈肩外眦痛。
地五会头目乳痈。侠溪痈热晕鸣聋。
足窍阴梦热瘀痛，点刺出血有奇功。

注

足少阳胆经起目外眦瞳子髎，经过颞部和胁部，到下肢外侧的中间，下足4趾外足窍阴止。

足少阳胆经治侧头病，目、耳、喉疾，肝胆疾患，胁肋痛，口苦，黄疸，热病，发热，神志病，癫痫，疟疾，腿痹麻木，瘫痪。

足少阳胆经颞部穴治鸣聋，头病。

足少阳胆经主治：偏头痛，耳鸣，耳聋，眩晕，胁痛，口苦，疟疾，眼疾，癫痫。

（八）足少阳胆经各穴的针刺深度歌

瞳子髎三到五分，听会上关刺一寸，
颔厌穴到阳白穴，十二穴刺八分深，
头临泣和目窗穴，平刺零三零五寸。
正营承灵和脑空，横刺零五零八寸。
风池八分十二分，肩井穴到日月针，
四穴斜横八分深。京门零点五一寸。
带脉五枢和维道，直刺十分十五分，
居髎一寸到两寸，环跳最深两三寸。
风市穴到阳辅穴，八穴进针十五分，
悬钟丘墟十二分，足临泣地五会八分，
侠溪零点三零五，足窍阴浅刺一分。

注

瞳子髎3~5分，听会、上关1寸，颔厌穴到阳白穴，十二穴刺0.8寸；头临泣和目窗穴，平刺0.3~0.5寸；正营、承灵和脑空，横刺0.5~0.8寸；风池0.8~1.2寸，肩井穴到日月，四穴斜刺或横刺0.8寸；京门0.5~1寸；带脉、五枢和维道，直刺1~1.5寸，居髎1~2寸，环跳2~3寸；风市穴到阳辅穴，八穴进针1.5寸，悬钟、丘墟1.2寸，足临泣、地五会0.8寸，侠溪0.3~0.5寸，足窍阴浅刺1分。

十二、足厥阴肝经

（一）足厥阴肝经循行部位口诀

肝起大敦终期门。肝起脚大趾毫毛大敦，
脚一、二跖骨间上，经内踝前一寸临。
上内踝上八寸处，交出足太阳后面进，
上膝股内进阴毛，环绕阴器上小腹行，
挟胃属肝联络胆，上过横膈布胁肋，
沿喉后面上鼻咽，连于目脑出前额，
到头巅顶交督脉。肝经目系的分支别，
下行面颊绕口唇。肝经肝部的分支列，
从肝分出过横膈，上肺连接手太阴得肺。

注

肝经起于大敦穴，止于期门穴。肝经起于足大趾毫毛处（大敦穴），沿足背第1、2跖骨间上行，经内踝前1寸（中封穴），向上至内踝上8寸处，交出于足太阴经的后面，上经膝、股内侧进入阴毛中，环绕阴器，上达小腹，挟着胃旁，属于肝，联络胆腑，再向上过横膈，分布于胁肋，沿着喉咙后面，向上进入鼻咽部，连接于目系（指眼球与脑相联系的脉络），又上出前额，在头的巅顶部与督脉相交会。

足厥阴肝经在目系的分支下行面颊里，环绕口唇之内。

足厥阴肝经在肝部的分支，是从肝分出，通过横膈，向上流注于肺，与手太阴经相连接。

足厥阴经治疗本经循行部位的病变和肝病、妇科病、前阴疾病，如崩漏，阴挺，月经不调，遗尿，疝气，小便不利。肝经在循行中没有同心经和耳相联系。

（二）足厥阴肝经循经病症口诀

肝经妇科阴茎痛，面瘫痿遗头顶痛，
狐疝胸满飧泄呕，目赤咽干少腹痛，
脚大趾痛尿癃闭，腰股膝胫内侧痛。

注

足厥阴肝经病证为：妇科病（如崩漏，阴挺，月经不调，女阴肿痛，少腹痛，闭经，痛经），男子阴茎肿痛，中风瘫痪，面瘫，少腹痛，阳痿，遗尿，遗精，头顶痛，狐疝，胸满，飧泄，呕逆，目赤肿痛，咽干，足大趾痛，癃闭，小便不利，腰痛，股膝胫内侧拘急或疼痛。

（三）足厥阴肝经14个穴位名称速记口诀

肝起大敦终期门，大敦行间太冲进，
中封蠡沟和中都，膝关曲泉阴包行，

足五里和阴廉穴，急脉章门终期门。

注

肝经穴位有：大敦（井、木）、行间（荥、火）、太冲（输、土，原）、中封（经、金）、蠡沟（络）、中都（郄）、膝关、曲泉（合、水）、阴包、足五里、阴廉、急脉、章门（脾的募穴，脏会章门，八会穴）、期门（肝的募穴，交会）。肝经穴位都可灸。

足厥阴肝经必须掌握的9个穴位：大敦、行间、太冲、中封、蠡沟、中都、曲泉、章门、期门。

（四）足厥阴肝经的原、五输穴、络郄募及交会穴歌诀

肝起大敦终期门，肝十四原输太冲，
井穴大敦荥行间，合穴曲泉经中封，
络穴蠡沟中都郄，肝募期门又交会，
脏会章门八会穴，肝经穴位针灸对。

注

足厥阴肝经起于大敦，止于期门，共14个穴位。足厥阴肝经的原穴和输穴都是太冲，井穴大敦，荥穴行间，输穴太冲、经穴中封，合穴曲泉，络穴蠡沟，郄穴中都，募穴期门。期门又是交会穴。脏会章门，章门八会穴。

肝经的所有穴位都可以针或灸。

（五）足厥阴肝经14穴的定位及主治病证口诀

1. 大敦

大敦踇趾外侧端，调经通淋疝崩癫。
疝气照海和期门。尿血大敦配关元。
简诀：大敦月经崩闭癫，昏厥嗜睡淋病疝。

注

大敦穴是足厥阴经的“井”穴。在踇趾外侧端，距趾甲角1分许取穴，浅刺0.1～0.2寸，或三棱针点刺出血。

大敦穴能通经通淋，回阳救逆。主治：疝气坠痛，崩漏，阴挺，闭经，遗尿，淋证，癫痫，善寐嗜睡，腹胀昏厥。治寒疝取大敦配照海、期门；治尿血取大敦和关元穴；针刺大敦穴可治肠梗阻；急性睾丸炎取大敦配太冲、气海、归来、曲泉；子宫出血灸大敦，可加隐白。

2. 行间

行间一二趾缝端，口歪瘈疭中风癫，
泌尿失眠男女病，头痛眩晕眼病疝。
肝痛心痛配太冲。消渴肾竭配涌泉。
眩晕风池太印足。神门百会治失眠。
简诀：行间头胸腿心眼，瘫痪癫痫泌尿感。

注

行间穴是足厥阴经的“荥”穴。在足背第1、2趾间缝纹端取穴，直刺0.5～0.8寸。

行间穴能潜阳平肝息风，活络止痉、止抽搐；泻行间能凉血安神，清肝泻热，消滞解郁；治男女疾病。

主治：小儿惊风，中风，口㖞斜，瘈疭，中风，癫痫，失眠，痛经，月经过多，胸胁满痛，心烦，头面五官病（如头痛，眩晕，目赤肿痛，青盲），疝气，下肢内侧痛，足跗肿痛，泌尿系感染。

肝痛心痛取行间配太冲；消渴肾竭取行间配涌泉；治眩晕取行间配风池、太阳、印堂、足三里（注意缩略字）；治失眠取行间配神门、百会穴。

3. 太冲

太冲输原一二跖骨陷，面瘫头痛头眩晕，
疝气痿痹精尿癃，胁痛崩漏惊风癫。
腹胀太冲太白穴。泄痢太冲和曲泉。
高压曲池三里阴。太冲大敦治阴疝。
胆道大敦太冲穴，足三里和阳陵泉。
合谷百会头顶痛。太冲合谷治面瘫。
崩漏太冲三阴交。太冲内关散凝痰。

简诀：太冲肝胆经带崩，高压遗尿胀晕癫。

注

太冲穴是足厥阴经的“输”穴，肝经“原”穴。在足背第1、2跖骨结合部前方凹陷处取穴，直刺0.5～0.8寸。太冲、合谷为“四关穴”之二穴。

太冲穴泻肝经之气能平肝潜阳，息风止痉、止抽搐治内风；能疏肝经之郁气，解郁、消气滞，通调气机，疏泄肝胆；能疏肝养血，平肝泄热，清利下焦。

主治：黄疸、胁痛，胆囊炎，肝炎，呕逆，腹胀、心胀，咽痛等肝胃病证。头痛，眩晕，面瘫，口眼歪斜，面神经痉挛，疝气，遗精，下肢痿痹，足跗肿，遗尿，癃闭，崩漏，高热，小儿惊风，癫痫，咽痛等肝经风热病证；月经不调、痛经、闭经崩漏、带下等妇科经、带病证。

治腹胀取太冲配太白穴；泄泻下痢不止取太冲配曲泉穴；治高血压取太冲配曲池、足三里、三阴交；治阴疝取太冲配大敦；治胆道病取太冲、大敦、足三里和阳陵泉（因太冲，阳陵泉合用泻肝胆之气）；治头顶痛取太冲配合谷、百会穴；治崩漏取太冲配三阴交；太冲配内关治气滞痰凝，消散痰结包块；治妇女阴痒取太冲配支沟。

4. 中封

中封胫前肌腱内，阴茎遗精尿难魁。

简诀：中封泌尿阴茎疼。

注

中封穴是足厥阴经的“经”穴。在内踝前，正当胫骨前肌肌腱的内缘取穴，直刺0.5～0.8寸。

中封穴能通利下焦，舒经活络，清泄肝胆，善治泌尿系疾病。主治：阴茎痛，遗精，尿难（即小便不利），尿道炎，疝气，下肢痛冷，腰痛。“中封尿遗阴茎痛”即尿不利，遗精，阴茎肿痛。中封配足三里治大腿酸软无力、行步艰辛。

5. 蠡沟

蠡沟胫内侧中央，经带睾疝尿阴痒。

简诀：　　蠡沟阳痿睾丸松，妇腰阴痒经带尿。

注

蠡沟穴是足厥阴经“络”穴。在内踝高点上5寸，正当胫骨内侧面的中央取穴，横刺0.5～0.8寸。

蠡沟穴能疏肝理气，调经止带，善治妇科疾病。主治：腰痛，尿不利，遗尿，遗精，阳痿，阴痒，带下，月经不调，疝气，睾丸肿痛。

6. 中都

中都胫内侧中央，肠澼腹痛崩疝良。

简诀：　　中都崩露腹泻攻。

注

中都穴是足厥阴经“郄”穴。在内踝高点上7寸，正当胫骨内侧的中央取穴，横刺0.5～0.8寸。

中都穴能疏肝理气，调经止血。主治：崩漏，恶露不止，肠澼，泄泻，腹痛，胁痛，疝气。

7. 膝关

膝关胫内髁后下，阴陵泉后1寸扎，
下肢痿痹膝髌肿，治疗风湿关节夸。

简诀：　　膝关风湿关节痛，下肢痿痹膝髌肿。

注

膝关穴在胫骨内侧髁后下方，正当阴陵泉穴后1寸处取穴，直刺1～1.5寸。

膝关穴能通经活络，祛湿散风，善治风湿膝关节痛。主治：膝髌肿痛，下肢痿痹。

8. 曲泉

曲泉膝内侧纹陷，腹痛妇科尿难癫。
阴挺照海和大敦。阴茎肿痛配行间。

简诀：　　曲泉男女腹痛尿。

注

曲泉穴是足厥阴经“合”穴。在膝关节内侧纹头上方凹陷中，屈膝取穴，直刺1～1.5寸。

曲泉穴能通调下焦，清利湿热。主治：男科、妇科疾病（阳痿，阴茎肿痛，阴痒，阴挺，带下，月经不调），腹痛，尿难（即小便不利），癫狂。治阴挺取曲泉配照海、大敦；阴茎肿痛取曲泉配行间。

9. 阴包

阴包缝匠肌后缘，腹痛调经和小便。

简诀：阴包经尿淋腹痛。

注

阴包穴在股骨内髁上4寸，缝匠肌的后缘取穴，直刺1~2寸。

阴包穴能通淋利尿，调经止痛。主治：腹痛，月经不调，淋证，小便不利，遗尿。

10. 足五里

足五里治腹胀坠，阴挺嗜卧睾丸瘰。

简诀：足五里瘰男性病，阴挺睾丸腹痛宗。

注

足五里穴在曲骨穴旁开2寸，直下3寸，正当内收长肌的外侧取穴，避开动脉，直刺1~2寸。

足五里穴能清利小便，疏肝理气，是男性保健常用穴。主治：小腹胀痛，阴挺，嗜卧，小便不通，遗尿，尿闭，睾丸肿痛，瘰疬，颈淋巴结结核。

11. 阴廉

阴廉内收长肌外，小腹疼痛月经带。

简诀：阴廉腹痛经带孕。

注

阴廉穴在曲骨穴旁开2寸，直下2寸，正当内收长肌的内侧取穴，避开动脉，直刺1~2寸。

阴廉穴能调经止带，通利下焦。主治：带下，月经不调，小腹痛，不孕症，下肢无力。

12. 急脉

急脉直刺点五一，耻骨联合下中点，
气冲外下股沟处，腹痛阴挺阴茎疝。

简诀：急脉急痛阴挺功。

注

急脉穴在耻骨联合下缘中点旁开2.5寸，正当气冲穴外下方的腹股沟处取穴，避开动脉，直刺0.5~1寸。

急脉穴能通调下焦，疏肝利胆，镇惊止痛。善治急性疼痛。主治：阴挺，阴茎肿痛，疝气，小腹痛。

13. 章门

章门脾募脏会穴，十一游肋端下方，
水湿疸痞呕泄胀。奔豚阴交石门良，
慢性肠炎足三里，脾俞天枢和章门。
便秘太白支沟照海。痢疾天枢关元肾。
肝区胁痛章门选，食窦支沟阳陵泉。

简诀： 章门水湿黄疸呕，泄泻奔豚痞胀痛。

注

章门穴是脾的“募”穴，八会穴之一，脏会章门。章门善治水湿病证，在第11肋端的下缘取穴，斜刺或直刺0.5~0.8寸，过深恐伤内脏。灸左章门治痞块；灸两边治肾积。

章门穴能理气散结，疏肝健脾，善治水湿诸病。主治：积聚痞块，腹胀，胁痛，黄疸，泄泻，呕吐。治奔豚取章门配石门、阴交；治痢疾取章门配天枢、关元、肾俞；治便秘取章门配太白、支沟、照海；治肝区胁痛取章门配食窦、支沟、阳陵泉；治慢性肠炎取章门配脾俞、天枢、足三里。

14. 期门

期门肝脾阴维交，乳下六肋间隙中，
热入血室呃逆呕，内脏胸腹呕乳痈。
曲池气海治发狂。内关膻中治胸痛。

简诀： 期门肝脾阴维交，内脏胸腹呕乳痈。

注

期门穴是肝的“募”穴，足厥阴经、足太阴经和阴维脉的交会穴。在乳头直下，正当第6肋间隙中取穴，横刺或斜刺0.5~0.8寸，过深恐伤内脏。

期门穴能理气活血，疏肝健脾，常用治奔豚；期门善治内脏疾病，能柔肝缓急。主治：呃逆，呕吐，胸胁胀满疼痛，腹胀疼痛，乳痈，奔豚，热入血室。取期门配曲池、气海治发狂；治胸痛取期门配内关、膻中；僵直灸期门、大包，大椎刺血。

（六）足厥阴肝经穴定位歌

大敦拇趾外侧端，行间一二趾纹端。
太冲一二跖结凹，中封胫肌腱内缘，
蠡沟踝上胫中央，中都踝上七寸间，
膝关阴陵泉后一寸，曲泉膝内纹上陷，
阴包股内髁上四寸，正当缝匠肌后边。
足五里曲骨旁二寸，阴廉内收长肌内选，
急脉耻联旁二五，章门十一肋端下缘，
期门乳下六肋间，期门深刺不能犯。

注

大敦穴在跗趾外侧端，距趾甲角1分许取穴，浅刺0.1~0.2寸，或三棱针点刺出血。
行间穴在足背第1、2趾间缝纹端取穴，直刺0.5~0.8寸。
太冲穴在足背，第1、2跖骨结合部前方凹陷处取穴，直刺0.5~0.8寸。
中封穴在内踝前，正当胫骨前肌肌腱的内缘取穴，直刺0.5~0.8寸。
蠡沟穴在内踝高点上5寸，正当胫骨内侧面的中央取穴，横刺0.5~0.8寸。
中都穴在内踝高点上7寸，正当胫骨内侧的中央取穴，横刺0.5~0.8寸。
膝关穴在胫骨内侧髁后下方，正当阴陵泉穴后1寸处取穴，直刺1~1.5寸。
曲泉穴在膝关节内侧纹头上方凹陷中，屈膝取穴，直刺1~1.5寸。
阴包穴在股骨内髁上4寸，缝匠肌的后缘取穴，直刺1~2寸。

足五里穴在曲骨穴旁开2寸，直下3寸，正当内收长肌的外侧取穴，避开动脉，直刺1~2寸。

阴廉穴在曲骨穴旁开2寸，直下2寸，正当内收长肌的内侧取穴，避开动脉，直刺1~2寸。

急脉穴在耻骨联合下缘中点旁开2.5寸，正当气冲穴外下方的腹股沟处取穴，避开动脉，直刺0.5~1寸。

章门穴在第11肋端的下缘取穴，斜刺或直刺0.5~0.8寸，过深恐伤内脏。灸左章门治痞块；灸两边治肾积。

期门穴在乳头直下，正当第6肋间隙中取穴，横刺或斜刺0.5~0.8寸，过深恐伤内脏。

（七）足厥阴肝经各穴所治病证概读

肝起大趾大敦穴，外行下肢内侧中，
止于胸胁期门穴。肝经肝胸胁胀痛，
疸呕麻瘫头眩惊，妇科前阴调月经，
遗尿遗精崩漏疝，肝经循行部位病。

大敦月经崩闭癫，昏厥嗜睡淋病疝。
行间头胸腿心眼，瘫痪癫痫泌尿感。
太冲肝胆经带崩，高压遗尿胀晕癫。
中封泌尿阴茎疼。蠡沟阳痿睾丸松，
妇腰阴痒经带尿。中都崩露腹泻攻。
膝关风湿关节重，下肢痿痹膝髌肿。
曲泉男女腹痛尿。阴包经尿淋腹痛。
足五里瘰男性病，阴挺睾丸腹疼宗。
阴廉腹痛经带孕。急脉急痛阴挺功。
章门水湿黄疸呕，泄泻奔豚痞胀痛。
期门肝脾阴维交，内脏胸腹呕乳痈。

注

足厥阴肝经起于足大趾大敦穴，外行下肢内侧中间，止于胸胁期门穴。足厥阴肝经治肝病，胸胁胀痛，黄疸，呕吐，麻木，瘫痪，头痛眩晕，小儿惊风，痹痛，妇科前阴病。

（八）足厥阴肝经各穴的针刺深度歌

大敦浅刺一二分，行间中都六穴针，
五分八分直横看，膝关曲泉十五分，
阴包足五里阴廉，直刺一寸到两寸。
急脉零点五一寸，章门期门五八分。

注

大敦浅刺1~2分，行间中都六穴直刺或横刺0.5~0.8寸，膝关、曲泉1.5寸，阴包、足五里、阴廉，直刺1~2寸；急脉0.5~1寸，章门、期门0.5~0.8寸；蠡沟中都两穴是横刺0.5~0.8寸，其余四穴是直刺0.5~0.8寸。

十三、督脉

（一）督脉循行部位及病证口诀

督小腹胞出会阴，向后上行脊柱内，
项部风府进入脑，巅顶前额到上唇内。
脊柱分支络于肾，小腹支上脐中追，
上贯心喉下颌部，环唇两眼下中归。
手足三阳会大椎，阳维风府哑门会，
百会脑户会膀胱，督脉多次阳经会。

督脉总督阳脉海，阳经气血脑髓肾。
督起长强终龈交。腰骶脊背头项病，
发热痉疾角弓反，昏厥癫痫神志病。
督脉阳痿脊柱强，头重头痛颤搐痔疮。
遗精尿淋经不调，便秘泄泻或脱肛。

注

督脉起于小腹内（胞中），向下出于会阴部，再向后上行于脊柱内，上达项部（风府穴），进入脑内，上行头巅顶，沿前额下行鼻柱，至上唇唇系处。

脊柱分支：从脊柱里面分支，络于肾。

小腹分支：从小腹内分支，直上贯脐中央，上贯心，到喉，到下颌部，环唇，上两眼下部的中央。

督脉有“总督、督管、统率”之意，为“阳脉之海”，调节阳经气血，反应脑髓和肾的机能，与生殖有关。

督脉起于长强穴，止于龈交穴。

督脉循经病证为：腰骶病，背脊强痛，头项病，发热病，头重头痛，震颤抽搐，角弓反张，昏厥，癫、狂、痫证，小儿风痫，嗜睡，神志病，痉疾，痔疮。“督之为病，脊强而厥”，即“脊强、厥”与脊髓和神的病变与督脉有关。精冷、死精、不孕、阳痿、遗精、遗尿、尿淋尿浊、月经不调、便秘、泄泻、脱肛等当责督脉。因此治阳气不足之病、虚寒怕冷应调督脉。

督脉多次与阳经交会，与手、足三阳经在大椎穴交会，与阳维脉在风府、哑门穴交会，与足太阳膀胱经在百会、脑户穴交会，故为“阳经之海”。

（二）督脉 28 个穴位名称速记口诀

督起长强终龈交。腰俞腰阳关命门，
悬枢脊中中枢穴，筋缩至阳灵台进，
神道身柱和陶道，大椎哑门风府行，
脑户强间后顶穴，百会前顶囟会并，
上星神庭和素髎，水沟兑端龈交停。

注

督脉 28 个穴位依序为：长强（络，交会）、腰俞、腰阳关、命门、悬枢、脊中、中枢、筋缩、至阳、灵台、神道、身柱、陶道（交会）、大椎（交会）、哑门（交会）、风府（交会）、脑户（交会）、强间、后顶、百会（交会）、前顶、囟会、上星、神庭、素髎、水沟（人中/交会）、兑端、龈交（交会）。督脉络穴是长强。任脉络穴是鸠尾。脾之大络的络穴是大包。

督脉必须掌握的15个穴位：长强、腰阳关、命门、筋缩、至阳、灵台、身柱、大椎、哑门、风府、百会、上星、神庭、素髎、水沟。

（三）督脉28穴的定位及主治病证口诀

1. 长强

长强督络胆肾交，跪膝尾尖肛门中，
点五一寸尾骨前，痫证痔肛便腰痛。
简诀：长强督络胆肾交，痫证秘泻痔肛腰。

注

长强穴是督脉的“络”穴，是督脉与足少阴经、足少阳经的交会穴。跪伏或胸膝位时，在尾尖和肛门连线的中间取穴，紧靠尾骨前面刺0.5～1寸，防伤直肠。

长强穴能通淋调肠，解痉止痛。主治：长强治痫证有较好作用；痔疮，脱肛，泄泻，便秘，腰脊痛。

2. 腰俞

腰俞骶管裂孔处，痿痹调经腰脊苦。
简诀：腰俞痿痹腰月经。

注

腰俞穴以俯卧或侧卧，在骶管裂孔处取穴，向上斜刺0.5～1寸。

腰俞穴能散寒除湿，清热调经。主治：腰脊强痛，下肢痿痹，月经不调，痔疮。

3. 腰阳关

腰阳关四腰棘下，调经痿痹痿腰扎。
简诀：腰阳关痿生殖腰。

注

腰阳关穴以俯卧位在第4腰椎棘突的凹陷中取穴，直刺0.5～1寸。

腰阳关穴能疏经活络，祛寒除湿，善治下半身疾病。主治：男科妇科病，如月经不调、下肢痿痹、阳痿遗精、精冷不育、腰骶疼痛。

4. 命门

命门二腰椎棘下，阳痿经带泄泻腰。
老年尿频配肾俞。命门肝俞视力疗。
命门大椎足三里，膈俞曲池贫血找。
灸治命门关元肾，腰阳关百会三阴交。
简诀：命门痿遗壮肾阳，肾寒宫冷肿腰找。

注

命门穴以俯卧位在第2腰椎棘下的凹陷中取穴，向上斜刺0.5～1寸。

命门穴可强肾，是常用的保健穴，能补肾壮阳，通经活络。主治：水肿，月经不调，带下，宫冷不孕，精冷不育，阳痿，遗精，泄泻，小腹冷痛，腰脊强痛，脱肛，肠风，痔疮。

命门配肾俞治老年多尿和肾病尿频；命门配肝俞治视力弱；命门配大椎、足三里、膈俞、曲池治缺铁性贫血；灸治命门、三阴交、腰阳关、百会、命门、肾俞、关元治遗尿、尿频、前列腺炎。肾阳不足取命门配腰阳关。

5. 悬枢

悬枢一腰棘突下，泄泻腹胃脊腰胯。

简诀：悬枢泄泻胃腰痛。

注

悬枢穴以俯卧位在第1腰椎棘下的凹陷中取穴，向上斜刺0.5～1寸。

悬枢穴能通调肠气，助阳健脾。主治：泄泻，胃痛，腹痛，腰脊痛。

6. 脊中

脊中十一胸棘下，黄疸泄泻胃肠夸。

简诀：脊中胃肝疸痔疗。

注

脊中穴以俯卧位在第11胸椎棘突下的凹陷中取穴，向上斜刺0.5～1寸。

脊中穴能镇惊宁神，健脾利湿。主治：泄泻，脱肛，黄疸，癫痫，痔疮，肝炎，胃炎，胃及十二指肠溃疡。

7. 中枢

中枢十胸椎棘下，食少疸呕腹腰达。

简诀：中枢黄疸腰脊痛，腹痛腹胀呕食少。

注

中枢穴以俯卧位在第10胸椎棘突下的凹陷中取穴，向上斜刺0.5～1寸。

中枢穴能清热止痛，健脾利湿。主治：黄疸，食欲缺乏，呕吐，腰胀，腰脊强痛，腹痛，腹胀。

8. 筋缩

筋缩胸九椎棘下，胃疸脊强癫痫发。

简诀：筋缩水道脊柱强。筋缩胃胆脊强癫。

注

筋缩穴以俯卧位在第9胸椎棘突下的凹陷中取穴，向上斜刺0.5～1寸。

筋缩穴能通脑络，舒筋通络止抽搐。能宁神镇惊，息风平肝。主治：胃痛，黄疸，脊强，癫狂，小儿惊痫，抽搐，筋挛拘急。筋缩配水道治脊强。

9. 至阳

至阳胸七棘突下，黄疸腹胸咳喘扎。

简诀：至阳疸腹胸咳喘。

注

至阳穴以俯卧位在第7胸椎棘突下的凹陷中取穴，向上斜刺0.5~1寸。

至阳穴是退黄疸的重要穴位，能宽胸利膈，利胆退黄。主治：黄疸，腹痛，胆囊炎，胸痛，胁痛，腰痛，脊强痛，背痛，咳喘。

10. 灵台

灵台六胸椎棘下，身热疮脊痛咳家。

简诀：灵台热背咳喘疮。

注

灵台穴以俯卧位，在第6胸椎棘突下的凹陷中取穴，向上斜刺0.5~1寸。

灵台穴能止咳定喘，清热化湿。主治：项强，背痛，身热，咳嗽，气喘，疔疮肿毒。

11. 神道

神道胸五棘突下，心痛悸忘咳热下。

简诀：神道心胸悸忘专。

注

神道穴以俯卧位在第5胸椎棘突下的凹陷中取穴，向上斜刺0.5~1寸。

神道穴能清热平喘，宁心安神，善治心痛惊悸。主治：脊背强痛，身热，头痛，神经衰弱，健忘，心痛心悸，咳嗽。神道配灵台、双侧悬钟治过早搏动。

12. 身柱

身柱三胸棘突下，咳热癫头脊背麻。

简诀：身柱癫咳头背热，灸壮脊柱退烧专。

注

身柱穴以俯卧位在第3胸椎棘突下的凹陷中取穴，向上斜刺0.5~1寸。

身柱穴能镇咳宁神，宣肺清热，善治咳嗽。灸身柱强身强脊柱；灸身柱退高烧。主治：头痛，身热，全身酸楚，脊背强痛，咳嗽，气喘，癫痫，小儿风痫，疔疮发背。治癫、狂、痫取身柱配本神、神道、心俞。

13. 陶道

陶道督膀胸一下，颈椎头脊疟热塌。

简诀：陶道督脉膀胱交，儿痹疟热头背患。

注

陶道穴是督脉和足太阳经的交会穴。以俯卧或俯伏位，在第1胸椎棘突下的凹陷中取穴，向上斜刺0.5~1寸。

陶道穴能通经活络，清热解表，是治颈椎病的效穴。主治：头痛，脊强，疟疾，热病，恍惚，小儿麻痹症。陶道配肺俞治长期发热。

14. 大椎

大椎手足三阳督，疟乳热寒咳嗽喘，
风疹痉疮项脊强，儿惊骨蒸癫狂痫。
虚汗太多配百劳。风池曲池治流感，
至阳间使治疟疾。

简诀：　大椎手足三阳督，疟乳热寒咳嗽喘，
风疹痉疮项脊强，儿惊骨蒸癫狂痛。

注

大椎穴是督脉和手、足三阳经的交会穴。以俯伏或正坐位低头，在第7颈椎棘突下的凹陷中取穴，向上斜刺0.5～1寸。

大椎穴能清热解表，消炎止痛，善降温退高热，善治喘咳项强。主治：疟疾，乳癖、乳腺增生，咳嗽，气喘，热病，骨蒸潮热，烦躁，癫痫，头痛项强，脊背强急，痒疹，荨麻疹。

灸大椎穴通阳散寒解表，振奋阳气。大椎穴是截疟要穴，是治乳腺增生的有效穴。大椎刺络穴清热祛邪解表。治虚汗太多取大椎配百劳穴；治流感取大椎配风池、曲池；治疟疾取大椎配至阳、间使。

15. 哑门

哑门督脉阳维交，颈一棘下伏案坐，
暴喑重舌癫中风。瘈疭头风百病作。
舌强不语配关冲。水沟后溪丰隆癫。
聋哑听宫会耳门，翳风合谷和廉泉。

简诀：　哑门督脉阳维交，暴喑瘫瘈呕头癫。

注

哑门穴是督脉和阳维脉的交会穴，在后发际正中上5分，第2颈椎棘突上缘取穴。伏案正坐，向下颌方向缓慢刺入0.5～1寸，过深恐伤延髓。禁灸。

哑门穴能开窍醒神，散风祛湿。主治：暴喑，音哑，重舌，中风，中风不语，呕吐，癫狂，痫证，脑震荡后遗症，瘈疭，头风百病。

治中风舌强不语取哑门配关冲；治癫痫取哑门配水沟、后溪、丰隆；治聋哑取哑门配听宫、听会、耳门、翳风、合谷、廉泉。

16. 风府

风府督阳维正坐，后正中线发上一，
感冒项强中风癫，眩晕咽喉头痛鼻。
头痛太阳后溪百会，大椎身柱本神癫。
鼻衄迎香和二间。

简诀：　风府督阳维交会，感瘫头喉瘈疭癫。

注

风府穴是督脉和阳维脉的交会穴，在后发际正中直上入后发际1寸处取穴，直刺或向下

斜刺0.5~1寸，过深恐伤延髓。不灸。

风府穴能清热解表，舒经活络，镇惊宁神。主治：感冒，伤寒，项强，瘫痪，中风不语，眩晕，鼻衄，头痛，咽喉肿痛，癫痫，瘐疭。

治鼻衄取风府配迎香、二间；治头痛取风府配太阳、后溪、百会；治癫痫取风府配大椎、身柱、本神穴。

17. 脑户

脑户督膀交会穴，枕骨粗隆上缘凹，
头晕项强失音癫，息风平肝开窍脑。

简诀：脑户督膀交会穴，眩晕头项失音癫。

注

脑户穴是督脉和足太阳经的交会穴，在风府穴直上1.5寸，正当枕骨粗隆上缘的凹陷中取穴，横刺0.5~0.8寸。

脑户穴能息风平肝，醒脑开窍，善治头痛眩晕。主治：头痛，眩晕，项强，失音，癫痫。

18. 强间

强间脑户上一五，失眠癫痫头项目。

简诀：强间眠癫头项目。

注

强间穴在脑户穴直上1.5寸处取穴，横刺0.5~0.8寸。

强间穴能平肝息风，醒脑宁心。主治：目眩，项强，头痛，失眠，癫痫，神经衰弱。

19. 后顶

后顶强间上一五，眩晕头痛癫痫住。

简诀：后顶眩晕头眠癫。

注

后顶穴在强间穴直上1.5寸处取穴，横刺0.5~0.8寸。

能息风止痉。主治：眩晕，头痛，失眠，癫狂，痫证，神经分裂症。

20. 百会

百会维会督膀交，交耳尖头正中线，
脱肛阴挺内脏垂，头风头痛晕鸣癫，
癔症昏迷中风呆，失语健忘和失眠。
脑空天柱治头风，下垂呆癫忘眠鸣。
休克内关和水沟。加灸隐白止漏崩。
子宫脱垂取百会，气海维包足三里。

简诀：百会维会督膀交，急救息风癫痫瘫，
脱肛阴挺升阳气，晕眩痰火上扰变。

注

百会穴又叫维会穴，是督脉和足太阳经的交会穴，在头正中线上，后发际上7寸，正当两耳尖连线和头正中线的交点处取穴，横刺0.5~0.8寸。

百会穴是保健要穴、急救穴。百会穴能促进头部气血运行；可振奋阳气，升阳举陷，充养脑髓；可健脑调神宁神，开窍醒脑，导气。

百会穴能醒脑宁心，升阳举陷，息风止痉。主治：瘫痪，中风不语，眩晕，头痛，鼻塞，癫痫，惊悸，健忘，痴呆，失眠，脑鸣，耳鸣，耳聋，昏厥急救。

治脱肛（肛挺）、阴挺、胃下垂取百会、长强；治头风取百会配脑空、天柱穴；治休克取百会配内关、水沟穴；止崩漏取百会和隐白用灸法；治子宫脱垂取百会配气海、维包、足三里；百会配悬钟治头晕耳鸣；直肠出血灸百会。

21. 前顶

前顶百会前一五，鼻渊头痛眩晕癫。

简诀：　　前顶癫鼻头眩晕。

注

前顶穴在头正中线上，百会穴前1.5寸处取穴，横刺0.5~0.8寸。

前顶穴能治疗癫痫，头晕，目眩，头项痛，鼻渊，目赤肿痛，小儿惊风。主治：鼻渊，眩晕，头痛，癫痫，偏身瘫痪。

22. 囟会

囟会幼儿不针刺，脸肿眩晕惊头鼻。

简诀：　　囟会脸鼻惊晕眩。

注

囟会穴在头正中线上，入前发际2寸处取穴，横刺0.5~0.8寸。小儿囟门未闭者禁针。

囟会穴能清热消肿，安神醒脑。主治：脸赤暴肿，头痛，鼻渊，眩晕，小儿惊痫，惊悸。

23. 上星

上星囟会前一寸，鼻衄目赤疟热惊。

简诀：　　上星目赤头风痛，热疟癫惊鼻衄渊。

注

上星穴在头正中线上，入前发际1寸处取穴，横刺0.5~0.8寸。

上星穴能宁神通窍，息风清热。主治：癫狂，头风头痛，目红赤痛，鼻衄，鼻渊，小儿惊厥，热病，疟疾。打鼾、磨牙取上星配下关、印堂。

24. 神庭

神庭督膀胃经交，癫头鼻眩呕悸眠。

简诀：　　神庭督膀胃经交，癫头鼻眩呕悸眠。

注

神庭穴是督脉和足太阳经、阳明经的交会穴，在头正中线，入前发际5分处取穴，横刺0.5~0.8寸。

神庭穴能醒脑宁神，通窍息风。主治：眩晕，呕吐，失眠，惊悸，头痛，鼻渊，癫狂。

25. 素髎

素髎鼻子尖正中，新儿窒息酒渣鼻，
昏迷鼻塞衄息肉。休克内关足三里。
迎香合谷酒渣鼻。触电内关涌泉刺。

简诀：素髎升压救休克，昏迷窒息息肉专。

注

素髎穴在鼻尖正中取穴，向上斜刺0.3～0.5寸，或用三棱针点刺出血。不灸。

素髎穴可升高血压，治休克昏迷；能通利鼻窍，清热消肿。主治：新生儿窒息，昏迷（因素髎穴可开窍醒脑、救治休克，是治呼吸衰竭的急救穴），鼻塞，鼻衄，鼻息肉。

抢救中毒性休克取素髎配内关、足三里；触电抢救取素髎配内关、涌泉；治酒渣鼻取素髎配迎香、合谷穴。

26. 水沟

水沟督脉大胃交，人中沟上三分一，
昏迷歪斜牙关紧，腰脊强痛脸肿疾。
癫狂痫证小儿惊。水分水沟消水肿。
水沟龈交癫疾针。癔病合谷透劳宫，
颜面浮肿配前顶。合谷足临泣昏蒙。
昏不识人加合谷，印堂足临泣合用。

简诀：水沟督脉大胃交，昏迷水肿惊癫痫，
腰脊呼衰救昏迷，扭伤疼痛中风瘫。

注

水沟穴即人中穴，是督脉和手、足阳明经的交会穴。在人中沟上1/3和下2/3的交点处取穴。向上斜刺0.3～0.5寸，不灸。

水沟穴能开窍醒脑，调肾导气，促进头面部气血运行，急救用穴；能镇惊安神，开窍醒脑。主治：晕厥，昏迷，中暑，中风，休克，瘫痪，人中沟歪斜，口眼歪斜，牙关紧闭，腰脊强痛，脸浮肿，癫狂，痫证，小儿急慢性惊痫，鼻塞，齿痛，闪挫腰痛。

利尿消水肿取水沟配前顶；昏蒙不认人取水沟配合谷、足临泣、印堂，可醒脑调神；印堂配水沟能醒脑镇惊。

27. 兑端

兑端红唇皮肤接，癫牙痛鼻衄歪斜。

简诀：兑端牙鼻口歪斜。

注

兑端穴在上唇尖端，正当红唇和皮肤相接处取穴，向上斜刺0.3～0.5寸，不灸。

兑端穴能通络祛风，消肿止痛。主治：口歪唇动，鼽衄，鼻塞，牙龈肿痛，癫狂，癔症。兑端穴也是急救穴，用于急救晕厥、昏迷等。兑端治小便短赤。

28. 龈交

龈交齿龈上唇处，鼻痔癫肿牙痛苦。

简诀：　　　　　　　　龈交鼻痔肿牙癫。

注

龈交穴在上齿龈与上唇系带连接处取穴，向上斜刺0.2~0.3寸，或点刺出血。

龈交穴能息风清热，醒神开窍。主治：癫狂，鼻渊，水肿，齿龈肿痛。龈交是治鼻痔的效穴。

（四）督脉穴定位歌

长强尾尖肛门连，腰俞骶管裂孔见，
腰阳关腰四棘突下，命门腰二棘下看，
悬枢一腰椎棘下，脊中十一胸棘下，
中枢十胸筋缩九，至阳七胸灵台六下，
神道五胸身柱二，陶道一胸棘下查。
大椎七颈椎棘下。哑门后发五分家。
风府后发际上一，脑户枕隆上缘陷，
强间脑户上寸五，后顶强间上寸半，
百会头颅顶中取，前顶百会上寸半，
囟会前发入两寸，上星前发入寸看，
神庭入前发五分，素髎鼻尖正中点，
水沟人中上三一，兑端红唇皮肤连，
龈交齿龈唇系接，龈交鼻痔好效验。

注

长强穴跪伏或膝胸位时，在尾尖和肛门连线的中间取穴，紧靠尾骨前面刺0.5~1寸，防伤直肠。

腰俞穴以俯卧或侧卧位，在骶管裂孔处取穴，向上斜刺0.5~1寸。

腰阳关穴以俯卧位在第4腰椎棘突的凹陷中取穴，直刺0.5~1寸。

命门穴以俯卧位在第2腰椎棘下的凹陷中取穴，向上斜刺0.5~1寸。

悬枢穴以俯卧位在第1腰椎棘下的凹陷中取穴，向上斜刺0.5~1寸。

脊中穴以俯卧位在第11胸椎棘突下的凹陷中取穴，向上斜刺0.5~1寸。

中枢穴以俯卧位在第10胸椎棘突下的凹陷中取穴，向上斜刺0.5~1寸。

筋缩穴以俯卧位在第9胸椎棘突下的凹陷中取穴，向上斜刺0.5~1寸。

至阳穴以俯卧位在第7胸椎棘突下的凹陷中取穴，向上斜刺0.5~1寸。

灵台穴以俯卧位在第6胸椎棘下的凹陷中取穴，向上斜刺0.5~1寸。

神道穴以俯卧位在第5胸椎棘突下的凹陷中取穴，向上斜刺0.5~1寸。

身柱穴以俯卧位在第3胸椎棘突下的凹陷中取穴，向上斜刺0.5~1寸。

陶道穴以俯卧或俯伏位在第1胸椎棘突下的凹陷中取穴，向上斜刺0.5~1寸。

大椎穴以俯伏或正坐低头，在第7颈椎棘突下的凹陷中取穴，向上斜刺0.5~1寸。

哑门穴在后发际正中上5分，第2颈椎棘突上缘取穴，伏案正坐，向下颌方向，缓刺入0.5~1寸，过深恐伤延髓。禁灸。

风府穴在后发际正中直上入后发际1寸处取穴，直刺或向下斜刺0.5~1寸，过深恐伤延髓。不灸。

脑户穴在风府穴直上1.5寸，正当枕骨粗隆上缘的凹陷中取穴，横刺0.5～0.8寸。

强间穴在脑户穴直上1.5寸取穴，横刺0.5～0.8寸。

后顶穴在强间穴直上1.5寸取穴，横刺0.5～0.8寸。

百会穴又叫维会穴。在头正中线上，后发际上7寸，正当两耳尖连线和头正中线的交点处取穴，横刺0.5～0.8寸。

前顶穴在头正中线上，百会穴前1.5寸处取穴，横刺0.5～0.8寸。

囟会穴在头正中线上，入前发际2寸处取穴，横刺0.5～0.8寸。小儿囟门未闭者禁针。

上星穴在头正中线上，入前发际1寸处取穴，横刺0.5～0.8寸。

神庭穴在头正中线，入前发际5分处取穴，横刺0.5～0.8寸。

素髎穴在鼻尖正中取穴，向上斜刺0.3～0.5寸，或用三棱针点刺出血。不灸。

水沟穴即人中穴，在人中沟上1/3和下2/3的交点处取穴，向上斜刺0.3～0.5寸。不灸。

兑端穴在上唇尖端，正当红唇和皮肤相接处取穴，向上斜刺0.3～0.5寸。不灸。

龈交穴在上齿龈与上唇系带连接处取穴，向上斜刺0.2～0.3寸，或点刺出血。

（五）督脉各穴所治病证概读

督起长强小腹内，向后脊柱上头顶，
终于口唇龈交穴。一身之阳督脉领。
督脉五脏六腑病，发热昏迷神志病，
中暑忘眠惊癫痫，头面五官头痛晕，
口齿鼻目颈项背，下肢痿痹腰骶疼。

长强督络胆肾交，痫证秘泻痔肛腰。
腰俞痿痹腰月经。腰阳关痿生殖疗。
命门痿遗壮肾阳，肾寒宫冷肿腰找。
悬枢泄泻胃腰痛。脊中胃肝疸痔疗。
中枢黄疸腰脊痛，腹痛腹胀呕食少。
筋缩胃胆脊强癫。至阳疸腹胸咳喘。
灵台热背咳喘疮。神道心胸悸忘健。
身柱癫咳头背热，灸壮脊柱退烧专。
陶道督脉膀胱交，儿痹疟热头背患。
大椎手足三阳督，疟乳热寒咳嗽喘，
风疹痤疮项脊强，儿惊骨蒸癫狂痫。
哑门督脉阳维交，暴喑瘫瘈癫呕涎。
风府督阳维交会，头喉瘈疭癫瘫感。
脑户督膀交会穴，头项失音癫晕眩。
强间眠癫头项目。后顶眩晕癫头眠。
百会维会督膀交，急救息风瘫癫痫，
脱肛阴挺升阳气，晕眩痰火上扰变。
前顶癫鼻头眩晕。囟会脸鼻惊晕眩。

上星目赤头风痛，热疟癫惊鼻衄渊。
神庭督膀胃经交，癫头鼻眩呕悸眠。
素髎升压救休克，昏迷窒息息肉选。
水沟督脉大胃交，昏迷水肿惊癫痫，
腰脊呼衰救昏迷，扭伤疼痛中风瘫。
兑端牙鼻口歪斜。龈交鼻痔肿牙癫。

注

督脉起于长强小腹内，向后脊柱上头顶，终于口唇龈交穴。督脉治五脏六腑病，发热，昏迷。神志病：癫痫，健忘失眠，中暑，小儿惊风；头面五官疾病：头痛眩晕，口齿病，鼻病，目疾；项背僵硬。督脉治下肢痿痹，腰骶疼。

（六）督脉穴位的针刺深度歌

长强到风府十六穴，零点五到一寸深。
长强靠尾骨前刺，腰阳关是直刺针。
哑门向下颌慢刺，禁止深刺上斜针，
风府直刺或下斜，其余向上斜刺进。
脑户神庭八穴位，横刺五分到八分。
素髎水沟和兑端，向上斜刺三五分。
龈交刺血不能灸，向上斜刺两三分。

注

督脉各穴针刺手法及深度概览如下阐述。

其中注意长强靠尾骨前刺，脑户至神庭八个穴位，横刺0.5~0.8寸。

（1）向上斜刺0.5~1寸的穴位：长强（防伤、直伤），腰俞，命门，悬枢，脊中，中枢，筋缩，至阳，灵台，神道，身柱，陶道，大椎，哑门（哑门向下颌慢刺，禁止深刺或上斜进针，过深恐伤延髓，禁灸），风府（风府直刺或下斜，过深恐伤延髓），腰阳关。

（2）横刺0.5~0.8寸的穴位：脑户，强间，后顶，百会，前顶，囟会，上星，神庭。

（3）向上斜刺0.3~0.5寸的穴位：素髎，水沟，兑端。

（4）龈交点刺出血，不能灸，向上斜刺0.2~0.3寸。

（5）禁灸或不应灸穴位：哑门，风府，素髎，水沟，兑端，龈交。

十四、任脉

（一）任脉循行部位和基本机能

任宫小腹下会阴，前行阴毛沿腹内行，
上经关元至咽喉，绕唇过面入眶下停。
胞宫分支与冲并，沿着脊柱前方进。
任脉调节阴经血，任养胞胎调月经。

注

任脉起于小腹内胞宫，下出于会阴部，向前行于阴毛部，沿腹内，向上经过关元等穴，到达咽喉部，再上行环绕口唇，经过面部，进入目眶下。在胞宫分支别出，与冲脉并行，沿着脊柱前方进。任脉调节阴经气血，为“阴脉之海”。任脉主胞胎，与女子月经来潮、妊养、生殖功能有关。“任者妊也”。

（二）任脉循经病证口诀

任脉咳喘尿不通，带下小产小腹疼，
瘕聚调经不孕育，疝气胸痛或遗精，
口眼歪斜泄泻呕，淋病便秘咽喉𪟝。

注

任脉病证为：咳喘，小便不通，妇女带下小产，小腹痛，癥瘕积聚，不孕不育，月经不调，疝气，遗精，胸痛，口眼歪斜，淋病，便秘，咽喉肿痛。

（三）任脉 24 个穴位名称速记口诀

任起会阴终承浆，曲骨中极和关元，
石门气海和阴交，神阙水分接下脘，
建里中脘和上脘，巨阙鸠尾中庭连，
膻中玉堂紫宫穴，华盖璇玑天突见，
廉泉最后是承浆，二十四穴阴海传。

注

任脉首穴是会阴穴，末穴是承浆穴。任脉络穴是鸠尾。会阴（交会）、曲骨（交会）、中极（交会，膀胱的“募”穴）、关元（交会，小肠的“募”穴）、石门（三焦的“募”穴）、气海（保健）、阴交（交会）、神阙（禁针）、水分（水病最宜灸）、下脘（交会）、建里、中脘（交会，八会：腑会，胃的“募”穴）、上脘（交会）、巨阙（心的“募”穴）、鸠尾（任脉“络”穴）、中庭、膻中（八会：气会，心包的“募”穴）、玉堂、紫宫、华盖、璇玑、天突（交会）、廉泉（交会）、承浆（交会）。任脉有 24 穴，任脉是阴脉之海。

任脉必须掌握的 14 个穴位：中极、关元、气海、神阙、水分、下脘、中脘、上脘、巨阙、鸠尾、膻中、天突、廉泉、承浆。

（四）任脉 24 穴的定位及主治病证口诀

1. 会阴

会阴冲督孕妇慎，昏迷癫痔男女病。

简诀：会阴任冲督交会，昏迷痔癫男女病。

注

会阴穴是任、冲、督三脉的交会穴。男在阴囊根部与肛门的中间，女在大阴唇后联合与肛门的中间取穴，直刺 0.5～1 寸。孕妇慎用。

会阴穴能通经活络，固本回阳，善治男女性功能疾病。主治：昏迷用于急救，前列腺炎，月经不调，尿不利，痔疾，肛门肿痛，阴汗、阴挺，脱肛，癫狂，惊痫，遗精。

2. 曲骨

曲骨任肝耻联仰，生殖痿遗带疝酿。

简诀： 曲骨任脉肝经交，脱肛疝带痿遗精。

注

曲骨穴是任脉和足厥阴经的交会穴，在耻骨联合上缘中点处仰卧取穴，直刺0.5～0.8寸。内有膀胱，应排空尿液再刺。孕妇禁刺。

曲骨穴是生殖保健要穴，能通经活络，固本回阳。主治：阳痿，遗精，带下，疝气，小便不利，前列腺炎，肛门肿痛，阴挺脱肛。膀胱膨出取曲骨配横骨；直肠膨出取会阳配承山。

3. 中极

中极任脉肝脾肾膀胱募，脐下四寸仰卧针，
闭经崩带尿潴留，阳痿遗精阴痒挺。
肾俞阴陵泉尿频，胎衣中极和肩井。
遗精横骨阴陵泉。中极水道强壮肾。

简诀： 中极任肝脾肾交，痿遗经带闭尿崩。

注

中极穴是任脉和足三阴经的交会穴，又是足太阳膀胱经的“募”穴，在前正中线上，脐下4寸处，仰卧取穴，排尿后直刺0.5～1寸。孕妇慎用。

中极穴能通经活络，固本回阳，善治生殖系统疾病。主治：闭经，崩漏，带下，遗尿，小便不利，尿潴留，月经不调，阳痿，遗精，阴痒，阴挺，疝气。

取极泉配肩井下胎衣；取中极配肾俞、阴陵泉治尿频；取中极配横骨、阴陵泉治遗精；湿热下注取中极配阴陵泉；中极配水道可增强肾功能，使女性生殖器功能正常。

4. 关元

关元小募肝脾肾，仰卧脐下选三寸，
肾虚风脱虚劳尿，闭经尿闭尿频频，
阳痿早泄遗精疝，恶露崩带瘦阴挺，
白浊腹痛泄泻痢。尿潴留取曲骨针。
关元委阳和中极。肾胀偏坠配大敦。
泄痢不止伍太溪。回阳盐灸气海神门。

简诀： 关元任肝脾肾交，中风脱证肾虚证，
阳痿早泄遗精疝，虚劳闭经尿闭频，
白浊腹痛泄泻痢，恶露崩带瘦阴挺。

注

关元穴是任脉和足三阴经的交会穴，又是手太阳小肠经的“募”穴，在前正中线上，脐下3寸剑突下10寸处仰卧取穴，排空膀胱，直刺0.5～1寸。孕妇慎用。

三阴交、中极、关元都是三阴经的交会穴。中极和关元都擅长温暖下元诸虚寒积，治疗泌尿生殖系统疾病，是因为它们都是任脉和足三阴的交会穴。关元穴是常用的保健穴。

关元穴能培肾固本，调气回阳。主治：肾阴肾阳虚，阳痿，遗精，泄泻，遗尿，小便频数，尿闭，经闭，崩漏，带下，疝气，脱肛，中风脱证，虚劳羸瘦，阴挺，产后出血。

治尿潴留取关元穴配曲骨、委阳、中极；肾胀偏坠取关元配大敦；泄痢不止取关元配太溪；灸关元、气海、神阙隔盐灸回阳固脱，温补原阳，固本止泻。

5. 石门

石门三焦募降压，女人禁止针灸穴，
经尿带崩恶露疝，高压水肿腹痛泄。
简诀：石门降压妇女禁，水肿痛泄经带崩。

注

石门穴是手少阳三焦经的“募”穴，在前正中线，脐下2寸取穴，直刺1~2寸。

石门穴能通经活络，固本回阳。主治：水肿，带下，崩漏，月经过多，产后出血，闭经，尿闭，疝气，腹痛，腹胀坚硬，高血压，泄泻。妇人禁针、禁灸此穴，犯之绝子。针刺石门穴有明显的降压作用。

6. 气海

气海脐下一寸五，虚脱脏衰瘦无力，
水肿中风泻痢便，遗精痿疝尿不利，
月经闭痛带崩挺，胞衣不下恶露淋。
尿崩腰俞命门找。五淋水分三里疗。
恶露中都三阴交。痛经中极三阴交。
肠梗支沟大肠足三里。白浊气海三阴交。
简诀：气海脏虚肿瘫尿，温暖冲任调月经。

注

气海穴在前正中线上，脐下1.5寸处取穴，直刺0.5~1寸。孕妇慎用。

气海穴治一切气病，是常用的保健穴，能温暖下焦，温暖冲任而调经，益气固胞治阴挺；能培肾固本，调气回阳。

主治：虚脱，羸瘦，脏气衰弱，便秘，泄泻，癥瘕鼓胀，水肿之肠腑病，遗尿，遗精，带下，崩漏，瘫痪，中风脱证，疝气，痛经，绕脐腹痛，阴挺，月经不调。

治尿崩取气海配腰俞、命门；治五淋取气海配水分、足三里；治痛经取气海配中极、三阴交；产后恶露不止取气海配中都、三阴交；麻痹性肠梗阻取气海配支沟、大肠俞、足三里；气海配三阴交健脾益气，加强气海的固胞作用；治白浊遗精取气海配三阴交。

7. 阴交

阴交任冲脐下一，水肿腹痛经带治。
简诀：阴交任冲交会穴，水肿小腹痛带经。

注

阴交穴是任脉和冲脉的交会穴，在脐下1寸处取穴，直刺1~2寸。

阴交穴善治下腹疼痛，能止痛止血，调补阳气。主治：水肿，腹痛，月经不调，带下，疝气。此穴不要与三阴交相混淆。

8. 神阙

神阙只灸不针刺，水肿痛泄与脱证。
简诀：神阙虚脱水肿昏，肠炎痢便固肾本。

注

神阙穴就是肚脐眼，一般不针刺，只灸或贴药。神阙穴对五脏六腑有宏观调控作用。

神阙穴能通经活络，固本回阳。主治：中风脱证，虚脱、昏迷、不省人事等元阳暴脱，脱肛，水肿，小便不利，腹痛，泄泻，痢疾，便秘。神阙穴是常用的保健穴，常用隔姜、盐灸。

9. 水分

水分脐上一寸中，不针用灸大有功，
小便不利鼓胀肿，翻胃呕吐腹泻痛。

简诀：水分灸治鼓胀肿，尿难翻胃腹泄痛。

注

水分在脐上1寸处取穴，直刺1～2寸。《铜人腧穴针灸图经》说：禁不可针，但水病灸之大良。

水分穴能健脾和胃，祛湿消肿。主治：水肿，尿难（即小便不利），反胃吐食，腹痛，泄泻。水分配阴陵泉治水肿。

10. 下脘

下脘任脾脐上二，胃呕泻痞胀痛尔。

简诀：下脘任脾交会穴，胃病呕泻痞胀痛。

注

下脘穴是任脉和足太阴经的交会穴，在脐上2寸处取穴，直刺1～2寸。

下脘穴能健脾和胃，止呕。主治：呕吐，泄泻，痞块，腹痛，完谷不化。

11. 建里

建里脐上三寸留，腹胀水肿胃痛呕。
建里消胀助消化，水肿腹胀呕胃痛。

注

建里穴在脐上3寸处取穴，直刺1～2寸。

建里穴能健脾安胃，调肠止呕。主治：腹胀，水肿，胃痛，呕吐，食欲缺乏。该穴能除胀助消化。

12. 中脘

中脘任三小胃交，胃募腑会脐上四，
脏躁疳黄疸积癫，胃酸纳呆泻呕痢。
肠梗腹痛三内关，梁丘天枢公孙气海。

简诀：中脘任三小胃交，胃募腑会脐上四，
脏躁疳积黄疸癫，胃酸纳呆泻呕痢。

注

中脘穴是胃经的“募”穴，八会穴之一的腑会；是任脉和手太阳经、手少阳经、足阳明经的交会穴。在脐上4寸处取穴，直刺1～1.5寸。

中脘穴是常用的保健穴，是治饮食病疾的效穴。中脘穴能降腑气，即中脘能升清降浊，温通胃肠之腑气。

中脘穴能健脾安胃，镇惊安神。主治：黄疸，癫狂，腹胀，胃痛，泄泻，呕吐，吞酸。治肠梗阻或腹痛，取中脘配公孙、气海、梁丘、天枢、足三里和内关；食少取中脘配足三里。

13. 上脘

上脘胃三脐上五，癫热腹胃呃呕吐。

简诀：上脘任三胃交会，腹胃呃呕癫热痰。

注

上脘穴是任脉和足阳明胃经、手少阳三焦经的交会穴，在前正中线脐上5寸处仰卧取穴，直刺1~1.5寸。

上脘穴能健脾安胃，清热化痰。主治：癫痫，腹胀，胃痛，痞满反胃，呃逆，呕吐，奔豚，伏梁，痰热浓稠。治发狂取上脘配神门。

14. 巨阙

巨阙心募噎膈痫癫，心胸胃痛呕吐酸。

简诀：巨阙镇惊宁心神，心胸癫痰胃呕酸。

注

巨阙穴是心经的“募”穴，在前正中线脐上6寸处仰卧位取穴，向下斜刺0.5~1寸，刺深恐伤肝脏。

巨阙穴能保心护胃，镇惊宁心，善于调理心气。主治：胸痛，心悸，九种心痛，痰饮，息贲，呕吐，吞酸，噎膈，痫证，癫狂。巨阙配膻中治水肿膈痛。

15. 鸠尾

鸠尾息风调阴阳，心胸腹胃癫痫狂。

简诀：鸠尾胸心悸忡痛，腹胀反胃癫狂痫。

注

鸠尾穴是任脉的“络”穴。仰卧两臂上举，在前正中线脐上7寸，正当剑突下取穴。向下斜刺0.5~1寸。不宜直刺或深刺，防伤内脏。

鸠尾穴能调理阴阳，平抑风阳，舒经活络，镇惊宁心，以治癫、狂、痫为主。主治：癫、狂、痫，心胸痛，心悸怔忡，腹痛腹胀，反胃。

16. 中庭

中庭胸骨体下缘，吐乳噎膈心胸满。

简诀：中庭吐乳胸心噎。

注

中庭穴在前正中线上，平第5肋间隙，正当胸骨体下缘取穴，横刺0.3~0.5寸。

中庭穴能舒经活络，镇惊宁心。主治：呕吐，小儿吐乳，噎膈，心痛，胸胁胀满。

17. 膻中

膻中包募气八会，平四肋间隙取穴，

胸痛呕吐咳嗽喘，乳痈乳少和噎膈，
心胸膻中厥阴俞，天井神门内关穴。
管哮天突定喘内关。乳少乳根和少泽。

简诀：膻中乳癖肺痈咳，胸痛心悸癥瘕瘤。

注

膻中穴是心包经的“募”穴，八会穴之气会，在前正中线平第4肋间穴处取穴，横刺0.3～0.5寸。

膻中穴是气会处，能调气通络，宽胸理气，疏调气机，益心气，宁心神，理气降逆止呃，行气消瘀祛痰，治肿瘤包块，乳癖癥瘕。

膻中穴能开胸除烦，顺气开胸。主治：乳痈，乳汁过少，肺痈，噎膈，胸痛，心悸胸痹，心绞痛，呕吐，咳嗽，气喘。

心胸痛取膻中配天井穴；支气管哮喘取膻中配天突、定喘、内关；乳少取膻中配乳根、少泽；膻中配厥阴俞、神门、内关、期门治胸闷、胸胁胀满疼痛。

18. 玉堂

玉堂第三肋间隙，胸喉寒痰呕喘咳。

简诀：玉堂胸喉咳寒痰。

注

玉堂穴在前正中线上，平第3肋间隙处取穴，横刺0.3～0.5寸。

玉堂穴能宽胸理气，舒经活络。主治：呕吐寒痰，胸痛，喉痹咽肿，咳嗽，气喘。玉堂配幽门治心烦呕吐。

19. 紫宫

紫宫第二肋间隙，喉痹胸痛气喘咳。

简诀：紫宫胸痹喘咳喉。

注

紫宫穴在前正中线上，平第2肋间隙处取穴，横刺0.3～0.5寸。

紫宫穴能健胃平喘，通经活络。主治：胸痛，喉痹咽肿，咳嗽，气喘。

20. 华盖

华盖第一肋间隙，胸胁胀痛气喘咳。

简诀：华盖胸胁痛喘咳。

注

华盖穴在前正中线上，平第1肋间隙处取穴，横刺0.3～0.5寸。

华盖穴能清咽润喉，止咳平喘。主治：胸胁胀痛，气喘，咳嗽。

21. 璇玑

璇玑胸骨柄中央，喘咳胸痛咽喉殃。

简诀：璇玑胸痛咽喉肿，顺气宣肺定咳喘。

注

璇玑穴在前正中线上，胸骨柄中央取穴，横刺0.3～0.5寸。

璇玑穴能顺气定喘，宣肺止咳。主治：咳嗽，气喘，胸痛，喉痛，喉痹咽肿。

22. 天突

天突任阴维胸骨上窝中，梅核胸痛咽喉肿，
噎膈暴喑哮喘咳。管哮膻中定喘丰隆。
喉小鸡声配扶突，咳喘肺俞和膻中。
甲亢合谷太阳廉泉。内关中脘膈肌挛。

简诀：天突任脉阴维交，胸喉梅瘿咳喘证。

注

天突穴是任脉与阴维的交会穴。天突穴在胸骨上窝正中取穴，先直刺0.2寸，然后将针尖转向下方，紧靠胸骨后方刺入1～1.5寸。注意进针方法和深度，刺过深恐伤肺脏。

天突穴能化痰止咳，宣肺理气。主治：吞咽困难，噎膈，梅核气，瘿气，胸痛，气逆，咽喉肿痛，暴喑，气喘，咳嗽。支气管哮喘取天突配膻中、定喘、丰隆；甲状腺功能亢进取天突配合谷、太阳、廉泉；膈肌痉挛取天突配内关、中脘；喉中如水小鸡声取天突配扶突；咳喘取天突配肺俞、膻中。

23. 廉泉

廉泉任阴维交会，舌骨下缘凹陷对，
中风失语舌麻木，吞难暴喑流涎退。

简诀：廉泉任阴维交会，中风失语喉舌病。

注

廉泉穴是任脉和阴维脉的交会穴，在喉结上方，正当舌骨下缘凹陷处取穴，直刺0.5～0.8寸。

廉泉穴能消肿止痛，清咽利喉。主治：吞咽困难，暴喑，舌下肿痛，舌强不语之中风失语，舌头麻木且味觉减退。

24. 承浆

承浆任督胃大交，颏唇沟中就是它，
斜刺点三点五寸，口歪流涎牙癫发。

简诀：承浆任督胃大交，牙痛癫痫儿紧唇，
男子诸疝女癥瘕，脸肿口角流涎症。

注

承浆穴是任脉、督脉、手足阳明经的交会穴，在颏唇沟的中央取穴，斜刺0.3～0.5寸。

承浆穴能通经活络，生津敛液。主治：流涎，牙痛，龈痛，面肿，口歪斜，癫狂。婴幼儿口疮不吸奶针取承浆配地仓。

（五）任脉穴定位歌

会阴前后阴中间，曲骨耻联上中点，
中极脐下四寸处，关元脐下三寸间，

石门脐下两寸找，气海脐下一寸半，
阴交脐下一寸真，神阙就是肚脐眼。
水分神阙上一寸，下脘脐上两寸看，
建里脐上三寸取，中脘脐上四寸选，
上脘脐上五寸是，巨阙脐上六寸点，
鸠尾正在剑突下，中庭胸膈体下缘，
膻中四肋两乳间，玉堂三肋间隙安，
紫宫平二肋间隙，华盖一肋间隙选，
璇玑胸骨柄中央，天突胸骨上窝正中央见，
廉泉舌骨下缘凹，承浆颏唇沟中看。

注

会阴穴男在阴囊根部与肛门的中间、女在大阴唇后联合与肛门的中间取穴，直刺 0.5 ~1 寸。孕妇慎用。

曲骨穴在耻骨联合上缘中点处仰卧取穴，直刺 0.5 ~0.8 寸。内有膀胱，应排空尿液再刺。孕妇禁。

中极穴在前正中线上，脐下 4 寸处，仰卧取穴。排尿后直刺 0.5 ~1 寸。孕妇慎用。

关元穴在前正中线上，脐下 3 寸处剑突下 10 寸处仰卧取穴。排空膀胱，直刺 0.5 ~1 寸。孕妇慎用。

石门穴在前正中线上，脐下 2 寸处取穴，直刺 1 ~2 寸。

气海穴在前正中线上，脐下 1.5 寸处取穴，直刺 0.5 ~1 寸。孕妇慎用。

阴交穴在脐下 1 寸处取穴，直刺 1 ~2 寸。

神阙穴是肚脐眼，一般不针刺，只灸或贴药。

水分穴在脐上 1 寸处取穴，直刺 1 ~2 寸。《铜人腧穴针灸图经》说：禁不可针，但水病灸之大良。

下脘穴在脐上 2 寸处取穴，直刺 1 ~2 寸。

建里穴在脐上 3 寸处取穴，直刺 1 ~2 寸。

中脘穴在脐上 4 寸处取穴，直刺 1 ~1.5 寸。

上脘穴在前正中线上，脐上 5 寸处仰卧取穴，直刺 1 ~1.5 寸。

巨阙穴在前正中线上，脐上 6 寸处仰卧取穴，向下斜刺 0.5 ~1 寸。刺深恐伤肝脏。

鸠尾穴取仰卧位，两臂上举，在前正中线上，脐上 7 寸，正当剑突下取穴，向下斜刺 0.5 ~1寸，不宜直刺或深刺防伤内脏。

中庭穴在前正中线上，平第 5 肋间，正当胸骨体下缘取穴，横刺 0.3 ~0.5 寸。

膻中穴在前正中线上，平第 4 肋间隙处取穴，横刺 0.3 ~0.5 寸。

玉堂穴在前正中线上，平第 3 肋间隙处取穴，横刺 0.3 ~0.5 寸。

紫宫穴在前正中线上，平第 2 肋间隙处取穴，横刺 0.3 ~0.5 寸。

华盖穴在前正中线上，平第 1 肋间隙处取穴，横刺 0.3 ~0.5 寸。

璇玑穴在前正中线上，胸骨柄中央取穴，横刺 0.3 ~0.5 寸。

天突穴在胸骨上窝正中取穴，先直刺 0.2 寸，然后将针尖转向下方，紧靠胸骨后方刺入 1 ~1.5 寸。注意进针方法和深度，过深恐伤肺脏。

廉泉穴在喉结上方，正当舌骨下缘凹陷处取穴，直刺 0.5 ~0.8 寸。

承浆穴在颏唇沟的中央取穴，斜刺0.3~0.5寸。

(六) 任脉各穴所治病证概读

任起小腹过会阴，经过腹胸正中线，
到达唇面入眼内。任脉阴脉之海传。

任脉下腹穴膀小，妇科小腹前阴病。
胸部穴治胸痛咳，上腹穴治脾胃病，
癫瘿瘤肿阳痿证，胸腹腔内脏腑病。

会阴任冲督交会，昏迷痔癫男女病。
曲骨任脉肝经交，脱肛疝带痿遗精。
中极任肝脾肾交，痿遗经带闭尿崩。
关元任肝脾肾交，中风脱证肾虚证，
阳痿早泄遗精疝，虚劳闭经尿闭频，
白浊腹痛泄泻痢，恶露崩带瘦阴挺。
石门降压妇女禁，水肿痛泄崩带经。
气海脏虚肿癃尿，温暖冲任调月经。
阴交任冲交会穴，带经水肿小腹疼。
神阙虚脱水肿昏，肠炎痢便固肾本。
水分灸治鼓胀肿，尿难反胃腹泄松。
下脘任脾交会穴，胃病呕泻痞胀痛。
建里消胀助消化，水肿腹胀呕胃重。
中脘任三小胃交，胃募腑会泻呕酸，
纳呆胃痛饮食痢，脏躁疳积癫黄疸。
上脘任三胃交会，腹胃呃呕癫热痰。
巨阙镇惊宁心神，心胸癫痰胃呕酸。
鸠尾胸心悸忡痛，腹胀反胃癫狂痫。
中庭乳胸心吐噎。膻中乳癖肺痈咳，
胸痛心悸癥瘕瘤。玉堂胸喉咳痰寒。
紫宫胸痹喘咳喉。华盖胸胁痛咳喘。
璇玑胸痛咽喉肿，顺气宣肺咳喘患。
天突任脉阴维交，胸喉梅瘿咳喘证。
廉泉任阴维交会，中风失语喉舌病。
承浆任督胃大交，牙痛癫瘫儿紧唇，
男子诸疝女癥瘕，脸肿口角流涎症。

注

任脉起于小腹过会阴，经过腹胸正中线，上行到达唇面入眼内。

任脉治癫痫狂，水肿，尿不利，月经不调，腹泻呕吐，咳喘，遗精，阳痿证，胸胃疾病，咽喉病，梅核气，瘿瘤，胸腹腔、胃、喉疾病。

胸腹头颈面的局部病证及本脉穴位相应内脏的病证：①任脉胸部穴位治胸痛，咳喘；②任脉上腹穴治脏腑病：脾胃病，暴喑，中风，口眼歪斜，阳痿，呕吐泄泻，咳喘；③任脉下腹穴治膀胱、小肠病变，妇科的前阴病、月经病、带下、崩漏。

关元、神阙救虚脱；水分治水肿；鸠尾治癫痫；中脘治呕吐、胃痛；膻中治缺乳、乳房病，乳痈；天突刺法须掌握，治噎膈、哮喘、梅核气；廉泉治中风、咽喉痛；承浆治流涎、口眼歪斜。

其余内容，顺诀释义即知。此为本书最大特点！

（七）任脉穴的针刺深度歌

会阴零点五一寸，孕妇不能针会阴。
曲骨五分到八分，中极关元入一寸。
石门一寸到两寸，气海脐下点五寸。
阴交水分下脘建里，四穴直刺一二寸。
巨阙鸠尾下斜刺，进针零点五一寸。
中庭膻中和玉堂，紫宫华盖璇肌五分。
天突特别记住针，廉泉直刺五八分，
承浆斜刺三五分，神阙只灸不要针，
曲骨中极和关元，有尿尿完才能针。
以下穴位孕妇禁，否则针刺伤胎元，
气海石门阴交穴，曲骨中极和关元。

注

任脉穴位刺法必知：会阴0.5～1寸，孕妇不能针会阴。曲骨0.5～0.8寸。

(1) 孕妇以下穴位禁、慎刺，否则针刺伤胎元：会阴，曲骨，中极，关元，石门，气海，阴交。

(2) 排空尿液后再刺：曲骨，中极，关元。

(3) 神阙只灸禁针刺。

(4) 天突的特殊刺法：先直刺0.2寸，然后将针尖转向下方，紧靠胸骨后方刺入1～1.5寸。

(5) 承浆斜刺0.3～0.5寸。

(6) 直刺0.5～1寸：会阴，中极，关元，石门，气海，阴交，下脘，建里，中脘，上脘，巨阙（不宜超过深度，恐伤内脏）。

(7) 巨阙、鸠尾是向下斜刺0.5～1寸。不宜直刺，恐伤内脏。

(8) 曲骨、廉泉直刺0.5～0.8寸。

(9) 横刺0.3～0.5寸：中庭，膻中，紫宫，玉堂，华盖，璇玑。

(10) 中极、关元1寸，石门1～2寸，气海0.5～1寸。

(11) 阴交、水分、下脘、建里直刺1～2寸。

十五、冲带维跷脉

1. 冲脉

冲起胞中下会阴，气街起与肾经并，

上脐上胸再上喉，环唇到目眶下停，
分支小腹肾气街，腿内腘胫足底行。
内踝后分前斜走，足背进入大趾停，
冲脉胞宫分支督，上行脊柱之内进。
冲海调节十二经，管理孕育调月经。

冲脉小腹经闭崩，横骨大赫气（穴）中注，
四满幽门肓（俞）商曲，石关阴都和通谷。

注

冲脉起胞中，下出会阴，从气街部起与肾经相并，挟脐上行，散布于胸中，再上行，上喉，环唇，到目眶下。

分支一：从小腹输注于肾下，浅出气街，沿大腿内入腘窝，再沿胫骨内侧，下行到足底。

分支二：从内踝后分出，向前斜走，入足背，进入大趾。

分支三：冲脉胞宫分支，向后与督脉相通，上行脊柱之内。

"冲"为要冲要道之意。

冲脉调节十二经。冲脉上头下足，行后背，布前胸，贯穿全身，分布广泛，为一身气血之要冲，故能通受十二经气血。上行者行于脊内渗诸阳；下行者行于下肢渗诸阴。冲脉能容纳和调节十二经脉及五脏六腑之气血，故有"十二经之海"或"五脏六腑之海"之称。

冲脉管理孕育功能，调月经。

冲脉治疗：小腹痛，月经不调，闭经，崩漏等。

冲脉有11个交会穴：横骨，大赫，气穴，中注，四满，幽门，肓俞，商曲，石关，阴都，通谷。

2. 带脉

带起季胁斜下行，束带前垂绕一身，
环腰带脉穴前下，沿髂前上少腹进，
带脉管理妇女带，能够约束纵行经。

带腰软腹胀阴挺，维道带脉五枢针。

注

带脉起于季胁，斜向下行到带脉穴，像"束带前垂"绕身一周，环行腰腹部，并于带脉穴处前下方，沿髂前上缘，斜行到少腹。

带脉管理妇女带下，能够约束纵行诸经。

带脉治疗：带下，腹胀，阴挺，腰软无力等。

带脉有3个交会穴：维道，带脉，五枢。带脉配关元、大敦、璇玑、气海治肾气冲心。

3. 阴维

阴维小腿三阴交，腿内上腹脾同行，
到胁部与肝经合，上喉任脉相合并。
阴维心胸胃腹呕。腹哀大横筑宾期门，

府舍天突和廉泉。阴维郄穴是筑宾。

注

阴维脉起于小腿内侧足三阴经交会之处，沿小腿内侧上行，到腹部与足太阴脾经同行，到胁部与足厥阴肝经相合，上喉与任脉相会。

阴维脉治疗：心痛，胸痛，胃痛，腹痛，呕吐等。

阴维脉有7个交会穴：腹哀，大横，筑宾，期门，府舍，天突，廉泉。

阴维脉的郄穴是足少阴经上的筑宾穴。

4. 阳维

阳维外踝同胆行，腿外侧上体外进，
腋肩颈耳前额头，头侧项后督脉并。
维脉维系全身脉，阳维诸阳阴维阴。
阳维寒热头目眩。阳交阳白和肩井，
风府风池金哑门，目窗正营和头临泣，
天髎脑空臑（俞）本神。郄穴阳交在胆经。

注

阳维脉起于外踝下，与足少阳胆经并行，沿小腿外侧向上，经躯体后外侧进，从腋、肩、颈、耳、头前额，分布于头侧及项后，与督脉会合。

维脉的主要生理功能是维系全身经脉。阳维脉维络诸阳，阴维脉维络诸阴。

阳维脉治疗：寒热往来，头痛，目眩等。

阳维脉有14个交会穴：阳交，阳白，肩井，风府，风池，金门，哑门，目窗，正营，头临泣，天髎，脑空，臑俞，本神。阳维脉的郄穴是足少阳胆经的阳交穴。

5. 阴跷

阴跷内踝下照海，内踝后上小大腿，
前阴腹胸缺盆迎，鼻内眦太阳跷会。
阴跷调经嗜睡（咽）喉。照海交信和睛明。
阴跷郄穴是交信。

注

阴跷脉起于内踝下足少阴肾经的照海穴，沿内踝后上小腿、股内侧，经前阴，沿腹、胸进入缺盆，出行于人迎之前，经鼻旁，到目内眦，与手足太阳经、阳跷脉会合。

阴跷脉治疗：月经不调，嗜睡，咽干喉痛。

阴跷脉有3个交会穴：照海，交信，睛明。

阴跷脉的郄穴是足少阴肾经上的交信穴。

6. 阳跷

阳跷外踝下申脉，外踝后上小大腿，
腹胸侧肩颈外口，手足太阳阴跷会，
再上发际下耳后，胆经颈后相交会。
跷管下肢头目癫，眼睑眠眩调阴阳。

阳跷交会居巨髎，申脉仆参臑（俞）跗阳，
肩髃巨骨和承泣，睛明风池和地仓。

注

阳跷脉起于外踝下足太阳膀胱经的申脉穴，沿外踝后上行，经小腿、股外侧，再向上经腹、胸侧面与肩部，由颈外侧上挟口角，到达目内眦，与手足太阳经、阴跷脉会合，再上发际，向下到耳后，与足少阳胆经在项后相交会。

“跷”：轻健矫捷之意。跷脉主管下肢运动和眼睑开合，调节肢体阴阳。

阳跷脉治疗：失眠，眩晕、头痛、目病、癫痫。

阳跷脉有12个交会穴：居髎，巨髎，申脉，仆参，臑俞，跗阳，肩髃，巨骨，承泣，睛明，风池，地仓。阳跷的郄穴是手太阳小肠经的跗阳穴。

第二节　常用经外奇穴

一、头面部奇穴

（一）头面部30个奇穴的定位及主治病证口诀

1. 四神聪

百会围寸四神聪，头目晕眠癫狂风。

注

四神聪穴是4个穴位，在百会穴周围（前后左右）1寸处取穴，横刺0.5~0.8寸。可灸。

四神聪穴能通经活络，宁心安神。主治：头痛（主穴），眩晕，失眠，健忘，目痛，上胞下垂，中风，癫痫。（注意：口诀中缩略语含义）四神聪配太溪、悬钟、本神可补益脑髓，使脑充髓足神安。

2. 印堂

印堂提插产后晕，头鼻忘眠呆痫惊。

注

印堂穴在两眉连线内侧的中点的凹陷中取穴，横刺0.3~0.5寸，或三棱针点刺出血。用提捏进针法。可灸。

印堂能明目醒脑开窍，安神定志；能通鼻开窍，清脑明目。主治：痴呆，痫证，子痫，健忘，失眠，产后血晕，眩晕，头痛，鼻渊，鼻衄，小儿惊风，目赤肿痛，白睛红赤，黑睛星翳，三叉神经痛。印堂加神门、四神聪、安眠穴可安神除烦，治失眠；印堂配头维治头痛。

3. 鱼腰

鱼腰睑垂睑瞤动，眉棱骨痛目红肿。

注

鱼腰穴在眉毛的中央取穴，横刺0.3~0.5寸。

鱼腰穴能清热消肿，明目祛翳。主治：眼睑下垂，眼睑瞤动，眉棱骨痛，目红赤肿痛。

4. 球后

球后眶下缘外取，青盲夜盲近视需。

注

球后穴在眶下缘外 1/4 与内 3/4 交界处取穴，将眼球向上固定，针沿着眶下缘缓慢刺入 0.5～1.5 寸，禁止提插。出针后压迫针孔 1～2 分钟，以防出血。

球后穴能明目祛翳，通经活络。球后穴是治眼疾要穴。主治：青盲，夜盲，近视，斜视等。

5. 太阳

太阳眉梢外眦中，面瘫外感头牙目，
合谷攒竹配印堂。太阳翳风牙痛著。

简诀：太阳面瘫头牙目。

注

太阳穴在眉梢和目外眦之间向后约 1 寸的凹陷中取穴，直刺 0.5～0.8 寸，或三棱针点刺出血。

太阳穴能通经活络，祛风镇惊。主治：面瘫，头痛，牙痛，目赤肿痛。外感头痛取太阳穴配合谷、攒竹；眼睑炎取太阳配攒竹放血；牙痛取太阳穴配翳风穴；太阳配风池可清利头目，治头痛、头昏。

6. 头颞

头颞太阳后上方，精分失眠偏头商。

注

头颞穴在太阳穴后上方 1 寸处取穴，针尖向耳郭上缘方向平行刺入 1～1.5 寸。

主治：精神分裂症，失眠，偏头痛。

7. 内睛明

内睛明睛明外下，目内眦的泪阜上，
视神经萎视网血，结膜视力模糊状。

注

内睛明穴位于睛明穴的外下方，正当目内眦的泪阜上，沿眶内侧壁直刺 0.5～1 寸，禁捻转，勿伤眼球。

主治：视神经萎缩或发炎，视网膜出血，结膜炎，视物模糊。

8. 上睛明、下睛明

睛明上下二分锥，近夜结膜散光泪。

注

上睛明穴在睛明穴上方 2 分处取穴，下睛明穴在睛明穴下方 2 分处取穴。以左手食指将眼球稍向外侧固定，沿眼眶内缘缓慢刺入 0.5～1 寸，不提插，不捻转。

主治：近视，夜盲，结膜炎，散光，泪囊炎。

9. 上明

上明眉弓中点下，目疾直刺不提插。

注

上明穴在眉弓中点，眶上缘的下方取穴。轻压眼球向下，向眶缘缓缓直刺 0.5～1.5 寸，不准提插。

主治：目疾。

10. 翳明

翳明直刺零五一，失眠耳鸣眼睛疾。

注

翳明穴在翳风后 1 寸，正当乳突下缘取穴，直刺 0.5～1 寸，可灸。

翳明穴能明目祛翳，宁心安神。主治：失眠，目疾，耳鸣。翳明和鱼腰是治眼病常用的有效奇穴。

11. 颈百劳

颈百劳穴咳喘肩，落枕瘰疬潮盗汗。

注

颈百劳穴在大椎穴上 2 寸处旁开 1 寸处取穴，直刺 0.3～0.5 寸，艾灸 3～5 壮。或艾条灸 15～20 分钟。

颈百劳穴是治盗汗的效穴，能滋补肺阴，舒筋活络。主治：咳喘，落枕，颈项强痛，瘰疬，骨蒸潮热，自汗、盗汗。

12. 鼻通

鼻通唇沟上头尽，鼻渊零三零点五寸。

注

鼻通穴在鼻唇沟上端尽头处取穴，向内上方平刺 0.3～0.5 寸。

鼻通穴主治：鼻渊，鼻部疮疖。

13. 鼻环

鼻环鼻翼凸接面，面疮酒糟鼻鼻炎。

注

鼻环穴在鼻翼向外凸起的最高点与面部相接处取穴，平刺 0.3～0.5 寸或点刺出血。

主治：面部疮毒，酒糟鼻、鼻炎。

14. 夹承浆

夹承浆在承浆一，中暑牙痛歪斜治。

注

夹承浆穴在承浆穴旁 1 寸处取穴，斜刺或平刺 0.5～1 寸。

夹承浆穴能益精补虚，通经活络。主治：中暑牙痛，口歪斜。

15. 牵正

牵正耳垂零五一，口疮歪斜脸麻痹。

注

牵正穴在耳垂前0.5~1寸处取穴，斜刺或平刺0.5~1寸。

牵正穴能通经活络，清热祛风。主治：口舌生疮，口眼歪斜，面部麻痹。

16. 安眠

安眠翳风风池中，眠癫悸烦眩头痛。

注

安眠穴在翳风穴和风池穴连线的中点处取穴，直刺0.8~1.2寸。

安眠穴能宁心安神，舒经活络。主治：失眠，癫狂，心悸，烦躁，眩晕，头痛。

17. 定神

定神水沟下三一，精神分裂痛经刺。

注

定神穴在沟的下1/3与中1/3交点处取穴，斜刺0.3寸。

定神穴主治：精神分裂症，痛经。

18. 聚泉

聚泉舌正中中点，舌强舌麻消渴喘。

注

聚泉穴在舌正中线中点取穴，直刺0.2~0.3寸或点刺出血。

聚泉穴能舒筋活络，生津止咳。主治：舌强，舌肌麻痹，消渴，咳嗽、气喘。

19. 海泉

海泉舌底系带中，吐泻消渴喉舌肿。

注

海泉穴在舌底系带正中间取穴，点刺出血。

海泉穴能消炎止痛，舒筋活络。主治：呕吐，泄泻，消渴，喉闭，喉肿，口腔炎，舌头肿痛。

20. 金津、玉液

金玉舌带静脉上，消渴舌犟呕吐泻。
难语廉泉渴承浆。廉泉风府舌强涩。

注

金津、玉液在舌系带两侧静脉上取穴，左为金津穴，右为玉液穴。多用三棱针点刺出血。

金津、玉液穴能止痛消炎，通经活络。主治：消渴，舌犟不语，呕吐，腹泻。舌肿、舌难语配廉泉；消渴配承浆。舌强难言、语言謇涩、语言障碍取金津、玉液两穴配廉泉、风府、通里。

21. 扁桃体

扁桃下颌角下方，合谷支沟喉肿胀。

注

扁桃体穴在下颌角下方一横指处取穴，稍斜向扁桃体方向刺0.5～1寸，不可过深。

主治：扁桃体炎，喉痛肿胀。

22. 增音

增音斜刺治哑聋，喉结下颌角线中。

注

增音穴在喉结和下颌角连线的中点取穴，避开颈动脉向喉结方向斜刺1.5寸。

增音穴治哑聋。

23. 颊里

颊里口内角1寸，歪斜黄疸齿龈病。

注

颊里穴在张口时的口角内后1寸的口腔内的颊黏膜上取穴，向后斜刺0.3～0.5寸。

主治：口眼歪斜，黄疸，齿龈溃烂，口臭。

24. 耳尖

耳尖耳上最高点，热头目肿翳结炎。

注

耳尖穴直刺0.1～0.2寸，或点刺出血。

耳尖穴能清热解表，通经活络。主治：高烧发热，头痛，目赤肿痛，翳障，眼结膜炎。解小儿高烧针耳尖穴。

25. 健耳

健耳横平耳门针，聋哑耳聋和耳鸣。

注

健耳穴在耳后部，耳郭根部和乳突的移行处，横平耳前之耳门即是，针刺时，一手将耳郭向前方牵拉，耳后就会出现一个小三角形凹陷，由此凹陷向前下方刺入0.5～1寸。

主治：聋哑，耳鸣，耳聋。

26. 后听宫、后听会

后听宫横平听宫进，聋哑耳聋和耳鸣。

注

后听宫是耳后部的耳郭根部和乳突的移行处，横平耳前的听宫。针刺时，一手将耳郭向前方牵拉，沿外耳道后壁与外耳道平行处刺入0.5～1寸，但不可刺入外耳道。

后听会是耳后部的耳郭根部和乳突的移行处，横平耳前的听会。针刺时，由外耳道软骨部后面与颞骨乳突部之间刺入（与外耳道平行方向刺入）0.5～1寸。

两穴主治：聋哑，耳聋，耳鸣。

27. 兴奋

兴奋穴治心动缓，中风后遗呆久眠。

注

兴奋穴在风池和翳明连线的中点的外斜上方5分处，在胸锁乳突肌与斜方肌上端附着部之间的凹陷处取穴，低头，直刺1.2～1.5寸。

主治：心动过缓，中风后遗症，嗜睡，痴呆。

28. 新设

新设落枕头颈痛，瘰疬咳喘肩背松。

注

新设穴在平齐第3颈椎棘突下，旁开1.5寸，直对风池穴而紧靠斜方肌外侧缘的后发际下1.5寸处取穴，侧卧或俯卧位，直刺0.5～0.8寸。

主治：落枕，头痛，颈项痛，肩背痛，瘰疬，咳喘。

29. 内迎香

内迎香孔后上黏膜，咽喉头目鼻塞炎。

注

内迎香穴在鼻孔内后上方黏膜处取穴，轻轻点刺出血。

内迎香穴能理气开窍，通经活络。主治：咽喉发热疼痛，头痛，目赤肿痛，鼻塞，鼻炎。

30. 上迎香

上迎香鼻背下陷，鼻病头痛结膜炎。

注

上迎香穴在鼻背的鼻骨下凹陷处，鼻唇沟上端尽处取穴，斜刺0.3～0.5寸。

上迎香穴能理气开窍，通经活络。主治：鼻炎，鼻窦炎，头痛，急性结膜炎（俗称火眼）。

（二）头面部30个奇穴

头面部有31个奇穴：四神聪，印堂，鱼腰，球后，太阳，头颞，内睛明，上睛明、下睛明，翳明，上明，颈百劳，鼻通，鼻环，承浆，牵正，安眠，定神，聚泉，海泉，金津、玉液，扁桃体，增音，颊里，耳尖，健耳，后听宫、后听会，兴奋，新设，内迎香，上迎香。

（三）头面部30个奇穴概读

百会围寸四神聪，头目晕眠癫狂风。
印堂提插产后晕，头鼻忘眠呆痫惊。
鱼腰睑垂睑瞤动，眉棱骨痛目红肿。
球后眶下缘外取，青盲夜盲近视需。

太阳眉梢外眦中，面瘫外感头牙目，
合谷攒竹配印堂。太阳翳风牙痛著。
头颞太阳后上方，精分失眠偏头商。
内睛明睛明外下，目内眦的泪阜上，
视神经萎视网血，结膜视力模糊状。
睛明上下二分锥，近夜结膜散光泪。
上明眉弓中点下，目疾直刺不提插。
翳明直刺零五一，失眠耳鸣眼睛疾。
颈百劳穴咳喘肩，落枕瘰疬潮盗汗。
鼻通唇沟上头尽，鼻渊零三零点寸。
鼻环鼻翼凸接面，面疮酒糟鼻鼻炎。
夹承浆在承浆一，中暑牙痛歪斜治。
牵正耳垂零五一，口疮歪斜脸麻痹。
安眠翳风风池中，眠癫悸烦眩头痛。
定神水沟下三一，精神分裂痛经刺。
聚泉舌正中中点，舌强舌麻消渴喘。
海泉舌底系带中，吐泻消渴喉舌肿。
金玉舌带静脉上，消渴舌强呕吐泻。
难语廉泉渴承浆。廉泉风府舌强涩。
扁桃下颌角下方，合谷支沟喉肿胀。
增音斜刺治哑聋，喉结下颌角线中。
颊里口内角一寸，歪斜黄疸齿龈病。
耳尖耳上最高点，热头目肿翳结炎。
健耳横平耳门针，聋哑耳聋和耳鸣。
后听宫横平听宫进，聋哑耳聋和耳鸣。
兴奋穴治心动缓，中风后遗呆久眠。
新设落枕头颈痛，瘰疬咳喘肩背松。
上迎香鼻背下陷，鼻病头痛结膜炎。
内迎香治咽喉病，头痛头昏和鼻炎。

二、胸腹部奇穴

（一）胸腹部33个奇穴的定位及主治病证歌诀

1. 颈臂

颈臂直刺零五八，上肢瘫痪手臂麻。

简诀：颈臂手瘫手臂麻。

注

颈臂穴在锁骨内1/3和外2/3交界处直上1寸处取穴，直刺0.5~0.8寸。

主治：上肢瘫痪，手臂麻木。

2. 夹脊

夹脊胸一到腰五，棘下两侧旁五分，
直刺零点五一寸，胸背心肺上肢疼，
下胸背治脾胃肠，腰背腰腹下肢病。

注

夹脊穴治该部位病。夹脊穴又叫华佗夹脊，在第1胸椎到第5腰椎，各椎棘突下左右旁开5分（0.5寸）处取穴，直刺0.5～1寸。可灸。

夹脊穴能疏经通络，行气活血。主治：上胸背的穴位主治心、肺、上肢病证，下胸背的穴位主治脾、胃、肠道病证，腰背的穴位主治腰、腹、下肢病证。夹脊穴能疏通经络，强督强脊柱。

3. 十七椎

十七椎零点五一，下瘫腰腿经崩治。

注

十七椎穴在第5腰椎棘突下取穴，向上斜刺0.5～1寸，可灸。

十七椎穴能通经活络，理气散风。主治：下肢瘫痪，腰痛，月经不调，崩漏。

4. 定喘

定喘大椎旁五分，喘咳落枕颈风疹。

注

定喘穴在大椎穴旁开5分处取穴，直刺0.5～0.8寸，可灸。

定喘穴能理气定喘，舒筋通络。主治：哮喘，咳嗽，落枕，颈项强痛，风疹。

5. 腰眼

腰眼腰四椎棘下，腰痛虚劳经带下。

注

腰眼穴在第4腰椎棘突下，旁开3.5～4寸之间的凹陷中取穴，直刺1～1.5寸，可灸。

腰眼穴能通经络，补肾虚。主治：虚劳，腰痛，腹痛，月经不调，带下。

6. 腰奇

腰奇尾尖上二寸，便秘失眠头痛癫。

注

腰奇穴向上横刺1～1.5寸，在尾骨尖端上2寸处取穴。可灸。

腰奇穴能通经活络，安神镇惊。主治：便秘，失眠，头痛，癫痫。

7. 腰目

腰目肾俞下三寸，艾灸消渴与尿频。

注

艾灸腰目穴，治消渴，尿频。

8. 提托

提托关元旁四寸，腹痛疝气和阴挺。

注

提托穴在关元穴旁开4寸处取穴，直刺0.8~1.2寸。

主治：腹痛，疝气，阴挺。

9. 子宫

子宫中极旁三寸，阴挺不孕调月经。

注

子宫穴在中极穴旁开3寸处取穴，直刺0.8~1.2寸。

子宫穴能益气固胞，调经止带，活血化瘀。主治：阴挺，不孕，月经不调。子宫穴配归来穴能化瘀通胞络，益气固胞，治子宫、膀胱、直肠脱垂。

10. 结核

结核大椎三点五，直刺点五点八处。

注

结核穴在大椎穴旁开3.5寸处取穴，直刺0.5~0.8寸。

主治：肺结核和其他结核病。

11. 痞根

痞根一腰椎棘下，腰痛痞块脾胃家。

注

痞根穴在第1腰椎棘突下旁开3.5寸处取穴，直刺0.8~1.2寸。

痞根穴能活血化瘀，健脾和胃。主治：腹内痞块，腰痛。

12. 胃脘下俞

胃脘下俞胸八椎，消渴咽干斜刺二寸。

注

胃脘下俞穴又叫八俞穴或胰俞穴，在第8胸椎棘突下旁开1.5寸处取穴，斜刺0.5~0.8寸。

胃脘下俞穴能健脾和胃，通经活络。主治：消渴（是治消渴的经验效穴），咽干，胸胁痛，胃痛，腹痛。

13. 长谷

长谷脐旁二寸五，泄痢纳差不消谷。

注

长谷穴在脐中旁开2.5寸处取穴。

主治：泄痢，纳差，消化不良，乏力多汗。直刺0.5~1寸。

14. 止泻

止泻脐下二寸五，泄痢淋病尿血住。

注

止泻穴在腹中线，当脐下2.5寸处取穴，或在神阙与曲骨穴连线的中点处取穴。直刺1～1.5寸。

主治：泄泻，痢疾，淋病，遗尿，尿血。

15. 屈骨端

屈骨端在耻联中，尿闭尿潴和水肿，
五脏虚证尿不利，遗精泄泻胀满重。

注

屈骨端穴又名横骨、尿胞，在耻骨联合的中点取穴，斜刺0.3～0.5寸。

主治：尿闭，尿潴留，水肿，遗尿，尿频，尿不利，五脏虚证，遗精，泄泻，腹中胀满严重。

16. 龙颔

龙颔剑突上寸半，胃脘冷痛胸痛喘。

注

龙颔穴在胸骨中线剑突尖直上1.5寸处取穴，平刺0.3～0.5寸。

主治：胃脘冷痛，胸痛，喘息。

17. 呃逆

呃逆穴治膈肌挛，乳下七肋交叉点。

注

呃逆穴在乳头直下，与第7肋间交叉部取穴，仰卧斜刺0.3～0.5寸。

主治：因膈肌痉挛呃逆。

18. 维胞

维胞关元旁六寸，崩漏子宫胃下垂。

注

维胞穴在关元穴旁开6寸处取穴，仰卧位，向内下方沿腹股沟方向斜刺1～1.5寸。孕妇禁针灸。

主治：崩漏，子宫、胃下垂。

19. 提胃

提胃中脘旁四寸，消化不良胃下垂。

注

提胃穴在中脘平齐，旁开4寸处取穴，只灸。

主治：消化不良，胃下垂。

20. 升胃

升胃下脘旁四寸，胃脘胀满胃下垂。

注

升胃穴在平下脘旁开4寸处取穴，针刺2~3寸，刺入皮下后，向天枢或气海方向斜刺，然后边捻转边上提。

主治：胃脘胀满，胃下垂。

21. 冈下

冈下冈下外三一，肩胛神痛风湿痹。

注

冈下穴在肩胛冈下缘的中、外1/3交界处取穴，直刺0.8~1寸。

主治：肩胛神经痛，肩胛风湿痹。

22. 臣觉

臣觉肩胛角上边，两手相抱中指尽，
斜刺零点五到一，精分喜怒癫狂病。

注

臣觉穴在肩胛骨上角边际，两手相抱时患者中指的尖端处取穴，斜刺0.5~1寸。

主治：癔病，悲泣，癫狂，肩胛痛。

23. 血压点

血压点治高低压，电灸低压刺高压，
六七颈椎棘突间，旁开二寸针灸下。

注

血压点穴在第6与第7颈椎棘突之间，旁开2寸处取穴。

血压点穴主治高血压和低血压。高血压只宜针刺，低血压宜艾灸或加电。

24. 胰俞

胰俞胸八椎棘旁，胃病胁神痛尿糖。

注

胰俞穴在第8胸椎棘突旁开1.5寸处取穴。斜刺0.5~1寸。

主治：糖尿病，胃病，肋间神经痛。

25. 脐中四边

脐中四边胃痉挛，化差水肿胃肠炎。

注

脐中四边是5个穴位（脐中，脐上，脐下，脐左，脐右）的总称，即神阙的上下左右各旁开1寸处取穴，直刺0.5~1寸。脐中只灸不针。

主治：胃痉挛，消化不良，水肿，急慢性胃肠炎。

26. 崇骨

崇骨颈六棘突下，斜上点五一寸扎，
咳喘颈强肺结核，感冒疟疾癫狂下。

注

崇骨穴在第6颈椎棘突下取穴，针尖斜向上方直刺0.5~1寸。

主治：咳嗽气喘，颈项强痛，感冒，肺结核，疟疾，癫狂。

27. 癫痫

癫痫八九胸棘间，结核疟糖痛肋间。

注

癫痫穴在第8、第9胸椎棘突间取穴，稍向上斜刺0.8~1寸。

主治：肺结核，疟疾，糖尿病，肋间神经痛。

28. 四花

四花膈肝四穴取，结核咳喘气血虚。

注

四花穴是指膈俞、肝俞4个穴位，它们分别位于第7、第9胸椎棘突下旁开1.5寸处。每穴艾灸7~10壮。

主治：肺结核，咳嗽气喘，气血虚弱，消瘦，骨蒸，潮热。

29. 接脊

接脊十二胸腰一，棘突间陷中取穴，
灸治泻痢腹痛疝，脱肛化差背后痛。

注

接脊穴在第12胸椎棘突和第1腰椎棘突之间的凹陷中取穴，艾灸3~5壮。

主治：痢疾，泄泻，疝气，腹痛，脱肛，消化差，背痛。

30. 肘椎

肘椎俯卧臂贴伸，肘尖椎骨中旁一寸，
点五到一呕泻便，腓肠肌痉挛胃脘疼。

注

肘椎穴在患者俯卧位，伸臂贴身，正当两肘尖连线与脊椎骨中线交点旁开1寸处取穴。直刺0.5~1寸。

主治：腓肠肌痉挛，呕吐，泄泻，便血，胃脘痛。

31. 玉田

玉田骶四棘下陷，难产腰痛腓肠挛。

注

玉田穴在第4骶椎棘突下的凹陷中取穴，沿皮刺入0.5~1寸。
主治：难产，腰痛，腓肠肌痉挛。

32. 尾翠

尾翠尾尖上三寸，皮刺点五到一寸，
消瘦脱肛腹痛痢，消化力差疳积证。

注

尾翠穴又叫“小儿疳瘦、小儿疳痢”，在尾骨尖端直上3寸处取穴，沿皮刺入0.5~1寸。
主治：小儿疳积，腹痛，消瘦，下痢，脱肛，消化不良。

33. 三角灸

三角灸比口角脐，灸治疝气腹中疼。

注

在下腹部的三角灸穴是只用灸法施治疝气、腹痛的穴位、不针刺。取穴是以患者两口角之间的长度为一边作等边三角形，将顶角放在患者脐心，两底边呈水平线，两底角处就是三角灸。

（二）胸腹部33个奇穴

胸腹部33个奇穴有：颈臂、夹脊、十七椎、定喘、腰眼、腰奇、腰目、提托、子宫、结核、痞根、胃脘下俞、长谷、止泻、屈骨端、龙颔、呃逆、维胞、提胃、升胃、冈下、臣觉、血压点、胰俞、脐中四边、崇骨、癫痫、四花、接脊、肘椎、玉田、尾翠、三角灸。

（三）胸腹部33个奇穴概读

颈臂直刺零五八，上肢瘫痪手臂麻。
夹脊胸一到腰五，棘下两侧旁五分，
直刺零点五一寸，胸背心肺上肢疼，
下胸背治脾胃肠，腰背腰腹下肢病。
十七椎零点五一，下瘫腰腿经崩治。
定喘大椎旁五分，喘咳落枕颈风疹。
腰眼腰四椎棘下，腰痛虚劳经带下。
腰奇尾尖上二寸，便秘失眠头痛癫。
腰目肾俞下三寸，艾灸消渴与尿频。
提托关元旁四寸，腹痛疝气和阴挺。
子宫中极旁三寸，阴挺不孕调月经。
结核大椎三点五，直刺点五点八处。
痞根一腰椎棘下，腰痛痞块脾胃家。
胃脘下俞胸八椎，消渴咽干斜刺二寸。
长谷脐旁二寸五，泄痢纳差不消谷。
止泻脐下二寸五，泄痢淋病尿血住。

屈骨端在耻联中，尿闭尿潴和水肿，
五脏虚证尿不利，遗精泄泻胀满重。
龙颔剑突上寸半，胃脘冷痛胸痛喘。
呃逆穴治膈肌挛，乳下七肋交叉点。
维胞关元旁六寸，崩漏子宫胃下垂。
提胃中脘旁四寸，消化不良胃下垂。
升胃下脘旁四寸，胃脘胀满胃下垂。
冈下冈下外三一，肩胛神痛风湿痹。
臣觉肩胛角上边，两手相抱中指尽，
斜刺零点五到一，精分喜怒癫狂病。
血压点治高低压，电灸低压刺高压，
六七颈椎棘突间，旁开二寸针灸下。
胰俞胸八椎棘旁，胃病胁神痛尿糖。
脐中四边胃痉挛，化差水肿胃肠炎。
崇骨颈六棘突下，斜上点五一寸扎，
咳喘颈强肺结核，感冒疟疾癫狂下。
癫痫八九胸棘间，结核疟糖痛肋间。
四花膈肝四穴取，结核咳喘气血虚。
接脊十二胸腰一，棘突间陷中取穴，
灸治泻痢腹痛疝，脱肛化差背后痛。
肘椎俯卧臂贴伸，肘尖椎骨中旁一寸，
点五到一呕泻便，腓肠肌挛胃脘疼。
玉田骶四棘下陷，难产腰腓肠挛疼。
尾翠尾尖上三寸，皮刺点五到一寸，
消瘦脱肛腹痛痢，消化力差疳积证。

三、上肢奇穴

（一）上肢27个奇穴的定位与主治病证歌诀

1. 十宣

十宣十指的尖端，昏迷麻木热暑癫。

注

十宣穴在10个手指头尖端，距指甲1分处取穴，浅刺0.1~0.2寸，或三棱针点刺出血。
十宣穴主治：昏迷，急救，指端麻木，高热，中暑，癫痫。

2. 四缝

四缝二三四五指，佝偻百日咳疳积，
浅刺出血挤黏液。消化差配足三里。

注

四缝穴在手第 2、3、4、5 指掌面，当近端指间关节横纹的中点处取穴。浅刺出血，或挤出少许黄白色透明黏液。

四缝穴能消食导滞，和胃利肠。主治：小儿疳积，佝偻病，百日咳。四缝穴是治疳积的经验穴。消化不良取四缝配足三里；治百日咳取四缝配合谷；内关。

3. 八邪

八邪手背指缝乡，烦热眼痛毒蛇伤。

注

八邪穴在手背各指缝的赤白肉际取穴，左右共 8 穴。向上斜刺 0.5～0.8 寸，或点刺出血。可灸。

八邪穴能排毒退肿，通经活络。主治：烦热，目痛，毒蛇咬伤，手背肿痛。

4. 十王

十王指背惊厥醒，霍乱中暑高热昏。

注

十王穴在十指背侧，沿甲床根部正中点向皮肤移行约 1 分处取穴，用三棱针点刺出血。

主治：小儿惊厥，霍乱，中暑，高热，昏迷。

5. 牙痛

牙痛三四掌骨间，指根横纹后寸选。

注

牙痛穴在手掌面第 3、4 掌骨之间，正当指根横纹后约 1 寸处取穴，直刺 0.5 寸。

主治：牙痛。

6. 腰痛点

腰痛一手两穴施，总伸腱旁腕纹一。

注

腰痛穴是一手两个穴，在手背，指总伸肌腱两侧，正当腕背横纹下 1 寸处取穴。由两侧向掌中斜刺 0.5～0.8 寸。

腰痛穴能活血化瘀，镇惊息风，通经活络。主治：急性腰扭伤。

7. 臂中

臂中掌桡肌腱间，上肢胸胁痉挛瘫。

注

臂中穴在前臂屈侧，腕横纹与肘横纹连线的中点，正当掌长肌腱和桡侧屈肌腱之间取穴，直刺 0.5～0.8 寸，可灸。

臂中穴主治：上肢痛，胸胁痛，痉挛，瘫痪。

8. 中魁

中魁中指近端中，纳差反胃呕呃冲。

注

中魁穴在手背中指近端指节的中点取穴，针刺0.2～0.3寸，艾柱灸5～7状。

主治：食欲缺乏，呃逆，呕吐。中魁穴是治反胃呕吐的效穴。

9. 落枕（外劳宫）

落枕二三指掌关，落枕胃痛手臂难。

注

落枕穴在手背第2、3掌骨间，指掌关节后约0.5寸处取穴，直刺或斜刺0.5～0.8寸。

主治：落枕，颈椎病，胃痛，手臂痛。

10. 肘尖

肘尖尺骨鹰嘴尖，瘰疬目翳痈疽变。

注

肘尖穴在尺骨鹰嘴尖端取穴。

肘尖穴能清热解表，明目消炎。只灸。治瘰疬，目翳，痈疽。

11. 肩前

肩前腋前皱襞上，手臂难举疼痛伤。

注

肩前穴又叫肩内陵，在腋前皱襞上1寸处取穴，直刺1～1.5寸。

主治：臂不能举，肩臂痛。

12. 三商

简诀：三商老商中少商，拇背正中桡侧旁，
三商甲根一分取，腮扁热昏流感当。

注

三商穴是指老商穴、中商穴、少商穴。老商穴在拇指背面尺侧，中商穴在拇指正中，少商穴在拇指的桡侧（依口诀顺序找穴），都距指甲根底1分处取穴，点刺出血。

主治：流行性感冒，扁桃体炎，高热，昏迷，腮腺炎。

13. 大骨空

大骨空呕泻鼻衄，目翳目痛白内障。

注

大骨空穴在手拇指背侧的关节之间横纹的中点，屈指取穴，艾灸3～5壮。

大骨空穴能清热解毒，除湿止痛。主治：呕吐，泄泻，鼻衄，白内障，目翳，目病，眼疾。

14. 小骨空

小骨空喉指节痛，目翳眼障眼红肿。

注

小骨空穴在小指背侧的近端指间关节横纹的中点取穴，艾灸3~5壮。

小骨空穴能明目祛翳，清热解毒，除湿止痛。主治：喉痛，近指关节痛，目翳，眼内障，目赤肿痛。

15. 虎口

虎口心头牙扁桃，失眠眩晕盗汗疗。

注

虎口穴是将拇指、示指分开，在指蹼中点上方赤白肉际处取穴，直刺0.5~0.8寸。

主治：心痛，头痛，牙痛，扁桃体炎，失眠，眩晕，盗汗。

16. 五虎

五虎灸治手拘挛。

注

五虎穴在示指、环指的掌骨尖上，握拳取穴，每手二穴。艾灸3~5壮。

主治：手拘挛抽筋。

17. 拳尖

拳尖目翳眼睛痛。

注

拳尖穴是握拳，拳心向下，在手背第3掌骨小头最高点取穴，艾灸3~5壮。

主治：目翳，眼睛肿痛。

18. 小天星

小天星在手掌中，大陵穴下儿惊风。

注

小天星在手掌中，大陵穴下1.5寸处取穴，直刺0.3~0.5寸。

主治：小儿惊风。

19. 扭伤

扭伤阳池曲池连，上四一和下四三，
沿着尺骨内缘刺，落枕腰腿肩周炎。

注

扭伤穴是微屈肘，半握拳，掌心向内，在阳池和曲池连线的上1/4与下3/4的交界点取穴，沿尺骨内缘直刺1.2~1.8寸。

主治：扭伤疼痛，落枕，肩周炎，腰痛，腿痛。

20. 尺桡

尺桡尺桡骨之间，腕背纹上六寸选，
安神清热癫痫狂，上肢麻痹上肢瘫。

注

尺桡穴能安神，清热。在尺骨、桡骨之间，腕背横纹上6寸处取穴，艾灸3~5壮。
主治：癫狂痫，热病，失眠，上肢麻痹，上肢瘫痪。

21. 泽前

泽前尺泽下一寸，甲状手麻痉挛针。

注

泽前穴在尺泽穴下方一寸，直对中指取穴，直刺0.5~1寸。
主治：甲状腺肿大，上肢麻痹或痉挛。

22. 夺命

夺命晕厥手杆痛，丹毒肿痛白癜风，
直刺点五点八寸，肩髃尺泽连线中。

注

夺命穴在肩髃和尺泽连线的中点处取穴，直刺0.5~0.8寸。
主治：晕厥，上臂痛，丹毒肿痛，白癜风。

23. 肩三针

肩三针治上肢瘫，肩痛难举肩周炎，
肩前肩后肩髎穴，直刺一点二寸限。

注

肩三针穴是指在腋前纹尽头上方1寸处取肩前穴，在腋后纹尽头上方1.5寸处取肩后穴，再加肩髎穴共3个穴叫肩三针穴。均直刺1.2寸。
主治：中风上肢瘫痪，肩痛不能举臂，肩周炎。

24. 臑上

臑上三角肌中点，一到二寸中风瘫。

注

臑上穴在三角肌中点取穴，直刺1~2寸。
主治：中风偏瘫。

25. 肩俞

肩俞治疗肩臂痛，肩髃云门连线中。

注

肩俞穴在肩髃和云门连线的中点处取穴，直刺0.5~1寸。

肩俞穴主治：肩臂痛。

26. 抬肩、举臂

抬肩肩峰下寸半，抬肩举臂上肢瘫。

注

抬肩穴在肩峰前下1.5寸处取穴，直刺1.5寸。举臂穴在抬肩穴下2寸处取穴，直刺1寸。两穴都治上肢瘫痪。

27. 肩头

肩头肩锁关节凹，牙肩肩周上肢瘫。

注

肩头穴在肩髎内上方，肩锁关节凹陷中取穴，直刺0.5~1寸，或艾灸3~7壮。
主治：上肢瘫痪，牙痛，肩痛酸软，肩周炎。

（二）上肢27个奇穴

上肢27个奇穴有：十宣，四缝，八邪，十王，牙痛，腰痛点，臂中，中魁，落枕（外劳宫），肘尖，肩前，三商，大骨空，小骨空，虎口，五虎，拳尖，小天星，扭伤，尺桡，泽前，夺命，肩三针，臑上，肩俞，抬肩、举臂，肩头。

（三）上肢27个奇穴概读

十宣十指的尖端，昏迷麻木热暑癫。
四缝二三四五指，佝偻百日咳疳积，
浅刺出血挤黏液。消化差配足三里。
八邪手背指缝乡，烦热眼痛毒蛇伤。
十王指背惊厥醒，霍乱中暑高热昏。
牙痛三四掌骨间，指根横纹后寸选。
腰痛一手两穴施，总伸腱旁腕纹一。
臂中掌桡肌腱间，上肢胸胁痉挛瘫。
中魁中指近端中，纳差反胃呕呃冲。
落枕二三指掌关，落枕胃痛手臂难。
肘尖尺骨鹰嘴尖，瘰疬目翳痈疽变。
肩前腋前皱襞上，手臂难举疼痛伤。
三商老商中少商，拇背正中桡侧旁，
三商甲根一分取，腮扁热昏流感当。
大骨空呕泻鼻衄，目翳目痛白内障。
小骨空喉指节痛，目翳眼障眼红肿。
虎口心头牙扁桃，失眠眩晕盗汗疗。
五虎灸治手拘挛，拳尖目翳眼睛痛。
小天星在手掌中，大陵穴下儿惊风。
扭伤阳池曲池连，上四一和下四三，

沿着尺骨内缘刺，落枕腰腿肩周炎。
尺桡尺桡骨之间，腕背纹上六寸选，
安神清热癫痫狂，上肢麻痹上肢瘫。
泽前尺泽下一寸，甲状手麻痉挛针。
夺命晕厥手杆痛，丹毒肿痛白癜风，
直刺点五点八寸，肩髃尺泽连线中。
肩三针治上肢瘫，肩痛难举肩周炎，
肩前肩后肩髎穴，直刺一点二寸限。
臑上三角肌中点，一到二寸中风瘫。
肩俞治疗肩臂痛，肩髃云门连线中。
抬肩肩峰下寸半，抬肩举臂上肢瘫。
肩头肩锁关节凹，牙肩肩周上肢瘫。

四、下肢奇穴

（一）下肢21个奇穴的定位及主治病证口诀

1. 环中

环中一点五三寸，直刺艾灸腰腿疼。

注

环中穴在股骨大转子最高点和骶管裂孔连线的内1/3和外2/3交点处取穴，直刺1.5~3寸。可灸。

主治：腰痛。

2. 百虫窝

百虫（窝）血海上一寸，生疮虫积风湿疹。

注

百虫窝穴在血海穴直上1寸处取穴，直刺1~1.5寸。可灸。

主治：下肢生疮，虫积，风湿痒疹。

3. 膝眼

膝眼髌韧两侧陷，脚气膝腿痛瘫痪。

注

膝眼穴在髌骨下方，髌韧带两侧凹陷中取穴，向膝中斜刺1~1.5寸，或透刺对侧膝眼。可灸。

膝眼穴能开结行滞，通络祛痛，消肿散瘀。主治：瘫痪，脚气，膝痛，腿脚重痛。

4. 鹤顶

鹤顶髌上正中凹，膝痛瘫痪下肢软。

注

鹤顶穴在髌骨上正中凹陷中取穴，直刺0.5~1寸。可灸。

鹤顶穴能舒筋活络，行气活血。主治：膝痛，瘫痪，下肢软乏无力。

5. 阑尾

阑尾足三里下二，消化下瘫阑尾炎。

注

阑尾穴在足三里穴下约2寸，按压敏感处取穴，直刺1~1.5寸。可灸。

阑尾穴能健脾益胃，温阳排脓，消炎止痛。主治：消化不良，下肢瘫痪，急慢性阑尾炎。

6. 胆囊

胆囊腓小下凹二，腿痹胆石蛔囊炎。
电针期门石蛔囊，日月丘墟和内关。

注

胆囊穴在腓骨小头前下方凹陷处直下2寸，按压敏感处取穴，直刺1~1.5寸。可灸。

胆囊穴能疏肝利胆，理气止痛。主治：下肢痿痹，胆结石，胆道蛔虫，胆囊炎。电针取胆囊穴配期门、日月、内关、丘墟治胆结石、胆道蛔虫病、胆囊炎。

7. 四强

四强髌上四点五，下肢痿痹瘫痪苦。

注

四强穴在髌骨上缘中点直上4.5寸处取穴，直刺1.5~2寸。

主治：下肢痿痹，瘫痪。

8. 八风

八风脚趾缝凹中，蛇伤脚气脚趾痛。

注

八风穴在足背各个趾缝端凹陷中取穴，左右共8穴，斜刺0.5~0.8寸，或点刺出血。

八风穴能排毒退肿，通经活络。主治：毒蛇咬伤引起足跗肿痛，脚气，脚趾痛。

9. 独阴

独阴月经心绞痛，二趾远端关纹中。

注

独阴穴在足底第2趾远端趾间关节横纹的中点取穴。独阴穴不针刺，用艾灸。

独阴穴能开窍苏厥，通络止痛。主治：月经不调，心绞痛，疝气。

10. 里内庭

里内庭和内庭对，惊厥胃痛脚痛退。

注

里内庭穴在足底第2、3趾间与内庭穴相对处取穴，直刺0.3~0.5寸。

主治：小儿惊风，癫痫，急慢性胃痛，足趾痛，足趾麻木。

11. 气端

气端脚气脚肿痛，急救麻木脑中风。

注

气端穴在足十趾尖端，位于距趾甲0.1寸处取穴，艾灸1~3壮。

气端穴能通窍明目，开窍苏厥，通络止痛。主治：脚气，脚红肿疼痛，急救，脚麻木，中风瘫痪，脑出血中风。

12. 女膝

女膝惊悸精神病，牙痛吐泻和转筋。

注

女膝穴在足后跟正中线赤白肉际处取穴，艾灸3~5壮。

主治：惊悸，精神病，牙痛，呕吐，泄泻，转筋。

13. 治转筋

治转筋穴治转筋，内踝上缘中点寻。

注

治转筋穴在内踝上缘的中点取穴，艾灸3~5壮。

主治：关节痛，小腿肚转筋。

14. 落地

落地小儿麻痹症，腘纹下九点五寸。

注

落地穴在小腿后面，腘窝横纹直下9.5寸，约在小腿中、下1/3交界处取穴，直刺1~2寸。

主治：小儿麻痹后遗症。

15. 纠内翻、纠外翻

纠内翻穴承山外，纠外翻穴承山内。

注

纠内翻穴治疗足内翻，在承山穴外侧1寸处取穴。纠外翻穴治疗足外翻，在承山穴内侧1寸处取穴，均直刺0.5~1.5寸。

16. 脑清

脑清昏厥腿麻木。

注

脑清穴在胫骨和腓骨远端的分支处取穴，直刺0.5~0.8寸。

主治：昏厥，意识蒙眬不清，腿脚麻木或下垂。

17. 太阴

太阴内踝尖上八，艾灸几壮脚气下。

注

太阴穴在胫骨内侧面后缘，内踝尖直上8寸处取穴，艾灸3~7壮。

太阴穴治脚气。

18. 陵后

陵后坐神足内翻，腿胫软痛下肢瘫。
阳陵泉后是陵后，胫骨小骨后凹陷。

注

陵后穴在阳陵泉后，胫骨小骨后缘凹陷中取穴，直刺0.8~1.2寸。

主治：坐骨神经痛，足内翻，腿膝胫骨软乏疼痛，下肢瘫痪。

19. 髋骨

髋骨双膝关节炎，寒湿痛痹下肢瘫，
梁丘穴旁一点五，一点五到两寸间。

注

髋骨穴在膝盖骨上方，梁丘穴两旁各1.5寸处取穴（注意：这不是髋骨，是指髌骨上方的髋骨穴）。直刺1.5~2寸。

髋骨穴能通经活络，理气活血。主治：双膝关节炎，膝关节骨质增生性退行性病变，寒湿痛痹，下肢瘫痪。

20. 迈步、前进

迈步前进儿麻瘫，髀关下二点五选。

注

迈步穴在髀关穴下2.5寸处取穴，直刺1~3寸。前进穴在风囊穴上2.5寸处取穴，直刺2寸。

迈步穴和前进穴都可用于治小儿麻痹后遗症、瘫痪。

21. 为农

为农双腿软无力，膝关节炎痛麻痹，
髌骨上缘三寸取，一到两寸针直刺。

注

为农穴在髌骨上缘正中、直上3寸处取穴，直刺1~2寸。

主治：双腿酸软无力，膝关节炎，腿痛，下肢麻痹。

（二）下肢21个奇穴

下肢21个奇穴为：环中，百虫窝，膝眼，鹤顶，阑尾，胆囊，四强，八风，独阴，里内庭，气端，女膝，治转筋，落地，纠内翻、纠外翻，脑清，太阴，陵后，髋骨，迈步、前进，为农。

（三）下肢21个奇穴概读

环中一点五三寸，直刺艾灸腰腿疼。

百虫（窝）血海上一寸，生疮虫积风湿疹。
膝眼髌韧两侧陷，脚气膝腿痛瘫痪。
鹤顶髌上正中凹，膝痛瘫痪下肢软。
阑尾足三里下二，消化下瘫阑尾炎。
胆囊腓小下凹二，腿痹胆石蛔囊炎，
电针期门石蛔囊，日月丘墟和内关。
四强髌上四点五，下肢痿痹瘫痪苦。
八风脚趾缝凹中，蛇伤脚气脚趾痛。
独阴月经心绞痛，二趾远端关纹中。
里内庭和内庭对，惊厥胃痛脚痛退。
气端脚气脚肿痛，急救麻木脑中风。
女膝惊悸精神病，牙痛吐泻和转筋。
治转筋穴治转筋，内踝上缘中点寻。
落地小儿麻痹症，腘纹下九点五寸。
纠内翻穴承山外，纠外翻穴承山内，
脑清昏厥腿麻木。
太阴内踝尖上八，艾灸几壮脚气下。
陵后坐神足内翻，腿胫软痛下肢瘫。
阳陵泉后是陵后，胫骨小骨后凹陷。
髋骨双膝关节炎，寒湿痛痹下肢瘫，
梁丘穴旁一点五，一点五到两寸间。
迈步前进儿麻瘫，髀关下二点五选。
为农双腿软无力，膝关节炎痛麻痹，
髌骨上缘三寸取，一到两寸针直刺。

第四章　头耳穴位

一、头针

头针标准头穴线均位于头皮部位，14 条标准线（左侧、右侧、中央共25 条）的定位及主治分述如下。

1. 额中线　在头前部，督脉神庭穴向前引1条直线，长1寸。

额中线鼻精神癫。

主治：癫痫、精神失常、鼻病等。

2. 额旁1线　在头前部，膀胱经眉冲穴向前引1条直线，长1寸。

额旁一线冠心病，支管炎哮失眠鼻。

主治：冠心病、支气管哮喘、支气管炎、失眠及鼻病等。

3. 额旁2线　在头前部，胆经头临泣穴向前引1条直线，长1寸。

额旁二线肝胆胃。

主治：急慢性胃炎、胃和十二指肠溃疡、肝胆疾病等。

4. 额旁3线　在头前部，胃经头维穴内侧0.75寸起向下引一条直线，长1寸。

额旁三线宫血垂，阳痿遗精尿急频。

主治：功能性子宫出血、阳痿、遗精、子宫脱垂、尿频、尿急等。

5. 顶中线　在头前部，从督脉百会穴至前顶穴之间的连线。

百会前顶顶中线，腰腿脚病头顶疼，高压皮层性多尿，瘫痪麻木脱肛症。

主治：腰腿足病，如瘫痪、麻木、疼痛，以及皮层性多尿、脱肛、小儿夜尿、高血压、头顶痛等。

6. 顶颞前斜线　在头顶部、头侧部，从头部经外奇穴前神聪（百会前1寸）至颞部胆经悬厘之间的连线。

顶颞前斜线瘫痪，上五分一对躯瘫。下五分二脑动硬，中五分二上肢瘫，
流涎运动性失语，还治中枢性面瘫。

主治：全线分5等分，上1/5治疗对侧下肢和躯干瘫痪，中2/5治疗上肢瘫痪，下2/5治疗中枢性面瘫、运动性失语、流涎、脑动脉粥样硬化等。

7. 顶颞后斜线　在头顶部、头侧部顶颞前斜线之后1寸，与其平行的线。即督脉百会与颞部胆经曲鬓穴之间的连线。

顶颞后斜线感觉，上五分一对躯感，中五分二上肢感，下五分二头面感。

主治：全线分5等分，上1/5治疗对侧下肢和躯干感觉异常，中2/5治疗上肢感觉异常，下2/5治疗头面部感觉异常。

8. 顶旁1线　在头顶部，督脉旁1.5寸，从膀胱经通天穴向后引1条直线，长1.5寸。

顶旁一线腰腿病，麻木瘫痪疼痛证。

主治：腰腿病证，如瘫痪、麻木、疼痛等。

9. 顶旁2线　在头顶部，督脉旁开2.25寸，从胆经正营穴向后引1条直线到承灵穴，长

1.5 寸。

顶旁二线肩臂手，上肢痒瘫麻木症。

主治：肩、臂、手等病证，如瘫痪、麻木、疼痛等。

10. 颞前线　在头的颞部，胆经颔厌穴与悬厘穴的连线。

颞前线口偏头痛，运动失语周面神。

主治：偏头痛、运动性失语、周围性面神经麻痹、瘫痪和口腔疾病。

11. 颞后线　在头的颞部，胆经率谷穴与曲鬓穴的连线。

颞后线鸣聋眩晕。

主治：偏头痛、耳鸣、耳聋、眩晕等。

12. 枕上正中线　在后头部，督脉强间穴至脑户穴之间的连线，长 1.5 寸。

枕上正中脚癣眼。

主治：眼病、足癣等。

13. 枕上旁线　在后头部，由枕外粗隆督脉脑户穴旁开 0.5 寸起，向上引 1 条长 1.5 寸的平行于枕上正中线的直线。

枕上旁线白内障，近视皮层视力障

主治：白内障、近视、皮层性视力障碍等。

14. 枕下旁线　在后头部，从膀胱经玉枕穴向下引 1 条长 2 寸的垂线。

枕下旁线后头痛，小脑疾病平衡碍。

主治：小脑疾病引起的平衡障碍、后头痛等。

头针标准头穴线总览：额中线、额旁 1 线、额旁 2 线、额旁 3 线、顶中线、顶颞前斜线、顶颞后斜线、顶旁 1 线、顶旁 2 线、颞前线、颞后线、枕上正中线、枕上旁线、枕下旁线

头针总诀概读

额中线鼻精神癫。额旁一线支管炎，
哮喘冠心失眠鼻。额旁二线肝胃胆。
额旁三线宫血垂，阳痿遗精尿急频。
百会前顶顶中线，腰腿脚病头顶疼，
高压皮层性多尿，瘫痪麻木脱肛症。

顶颞前斜线瘫痪，上五分一对躯瘫，
中五分二上肢瘫，下五分二脑动瘫，
顶颞后斜线感觉，上五分一对躯感，
中五分二上肢感，下五分二头面感。

顶旁一线腰腿病，麻木瘫痪疼痛证。
顶旁二线肩臂手，瘫痪麻木痒湿疹。
颞前线口运语难，周围面神偏头疼。
枕上正中脚癣眼。颞后线鸣聋眩晕。
枕上旁线白内障，近视皮层视力病。

枕下旁线后头痛，小脑疾病失平衡。

二、耳针

耳的人体缩影分布口诀：

头面耳垂对耳屏。上肢耳穴在耳舟。
躯干下肢在耳体，对耳轮的上下脚。
内脏耳穴在耳甲，腹腔多在耳甲艇。
胸腔耳穴耳甲腔，消化道在耳轮脚。

注

耳穴在耳郭的分布犹如一个倒置在子宫的胎儿：与头面相应的耳穴在耳垂和对耳屏；与上肢相应的耳穴居耳舟；与躯干和下肢相应的耳穴在对耳轮体部和对耳轮上、下脚；与内脏相应的耳穴集中在耳甲，其中与腹腔脏器相应的耳穴多在耳甲艇；与胸腔脏器相应的耳穴多在耳甲腔；与消化道相应的耳穴多在耳轮脚周围。常用耳穴的定位和主治如下。

1. 耳中　在耳轮脚处，即耳轮 1 区。

耳中耳轮脚处寻，出血呃逆荨麻疹。

主治：呃逆、荨麻疹、皮肤瘙痒症、小儿遗尿、咯血、出血性疾病。

2. 外生殖器　在对耳轮下脚前方的耳轮处，即耳轮 4 区。

外生殖器耳轮下四，睾丸附睾阴痒治。

主治：睾丸炎、附睾炎、外阴瘙痒症。

3. 耳尖　在耳郭向前对折的上部尖端处，即耳轮 6 区、7 区交界处。

耳尖耳郭前上端，发热高压结膜炎。

主治：发热、高血压、急性结膜炎、睑腺炎（麦粒肿）、牙痛、失眠。

4. 风溪　在耳轮结节前方，指区与腕区之间，即耳舟 1 区、2 区交界处。

风溪指区腕区间，荨麻肤痒敏鼻炎。

主治：荨麻疹、皮肤瘙痒症、过敏性鼻炎。

5. 肘　在腕区的下方处，即耳舟 3 区。

肘在腕区下方处，肘痛肱外上髁炎。

主治：肱骨外上髁炎、肘部疼痛。

6. 肩　在肘区的下方处，即耳舟 4 区、5 区。

肩在肘区下方辨，肩痛肩关周围炎。

主治：肩关节周围炎、肩部疼痛。

7. 跟　在对耳轮上脚前上部，即对耳轮 1 区。

足跟痛针耳轮一。

主治：足跟痛。

8. 膝　在对耳轮上脚中 1/3 处，即对耳轮 4 区。

膝关节痛耳轮四。

主治：膝关节疼痛。

9. 坐骨神经　在对耳轮下脚的前 2/3 处，即对耳轮 6 区。

坐骨神经耳轮六，对耳轮下三二留。

主治：坐骨神经痛、下肢瘫痪。

10. 交感　在对耳轮下脚末端与耳轮内缘相交处，即对耳轮 6 区前端。

交感耳轮六前端，自主神经功能乱，尿管结石胆绞痛，心脏绞痛胃肠挛。

主治：胃肠痉挛、心绞痛、胆绞痛、输尿管结石、自主神经功能紊乱。

11. 腰骶椎　在腹区后方，即对耳轮 9 区。

腰骶椎穴腹区后，对耳轮九腰骶留。

主治：腰骶部疼痛。

12. 内生殖器　在三角窝前 1/3 的中、下部，即三角窝 2 区。

内生殖三角中下，经带宫血痿遗扎。

主治：痛经、月经不调、白带过多、功能失调性子宫出血、阳痿、遗精、早泄。

13. 神门　在三角窝后 1/3 的上部，即三角窝 4 区。

神门三角窝四区，三角窝上后三一，神衰戒断综合征，痛证高压眠梦治。

主治：失眠、多梦、戒断综合征、癫痫、高血压、神经衰弱、痛证。

14. 盆腔　在三角窝后 1/3 的下部，即三角窝 5 区。

盆腔三角窝五区，盆腔附件炎症取。

主治：盆腔炎、附件炎。

15. 肾上腺　在耳屏游离缘下部尖端，即耳屏 2 区后缘处。

肾上耳屏下缘尖，风湿关节腮腺炎，链霉素毒低血压，休克眩晕和哮喘。

主治：低血压、风湿性关节炎、腮腺炎、链霉素中毒、眩晕、哮喘、休克。

16. 咽喉　在耳屏内侧面上 1/2 处，即耳屏 3 区。

耳屏三区咽扁桃，音哑失语哮喘疗。

主治：声音嘶哑、咽炎、扁桃体炎、失语、哮喘。

17. 内鼻　在耳屏内侧面下 1/2 处，即耳屏 4 区。

内鼻耳屏内侧下，上颌窦炎鼻衄夸。

主治：鼻炎、上颌窦炎、鼻衄。

18. 枕　在对耳屏外侧面的后部，即对耳屏 3 区。

枕在耳屏外侧后，癫喘神衰头晕痛。

主治：头晕、头痛、癫痫、哮喘、神经衰弱。

19. 皮质下　在对耳屏内侧面，即对耳屏 4 区。

皮质下对耳屏内，假近神衰眠痛退。

主治：痛证、间日疟、神经衰弱、假性近视、失眠。

20. 缘中　在对耳屏游离缘上，对屏尖与轮屏切迹之中点处，即对耳屏 2、3、4 区交点处。

缘中屏尖轮屏中，尿病眩晕宫血宫。

主治：遗尿、梅尼埃病、尿崩症、功能失调性子宫出血。

21. 脑干　在轮屏切迹处，即对耳屏 3 区、4 区之间。

脑干轮屏切迹处，眩晕假近头痛逐。

主治：眩晕、后头痛、假性近视。

22. 口　在耳轮脚下方前 1/3 处，即耳甲 1 区。

口在耳甲一区间，胆囊口舌牙面瘫。

主治：面瘫、口腔炎、胆囊炎、胆石症、戒断综合征、牙周炎、舌炎。

23. 胃　在耳轮脚消失处，即耳甲4区。

胃耳轮脚消失处，前额失眠牙胃舒。

主治：胃痉挛、胃炎、胃溃疡、消化不良、恶心呕吐、前额痛、牙痛、失眠。

24. 大肠　在耳轮脚即部分耳轮与AB线之间的前1/3处，即耳甲7区。

大肠耳甲七区查，腹泻便秘痤咳牙。

主治：腹泻、便秘、咳嗽、牙痛、痤疮。

25. 艇角　在对耳轮下脚下方前部，即耳甲8区。

艇角耳轮脚下前，前列腺炎尿道炎。

主治：前列腺炎、尿道炎。

26. 膀胱　在对耳轮下脚下方中部，即耳甲9区。

膀胱耳轮脚下中，尿病头腰坐神痛。

主治：膀胱炎、遗尿、尿潴留、腰痛、坐骨神经痛、后头痛。

27. 肾　在对耳轮下脚下方后部，即耳甲10区。

肾耳轮下脚下后，神衰腰疼哮喘鸣，月经遗尿肾盂肾，遗精阳痿早泄针。

主治：腰痛、耳鸣、神经衰弱、肾盂肾炎、遗尿、遗精、阳痿、早泄、哮喘、月经不调。

28. 胰胆　在耳甲艇的后上部，即耳甲11区。

胰胆耳甲艇后上，耳甲艇的后上部，胰胆石蛔中耳炎，耳鸣疱疹偏头痛。

主治：胆囊炎、胆石症、胆道蛔虫病、偏头痛、带状疱疹、中耳炎、耳鸣、急性胰腺炎。

29. 肝　在耳甲艇的后下部，即耳甲12区。

肝耳甲艇后下部，经前紧张更年期，近视单纯青光眼，胁痛高血月经晕。

主治：胁痛、眩晕、经前期紧张症、月经不调、更年期综合征、高血压、近视、单纯性青光眼。

30. 脾　在BD线下方，耳甲腔的后上部，即耳甲13区。

脾在耳甲腔后上，耳甲腔的后上得，宫血带下内耳晕，纳呆便秘腹胀泻。

主治：腹胀、腹泻、便秘、食欲缺乏、功能失调性子宫出血、白带过多、梅尼埃病。

31. 心　在耳甲腔正中凹陷处，即耳甲15区。

心耳甲腔正中凹，神衰无脉口心疗。

主治：心动过速、心律不齐、心绞痛、无脉病、神经衰弱、癔病、口舌生疮。

32. 肺　在心、气管区周围处，即耳甲14区。

肺在心气管周围，皮肤瘙痒荨麻疹，咳嗽胸闷声嘶哑，便秘戒断综合征。

主治：咳嗽、胸闷、声音嘶哑、皮肤瘙痒症、荨麻疹、便秘、戒断综合征。

33. 三焦　在外耳门后下，肺与内分泌区之间，即耳甲17区。

三焦耳甲十七区，上肢便秘腹胀取。

主治：便秘、腹胀、上肢外侧疼痛。

34. 内分泌　在屏间切迹内，耳甲腔的前下部，即耳甲18区。

内分泌十八区见，痤疮月经疟甲减。

主治：痛经、月经不调、更年期综合征、痤疮、间日疟、甲状腺功能减退或亢进症。

35. 牙　在耳垂正面前上部，即耳垂1区。

牙耳垂正面前上，低压牙痛牙周殇。

主治：牙痛、牙周炎、低血压。

36. 眼　在耳垂正面中央部，即耳垂5区。

眼耳垂正中央点，麦粒近视结膜炎。

主治：急性结膜炎、电光性眼炎、睑腺炎（麦粒肿）、近视。

37. 面颊　在耳垂正面眼区与内耳区之间，即耳垂5、6区交界处。

面颊内耳眼区间，痤疣腮面叉瘫挛。

主治：面瘫、三叉神经痛、痤疮、扁平疣、面肌痉挛、腮腺炎。

38. 扁桃体　在耳垂正面下部，即耳垂7、8、9区。

扁桃耳垂正下部，扁桃体炎咽炎逐。

主治：扁桃体炎、咽炎。

39. 耳背沟　在对耳轮沟和对耳轮上、下脚沟处。

耳背沟轮下脚沟，高压皮肤瘙痒求。

主治：高血压、皮肤瘙痒。

耳针部位或穴名总览：

耳中、外生殖器、耳尖、风溪、肘、肩、跟、膝、坐骨神经、交感、腰骶椎、内生殖器、神门、盆腔、肾上腺、咽喉、内鼻、枕、皮质下、缘中、脑干、口、胃、大肠、艇角、膀胱、肾、胰胆、肝、脾、心、肺、三焦、内分泌、牙、眼、面颊、扁桃体、耳背沟。

耳针概读

耳中耳轮脚处寻，出血呃逆荨麻疹。
外生殖器耳轮下四，睾丸附睾阴痒治。
耳尖耳郭前上端，发热高压结膜炎。
风溪指区腕区间，荨麻肤痒敏鼻炎。
肘在腕区下方处，肘痛肱外上髁炎。
肩在肘区下方辨，肩痛肩关周围炎。
足跟痛针耳轮一。膝关节痛耳轮四。
坐骨神经耳轮六，对耳轮下三二留。
交感耳轮六前端，自主神经功能乱，
尿管结石胆绞痛，心脏绞痛胃肠挛。

腰骶椎穴腹区后，对耳轮九腰骶留。
内生殖三角中下，经带宫血痿遗扎。

神门三角窝四区，三角窝上后三一，
神衰戒断综合征，痛证高压眠梦治。

盆腔三角窝五区，盆腔附件炎症取。
肾上耳屏下缘尖，风湿关节腮腺炎，
链霉素毒低血压，休克眩晕和哮喘。

耳屏三区咽扁桃，音哑失语哮喘疗。
内鼻耳屏内侧下，上颌窦炎鼻衄夸。
枕在耳屏外侧后，癫喘神衰头晕求。
皮质下对耳屏内，假近神衰眠痛退。
缘中屏尖轮屏中，尿病眩晕宫血宫。
脑干轮屏切迹处，眩晕假近头痛逐。
口在耳甲一区间，胆囊口舌牙面瘫。
胃耳轮脚消失处，前额失眠牙胃舒。
大肠耳甲七区查，腹泻便秘痤咳牙。
艇角耳轮脚下前，前列腺炎尿道炎。
膀胱耳轮脚下中，尿病头腰坐神痛。
肾耳轮下脚下后，神衰腰疼哮喘鸣，
月经遗尿肾盂肾，遗精阳痿早泄针。
胰胆耳甲艇后上，耳甲艇的后上部，
胰胆石蛔中耳炎，耳鸣疱疹偏头痛。
肝耳甲艇后下部，经前紧张更年期，
近视单纯青光眼，胁痛高血月经晕。
脾在耳甲腔后上，耳甲腔的后上得，
宫血带下内耳晕，纳呆便秘腹胀泻。
心耳甲腔正中凹，神衰无脉口心疗。
肺在心气管周围，皮肤瘙痒荨麻疹，
咳嗽胸闷声嘶哑，便秘戒断综合征。
三焦耳甲十七区，上肢便秘腹胀取。
内分泌十八区见，痤疮月经疟甲减。
牙耳垂正面前上，低压牙痛牙周殇。
眼耳垂正中央点，麦粒近视结膜炎。
面颊内耳眼区间，痤疣腮面叉瘫挛。
扁桃耳垂正下部，扁桃体炎咽炎逐。
耳背沟轮下脚沟，高压皮肤瘙痒求。

耳针选穴原则及注意事项：

1. 选穴原则

（1）按相应部位选穴：当机体患病时，在耳郭的相应部位上有一定的敏感点，它便是本病的首选穴位，如胃痛取“胃”穴等。

（2）按脏腑辨证选穴：根据脏腑学说的理论，按各脏腑的生理功能和病理反应进行辨证取穴。如脱发取“肾”穴，皮肤病取“肺”“大肠”穴等。

（3）按经络辨证选穴：即根据十二经脉循行和其病候选取穴位。如坐骨神经痛取“膀胱”穴，牙痛取“大肠”穴等。

（4）按西医学理论选穴：耳穴中一些穴名是根据西医学理论命名的，如“交感”、“肾上腺”，“内分泌”等。这些穴位的功能基本上与西医学理论一致，故选穴时应考虑其功能，如炎性疾病取“肾上腺”穴。

（5）按临床经验选穴：临床实践发现有些耳穴具有治疗本部位以外疾病的作用，如“外生殖器”穴可以治疗腰腿痛。

2. 注意事项

（1）严格消毒，防止感染。因耳郭暴露在外，表面凹凸不平，结构特殊，针刺前必须严格消毒，有伤口和炎症部位禁针。针刺后如针孔发红、肿胀，应及时涂2.5%碘酒，防止化脓性软骨膜炎的发生。

（2）对扭伤和运动障碍的患者，进针后应嘱其适当活动患部，有助于提高疗效。

（3）对有习惯性流产的孕妇应禁针。

（4）患者严重器质性病变和伴有高度贫血者不宜针刺，对严重心脏病、高血压者不宜针刺。

（5）耳针治疗时亦应注意防止发生晕针，一旦发生应及时处理。

第五章 针灸方法

一、针灸常用骨度的分寸简述

前发后发际十二寸。天突胸剑联合九寸。
脐中耻联上缘五。歧骨脐中是八寸。
大椎尾骶二十一。两乳头间为八寸。
肩胛脊柱缘间六。腋前肘横纹九寸。
肘横腕横纹十二，腋下季胁十二寸。
横骨股内髁十八。季胁下髀枢九寸。
十三胫内髁内踝。髀区膝中十九寸。
十四臀横纹膝中。外踝高脚底三寸。
膝中十六外踝高。经络取穴要遵循。

注

针灸常用骨度的分寸如下。
前发际到后发际为12寸。天突到胸剑联合为9寸。
歧骨到脐中是8寸。脐中到耻骨联合的上缘是5寸
两乳头之间是8寸。大椎到尾骶是21寸。
两肩胛骨与脊柱缘之间是6寸。腋前纹到肘横纹是9寸
肘横纹到腕横纹是12寸。腋以下到季胁12寸。
季胁以下到髀枢是9寸。横骨上廉到股内髁上缘是18寸。
胫骨内髁下缘到内踝高点是13寸。髀枢到膝中是19寸。
臀横纹到膝中是14寸。膝中到外踝高点是16寸。
外踝高点到脚底是3寸。

二、针刺注意事项口诀

针刺注意饥劳瘦，精神紧张气血亏，
自发出血血不止，肿瘤深部脓感溃，
瘢痕肠梗肠粘连，血虚气淫针灸禁；
习惯流产应谨慎，孕妇合谷针灸禁，
腹腰骶穴三阴交，禁止昆仑和至阴。
小儿风府囟哑门。电击放射立停针。
胸腰棘下上斜刺，头穴脑病平刺进。
滞针因为变体位，手腕用力皮肤针。

注

顺诀释义。以下情况不能针刺：①饥饿；②疲劳劳累；③身体瘦弱；④精神紧张；⑤气血亏虚；⑥凡是有自发性出血或出血不止者，不要针刺；⑦患皮肤感染、肿瘤、深部脓肿、

溃疡、瘢痕、肠梗阻、肠粘连的部位；⑧血虚气淫者；⑨习惯性流产；⑩孕妇要禁针具有通经活血功能的腧穴，如合谷，孕妇腹部、腰骶部的腧穴，三阴交，昆仑，至阴穴等；⑪小儿囟门未合时的所在部位的腧穴及风府、囟门、哑门不要针刺；⑫患者在针刺时出现电击样放射感觉时应立即停针或退针少许，此处更不能提、插、捻、转；⑬胸、腰椎棘突下要向上斜刺；⑭头穴治脑源性疾病要平刺进针；⑮滞针往往是因为改变了体位，或体位·不适所致，应留神；⑯皮肤针的用力部位是手腕。针根最易折断，手腕进针可最少限度地减少折断。

三、逐日人神所在禁忌针灸歌

一日足大二外踝，三日股内四在腰，
五口六手七内踝，八腕九尻十背腰，
十一鼻柱二发际，三牙四胃五遍身，
六胸七气八股内，九足二十内踝寻，
廿一手小二外踝，三日肝足四手明，
五足六胸七在膝，八阴九胫晦趺停。

注

足大，即足大趾。气，指气冲。手小，即手的小指。手明，即手阳明。足，即足阳明。阴，即男女的前阴中也。晦，即月尽也。趺，足十趾歧骨也。《医宗金鉴》说：一月之初一不针灸足大趾，初二不针灸足外踝，三日不针灸股内侧，四日不针灸腰，五日不针灸口，六日不针灸手，七日不针灸内踝，八日不针灸腕，九日不针灸尻，十日不针灸背腰。

十一日不针灸鼻柱，十二日不针灸发际，十三日不针灸牙，十四日不针灸胃，十五日不针灸遍身，十六日不针灸胸，十七日不针灸气冲，十八日不针灸股内，十九日不针灸足，二十日不针灸内踝。

二十一日不针灸手小指，二十二日不针灸外踝，二十三日不针灸肝足，二十四日不针灸手阳明，二十五日不针灸足阳明，二十六日不针灸胸，二十七日不针灸膝，二十八日不针灸男女阴部，二十九日不针灸胫，月尽不针灸足十趾歧骨。

此按一月中人之神所在的古说，仅供参考。

四、十二时人神所在禁忌针灸歌

子踝丑头寅耳边，卯面辰项巳乳肩，
午胁未腹申心主，酉膝戌腰亥股端。

注

子踝，左右内踝、外踝也。寅耳边，左右两耳也。辰项，颈项也。巳乳肩，两乳两肩也。午胁，左右胁也。未腹，大腹、少腹也。申心主，胸膈也。酉膝，左右两膝也。戌腰，腰背也。亥股，两股内外也。此见《医宗金鉴》。

五、禁针穴歌

禁针穴道要先明，脑户囟会及神庭，
络却玉枕角孙穴，颅息承泣和承灵，
神道灵台膻中穴，水分神阙与会阴，
横骨气冲手五里，箕门承筋及青灵，

乳中上臂三阳络，二十三穴不可针。
孕妇合谷三阴交、石门针灸应须禁。
外有云门并鸠尾，缺盆客主人莫深，
肩井深刺人闷倒，三里急补人还平，
刺中五脏胆皆死，冲阳血出投幽冥。
海泉颧髎乳头上，脊间中髓伛偻形，
手鱼腹陷阴股内，膝髌筋会及肾经，
腋股之下各三寸，目眶关节皆通评。

注

此歌诀见《医宗金鉴》。

六、禁灸穴歌

禁灸穴位四十七，承光哑门风府逆，
睛明攒竹和迎香，天柱素髎与临泣，
脑户耳门瘈脉通，禾髎颧髎丝竹空，
头维下关与人迎，肩贞天牖心俞同，
乳中脊中白环俞，鸠尾渊液和周荣，
腹哀少商并鱼际，经渠天府及中冲，
阳池阳关地五会，漏谷阴陵条口逢，
殷门申脉加承扶，伏兔髀关和委中，
阴市下行寻犊鼻，诸穴不用艾火攻。

注

此歌诀见《医宗金鉴》。

七、灸法早晚次序新歌

灸法温暖中午施，上阳下阴先后刺，
脉数新愈不宜灸，三十岁上灸三里。
灸头必灸足三里，足三里能下火气。

注

凡灸百病，是取其温暖经络之功效，应当在中午阳盛之时，火气易行。施灸必分上下先后阴阳。上下经都施灸者，应先灸上，后灸下；阴经阳经都灸者，先灸阳经，后灸阴经。而脉数有热、新愈气虚者都不宜灸，恐伤气血。如人有病欲灸足三里者，应在该患者已三十岁以上，如灸恐其人年少火盛而伤目。故凡灸头者，必灸足三里，因足三里能下火气。此见《医宗金鉴》。

八、行针避忌歌

行针大风大雨禁，饥渴饱醉怒劳惊，
血虚气淫禁针灸，神定气平好用针。
缓病欲针择吉日，急病行针莫稍停。

注

风雨晦冥之时，人之气血即凝滞不调，不针为好。大饥新饱者气虚，大醉者气乱，大怒者气逆，大渴者液少，大劳者气乏，大惊者气逆，大惊者气散，血虚气淫，诸种情形者脉乱气散，当不针。待其心宁神定气静，聚精会神时再针。当然，病缓可选人之神吉清灵心静时针，而遇急病者就不须等待而抓紧时间施针治疗。此见《医宗金鉴》。

九、灸法的分类操作口诀

灸艾直间温灯天，直灸瘢痕无痕疤，
间灸隔姜附盐蒜，太乙雷火温雀啄，
温灸器灸温针灸。灸治阴里虚寒慢。
寒病膈姜附子蒜。虚脱腹泻灸姜盐。
阳热实表证少灸。急疮厥脱灸当辨，
不灸孕妇腹腰骶，颜面五官大血管。
先灸阳上后阴下，壮数先少后多添。

注

顺诀拆义灸法分类为：①灸柱灸（有直接灸，间接灸）；②艾卷灸（分温和灸与雀啄灸）；③温灸；④灯火灸；⑤天灸（即药物发泡灸，如毛茛、旱莲草、斑蝥、大蒜、白芥子）。

直接灸分为有瘢痕灸和无瘢痕灸。间接灸有隔姜灸，隔附子饼灸，隔盐灸，隔蒜灸。

艾卷灸分为：太乙神针灸，雷火神针灸，温和灸和雀啄灸，温针灸，温灸器灸（又称灸疗器，应用较多）。

灸法的使用原则是：阴里虚寒证多灸，慢性病用灸；寒病隔姜，隔附子，隔蒜灸；虚脱、腹泻隔盐灸（用食盐填平脐孔，盐上置姜片，用大柱艾灸）；阳、表、实、热证少灸；实热证、急性病（如疔痈、疮毒、虚脱、厥逆等）也可灸；灯火灸多用治小儿脐风，痄腮，胃痛，腹痛，痧胀等；蒜泥灸鱼际穴治喉痹，白芥子灸治阴疽、痰核、局部肿痛。闪火法是拔火罐的较好方法。药之不及，针之不到，必须灸之。灸就是用火烤。艾灸是寒、气、虚的克星。灸热祛寒、温通经络，活血通经止痛。

注意：颜面五官和浅表大血管部位，不宜瘢痕灸。孕妇的腹腰骶部不宜灸。应先灸上部穴位后灸下部穴位，即先阳后阴。壮数先少后多，艾火先小而后大。

十、水针穴位注射药物品种简略介绍

穴注归柴三七丹，丁公藤红腥灵板，
长卿肿节夏天无，葡萄糖和生理盐，
B 一六十二 C 钙，青链普鲁皮试鉴。
铬羊肠线埋线治，胃病痿痹和哮喘。

注

穴位注射又叫“水针”疗法，是将中西注射液注入腧穴而治病。严格遵守无菌操作以防感染，不能把药物注入关节腔，脊髓腔，血管内及神经干上，防伤重要脏器，孕妇的下腹、腰骶部、至阴、合谷、三阴交不作注射。常用的穴位注射药物有：①复方当归注射液；②复方柴胡注射液；③三七注射液；④丹参注射液；⑤丁公藤注射液；⑥红花注射液；⑦鱼腥草注射液；⑧威灵仙注射液；⑨板蓝根注射液；⑩徐长卿注射液，肿节风注射液，夏天无注射液，葡萄糖注射液，生理盐水，维生素 B_1、B_6、B_{12}，维生素 C，维丁胶性钙（读作 B 一六十二西钙）；⑪青霉素、链霉素、盐酸普鲁卡因注射液必须先作皮试，阴性者方可使用。

用铬制羊肠线埋线治哮喘、胃病、痿证、痹证有持续刺激的治疗作用。

十一、针灸配穴

针灸配穴远近随，本经表里前后配，
上下左右特定穴，五输原络募俞配，
郄穴八交八会穴，阿是下合穴找对。

注

针灸配穴也像中药处方一样，有君臣佐使的主次之异。取穴配穴灵活而有规律可循。

（1）远部取穴（如取合谷治口齿痛）。

（2）近部取穴（如鼻痛在鼻旁取迎香穴）。

（3）随证取穴，又叫对证取穴或辨证取穴（针灸不说对症取穴）；如外感发热当清热解表，取大椎、合谷、曲池。

（4）本经配穴（如治咳嗽只取肺经穴）。

（5）表里配穴（按脏腑表里取穴）。

（6）前后配穴即胸腹与背部、阴阳配穴。

（7）上下配穴，如取上身的强间穴和下身的丰隆穴治头痛。

（8）选取特定穴位，如在60个五输穴中选穴，选用原穴和络穴相配伍，选募穴和俞穴相配伍，选用郄穴和八脉交会穴（八脉交会穴即气血筋骨髓脉脏腑 8 个精气聚会处的 8 个腧穴）、下合穴和阿是穴配伍。

十二、五行生克、五输穴、原络穴和俞募穴的应用

相生水木火土金，相生肾肝心脾肺（肾）。
相克水火金木土，相克肾心肺肝脾。
相生传变母子病，母病及子子及母，
实则泻子保母命，虚则补子能养母。

阴经井木阳井金，阳经荥水阴荥火，
阴输为土阳输木，阴经经金阳经火，
阴经合水阳合土，生克选穴遵此作。
色病热病要取荥，脏腑急救胀输井，
荥输治外合内腑，病变于阴取之经。
喘咳寒热取经穴，气逆而泄合穴斟。
胃病饮食取合穴，脏腑病变原穴针，
表里经病取络穴，脏俞腑募病变拯。

注

五行相生水木火土金（水），相生肾肝心脾肺（肾）。相克水火金木土，相克肾心肺肝脾（肾）。

阴经的井穴为木，阳经的井穴为金；阳经的荥穴为水，阴经的荥穴为火；阴经的输穴为土，阳经的输穴为木；阴经的经穴为金，阳经的经穴为火；阴经的合穴为水，阳经的合穴为土。生克选穴当遵此操作。

荥穴治色病、热病；脏腑病变需急救及胀满取井穴、输穴。

荥穴、输穴治外经病；合穴治内腑病；病变于阴取之经穴；喘咳寒热取经穴，气逆而泄取合穴；胃病及饮食不节诸病取合穴；脏腑病变取原穴而针；表里两经病变取络穴，即络穴表里皆治；脏病取俞穴，腑病取募穴。

十三、针灸治疗总论

针灸虚补实用泻，菀陈除之实则泻，
陷则灸之虚补刺，不盛不虚平补泻。
热则疾之寒留针，标急本缓标本治。
三因制宜通络疗，扶正祛邪阴阳调，
适应证广起效快，激发正气自身调，
作用安全无毒性，辨证辨病辨经疗。

注

针灸治疗原则是补虚泻实。菀陈则除之，实则泻之，陷则灸之，虚则补之，不盛不虚当以经取之而多采用平补平泻的针刺法。

热则疾之：治疗热性病当浅刺疾出，或点刺出血，手法宜轻而快，可不留针，或针用泻法。

寒则留之：治疗寒性病当深刺而久留针，以可温经散寒。

标本同治：急则治标，缓则治本，标本同治。

三因制宜：因时、因人、因地制宜。

针灸的治疗作用是：疏通经络，扶正祛邪，调和阴阳。

针灸治病的特点是：适应证广、起效快捷，激发正气、自身调节，作用安全、无毒性。

针灸的诊治规律是：辨证论治，辨病论治，辨经论治。

十四、针灸治病操作总诀

针灸先知调阴阳，阴阳协调精气畅，
远取近取随证取（穴），针灸治则遵八纲，
针刺补泻刺深浅，取穴主次与先后，
针所不宜灸所宜，腧穴加减辨证候。
本经表里上下配，前后左右特五输。
八会郄穴下合穴。原络交会和募俞，
直刺九十斜四五。平刺十五度进针，
阳证新病瘦弱浅，阴证久病胖强深。
头面胸瘦春夏浅，四肢臀腹胖肥深。
提插捻转基本法，循弹刮摇飞颤震。
得气候气催守气，三棱针刺高热惊。
七种针刺补泻法，捻转提插徐疾针，

迎随呼吸开阖平，烧山火透天凉针。

捻转向前力重补，提插下插力重补，
徐进快出是补法，经行方向进针补，
呼进吸出是补法，快按闭孔是为补，
均匀提插平补泻，复式补泻效更著。

烧山火在天人地，呼气随咳进入针，
得气后再捻转补，每部三次入地针，
此法后再地提天，徐进徐出一度针，
三部进针一次退，每层九次浅中深，
吸气出针闭针孔，虚寒顽麻冷痹拯。
透天凉泻高热症，针刺局部凉全身彻，
浅中深在吸气进，先深后浅捻转泻，
六次慢按快提针，一次进针三部退，
令咳出针呼出针，摇大针孔敞孔魁。

注

针灸师必须懂得辨明阴（证）阳（证），以协调阴阳达到精、气、血通畅平和，“阴平阳秘”才能健康。取穴方法有近部取穴、远部取穴、随证取穴，这3种取穴法可单独施用，也可配合施用。

针刺补与泻的作用不同，总法是补阴泻阳。针刺深浅不同而效果有异，甚至有显著差异，病浅刺浅，病深针深。

春刺毫毛，夏刺皮肤，秋刺肌肉，冬刺筋骨之深，胖者依冬刺，瘦者按春夏刺。取穴有主次，施术有先后：病在内阴者先针刺其阴。

针所不宜是指实热证只针不灸，虚寒证多灸少针；有的穴位只针不灸，有的穴位只灸不针（这类穴见本书各穴位口诀）。

腧穴的加减使用应以辨证为依据，腧穴的增减会改变处方的主治作用。因此，以主穴治主病为核心去增减腧穴的取舍。常用配穴法如下。

（1）本经取穴法。

（2）表里配穴法。

（3）上下配穴法。

（4）前后配穴法。

（5）左右配穴法。

（6）特定穴的应用，是针对特殊病。

（7）五输穴的应用，是五脏六腑的病。

（8）俞募穴的应用，是胸腹背的病。

（9）原穴、络穴的应用，是治脏腑经络的先后病。

（10）八脉交会穴的应用，是治奇经病。

（11）八会穴的应用，是针对气血筋骨髓脉脏腑之病。

(12) 郄穴的应用。

(13) 下合穴的应用。

(14) 交会穴的应用。

(15) 直刺是针身与皮肤表面呈90°(即垂直进针),斜刺则是45°进针,平针为15°进针。

(16) 阳证、新病、身体瘦弱者要浅刺;阴证、久病、体胖强壮者宜深刺。

(17) 头、面、胸部、体瘦者,以及在春、夏季宜浅刺;在四肢、臀部、腹部、体胖肥厚者,在秋冬季节可深刺。

(18) 提插、捻转属行针的基本手法,另有循法、弹柄法、刮柄法、摇柄法、一捻一放的飞法(即搓柄法、震颤法诸种手法)。针刺要得气、候气、催气和守气。针刺要得气才疗效好,行针是为了催气,留针是为了候气,寒性病证要留针守气。高热病证、小儿惊厥,用三棱针点刺出血是要取其快速降热。

(19) 单式补泻法(7种针刺补泻法):捻转补泻,提插补泻,徐疾补泻,迎随补泻,呼吸补泻,开阖补泻,平补平泻法。

7种针刺补泻法的具体操作为如下。

捻转补泻时,针下得气后,拇指向前用力重而向后用力轻为补,向后用力重而向前用力轻为泻。

提插补泻时,针下得气后,先浅后深,重插轻提,以下插力重为补法;先浅后深,轻插重提,以上提用力为主者为泻法。

徐疾补泻时徐徐刺入,快出是补法,进针时疾速刺入,徐徐出针为泻法。

迎随补泻时经行方向进针补,针尖迎着经脉循行来的方向刺入为泻法。

呼吸补泻时呼进吸出是补法,在患者吸气时进针,呼气出针为泻法。

开阖补泻时快按闭孔是为补,出针时摇大针孔而不按为泻法。

平补平泻时,针下得气后均匀提插、捻转为平补泻,

(20) 复式补泻效更著(复式补泻法):烧山火和透天凉。

烧山火:是针入天、人、地(浅中深,每部分为三分之一的深度)部,呼气随咳进针入天部(再人部,后再地部),每部得气后再施捻转补法,每层如此操作3次,在地部留针,此法后再由地部提人部、天部,徐进徐出为一度施针,三部进针一次退针,每部浅中深操作9次,吸气出针、按闭针孔,产生温热治虚寒性疾病、顽麻冷痹证。在操作过程中,可合用呼吸补泻时呼进吸出的补法。

透天凉:治疗热症、热痹、急性痈肿等实热性疾病。针刺局部可凉透全身,针刺分为浅、中、深三层,在吸气时进针,先深、中次深、后浅刺再捻转泻法,每层如此操作6次,用慢按快提针出法,一次进针三部退针,令其咳时随之出针、呼气出针,摇大针孔且不闭针孔,即敞开针孔。在操作过程中,可合用呼吸补泻中的泻法。

十五、脏腑理论

针灸必须按脏腑理论辨证,配穴处方施治。

1. 心、心包及小肠的生理功能

心主血脉主神志,在志为喜液为汗,

开窍于舌味觉语，在体合脉华在面。
君主之官主神明，有机整体主宰权。
小肠受盛化物功，泌清别浊主液焉；
心火尿少尿赤痛，小肠热烦口疮烂。
心包络在心外面，保护心脏防邪犯；
心虚阴阳气血虚，心实热火痰瘀患。

注

手少阴心经和手厥阴心包经。心居胸中，心包为其宫城。心主血，心藏脉（心在体内为脉），脉舍神，或叫心司神明。心为“君主之官”，心主神明。心在志为喜，在液为汗，在体合脉，其华在面，在窍为舌（舌的功能为主司味觉和表达语言），其色赤，其数为七，心与小肠相表里。心为阳中之太阳（见《灵枢·九针十二原》）。心气通于夏气。心为君主之官，主神明，对人体整个生命机体有主宰权。小肠受盛水谷和传化糟粕精微物质，泌清别浊，小肠主液。

心火炽盛则尿少，尿赤，尿痛。小肠热盛则烦躁，口舌生疮溃烂。

心包络居胸中，在心的外围，包膜心脏，故又叫心的宫城，有护卫心神的作用。心包络在心的外面，可保护心脏以防外邪侵犯。心包脉络三焦，故心包与三焦为表里。心包络又名心包，或叫“膻中”（膻中为臣使之官，喜乐出焉），在温病学说中，将外感热病中的神昏、谵语称为“热入心包”或“蒙蔽心包”。

心的虚证有心血虚、心阴虚、心气虚、心阳虚、心阳暴脱。心的实证有瘀（心脉痹阻或心血瘀阻）、火（心火亢盛）、热（痰火扰心）、痰（痰迷心窍）。

2. 肺与大肠的生理功能

肺脏主气司呼吸，宣布肃降通水道，
肺朝百脉主治节，在体合皮华在毛，
在志为忧液为涕，开窍于鼻大肠表。

注

手太阴肺经和手阳明大肠经。肺者，气之本也。肺藏魄。肺居胸中，肺的位置最高，肺为华盖。肺主气、司呼吸，主一身之气，宣布肃降、通水道，肺朝百脉、主治节，肺在体合皮，其华在毛（肺外合皮毛），在志为忧，在液为涕，开窍于鼻，肺与大肠相表里，肺为阳中之少阴（见《灵枢·九针十二原》）。色白（肺热应重用石膏），其数九。肺气通于秋气。

肺脉与大肠相联络为表里之脏。大肠为“传导之官，变化出焉”，是说大肠的生理功能，主要为传化糟粕并吸收部分水分，依靠肾的气化作用，因肾司二便。

肺的虚证有肺气虚和肺阴虚证；肺的实证多见痰浊和外感所侵扰（水饮停肺证、风寒束肺证、寒邪客肺证、肺热壅盛证、痰浊阻肺证、燥邪犯肺证、风热犯肺证，在腑证有大肠湿热证、大肠液亏证、肠虚滑泄证等）。请对照此文顺诀理解。

3. 脾与胃的生理功能

脾主运化水液谷，（脾胃）气血生化之源主，
脾主升清主统血，脾主四肢体合肉，

在志为思液为涎，其华在唇口窍呼。
胃主受纳腐水谷，通降以降为和助。
脾升为健脾喜燥，胃主通降喜润土，
升降相因燥湿（相）济，纳运结合后天主；
水谷入胃脾运行，脾升（转输）散精归肺布。
脾统血即气固摄，缘脾气血生化主。

注

足太阴脾经和足阳明胃经。脾主运化水谷和水湿，故脾胃为气血生化之源，脾气主升清、主统血、主四肢肌肉（其充在肌肉，脾藏肌肉之气），脾为阴中之至阴（见《灵枢·九针十二原》）。脾与胃相表里，纳运结合，升降相因，燥湿相济，共同协调完成对饮食物的受纳、消化、吸收和输布排泄，为气血生化之源，为后天之本。《素问·平人气象论》："胃之大络，名曰虚里。贯膈络肺，出于左乳下，其动应衣，脉宗气也（指心）……左乳之下其动应衣，宗气泄也"。

脾虚失运则胃受纳腐熟异常而胃脘疼痛胀满（叫中宫满），纳差食少，呃腐臭逆。胃失和降则胃脘胀闷疼痛，呃腐吞酸，恶心呕吐。脾病多虚证和寒证，胃病多实证和热证（故称"实则阳明，虚则太阴"）。

脾的虚证有脾气虚、脾阳虚、脾气下陷、脾不统血等证；脾的实证有湿热蕴脾和寒湿困脾等证。

4. 肝与胆的生理功能

肝刚疏泄藏血魂，其华在爪体合筋，
在志为怒液为泪，开窍于目审眼病。
肝主疏泄四作用，胆汁泌泄脾（胃）运行，
调畅气机和情志，排精排卵通月经。
肝喜条达恶抑郁，为肝生理主特性。
肝脏藏血调（节）血量，防止阳亢出血行；
胆汁肝之精气生，胆囊存泄胆汁行，
中正之官出决断，胆为中精之府名。

注

足厥阴肝经和足少阳胆经。肝居胁下。肝者，罢极之本。肝藏魂，魂之居也。肝为刚脏，肝为将军之官，谋虑出焉。肝主疏泄，肝主藏血，肝藏魂，在体合筋（肝主筋，其充在筋），其华在爪，在志为怒，其液为泪，开窍于目，其味酸，其色青（苍），其数八，五化为生，五行属木（称肝木），肝与胆相表里，肝为阴中之少阳（见《灵枢·九针十二原》）。肝气通于春气。

肿为水溢，胀为气凝。癥积与气滞有关（气滞血瘀，气滞湿聚，气滞湿聚生痰；痰瘀凝为包块）。妇女以肝为先天。

癥多指下腹肿块，积多指大腹肿块。癥积按之边缘清楚，推之位置不移，痛有定处。瘕聚之气块气包的肿块时聚时散，位置游移不定，痛处走窜。

肝与风：肝血虚则肝风内动，可见麻木，痉挛抽搐，角弓反张，口眼歪斜，牙关紧闭，瘈疭，厥证等证，此即诸风掉眩皆属于肝。"肝为风木之脏"。（注意：热极生风、阴虚风动、血虚生风、血燥生风都是肝风内动的表现，也是破伤风、小儿急慢惊风均有的表现）。

胆附于肝，胆脉络肝，故肝与胆相表里。胆性刚直果断，胆为中正之官，决断出焉。肝为将军之官主谋虑，而计谋策略的决断实施靠胆。胆为“中精之腑”，贮藏胆汁。

肝为阴中之少阳。因厥阴之表为少阳，胆属少阳经，少阳为枢（太阴太阳为开，阳明厥阴为阖，少阴少阳为枢），其病变表现为：口苦咽干，目眩，胁痛，两胁苦满，厌油腻，乳房胀痛，寒热往来等。

肝的病变有肝火上炎（肝胆火盛），肝气郁结，肝阳上亢，肝风内动（热极生风、肝阳化风）。肝的虚证有肝阳化风（即肝阳上亢化风）血虚生风，阴虚动风；肝血虚，肝阴虚。肝的实证有肝郁痰扰证，肝胆湿热证，寒凝肝脉证等。

5. 肾与膀胱的生理功能

肾脏主水纳清气，藏精长育和生殖，
主骨生髓通于脑，其华在发齿骨（之）余，
在志为恐液为唾，肾脏开窍耳二阴。
膀胱贮尿和排尿，全靠肾之气化成。
肾主藏精分阴阳，肾阴濡润和滋养，
肾阳推动又温煦，水火之宅宜潜藏。

注

足少阴肾经和足太阳膀胱经。肾位于腰部，左右各一。肾主水主纳气。肾藏精（精之处也），主生长发育和生殖。肾为作强之官，伎巧出焉。肾主骨、生髓、通于脑（齿为骨之余，脑为髓海），其华在发，肾在志为恐，在液为唾，肾脏开窍于耳及二阴（耳为肾之官），其色为黑，其数六，五化为藏，五行属水（称为肾水、肾为水脏），在窍为耳及二阴。肾与膀胱相表里。肾为阴中之太阴（见《灵枢·九针十二原》）。肾气通于冬气。

膀胱居于少腹。膀胱脉络肾故肾与膀胱相表里。

命门的说法很多，大体有4种。有说左肾为肾，右肾为命门；有说两肾之间为命门；有说两肾为命；，有说两肾之间的动气为命门。总之，命门是指人体精气神寄存的地方所在，元气的根本所在。命门在人体极为重要，是人体生命之门。命门火衰就是肾阳虚衰。

肾及膀胱的病证有肾阴虚、肾阳虚、肾精不足（肾精亏虚）、肾气不固、肾不纳气和膀胱湿热、膀胱虚寒等证候。

6. 三焦的生理功能

三焦孤府诸气主，水液升降出入路，
全身气机气化管。上焦发散如雾露。
中焦如沤升降枢，下焦排泄如权渎。

注

手厥阴心包经和手少阳三焦经。三焦是上、中、下三焦的总称，其脉络心包，故心包与三焦相表里。三焦与肺、脾、肾、膀胱的关系最为密切。三焦最大，故又称“孤府”，又叫中渎之府（渎为水道），为六腑之一。三焦为决渎之官，水道出焉。人体的津液的正常输布代谢都依赖于三焦的“气化”作用，故三焦能主持诸气。三焦的主要生理功能为主持诸气，通行元气和水液运行的道路。

(1) 三焦主持诸气，总管全身的气机和气化。

(2) 三焦有疏通水道，运行水液的作用，是水液升降出入的通路。

(3) 上焦如雾是指上焦主管气的升发和宣散。

(4) 中焦如沤即中焦是气的升降之枢，为气血生化之源，即包括了脾和胃的整个运行功能。

(5) 下焦如渎即下焦主排泄糟粕和尿液，后世医家将肝肾精血和命门原（元）气均归属下焦，故又有“下焦如权”之说。

7. 水液代谢

饮水喝汤或与食物一起，经脾、胃、小肠等脏腑的吸收布散到全身发挥作用。中医学认为：促进清升浊降、调节水液代谢的脏器主要有心、肝、脾、肺、肾、膀胱及三焦。

心主血，心气旺盛，气行则水行，气包含了心气。气行则水行，气滞则血停而血瘀，瘀血化水而水肿，故心病则水肿。肝主疏泄，调节水液代谢而通利水液运行，气行则水行，气滞则水滞而血瘀，导致水液代谢障碍而水肿。

脾主运化水湿，为气机升降之枢纽，是中流砥柱，故脾为制水之脏。脾气散精于肺，脾为胃行其津液，脾的转输使水液由肺降肾，由肾蒸腾气化上升于肺。脾失健运则水湿难于输布运转排泄而停聚体内，产生种种病理改变，也可水肿。

肺：肺中之水为清，清中之清是精微要布散到全身，清中之浊则肃降三焦水道下降到肾，故肺是水的上源，肺病则水肿。

肾：肾的作用贯穿水液代谢的始终，故肾主水液；肾主统摄一身之水。肾主水液是通过肾的气化作用完成的。肾阳对水液的蒸腾气化作用是人体水液的动力和能量源泉，是水气互化的激化推动力量，肾气的蒸腾气化和升清降浊，助膀胱气化，促进脾肝肺三焦的生理功能。肾的病变影响水液代谢而患多种病。

水肿因水为至阴，水之本在肾，水化于气，水之标在肺。水畏土，水之制在脾，故脾为制水之脏。膀胱的功能是贮存尿液和排泄尿液，靠肾的气化；肾的气化功能正常则膀胱的开阖正常。三焦是气的通路，是水液升降的通路。三焦病变有水湿泛溢诸病，水肿，尿少，腹水等。

因此，心、肝、脾、肺、肾、膀胱及三焦的功能失调使津液化生不足或多汗、多尿、大吐大泄、大出血等造成津伤液脱而气随液脱，先益气回阳再补液养津。脏腑失调使津液输布障碍而水湿停滞则聚而成痰饮、水肿、积液等。肾阳不足不能温煦，水邪泛溢而上逆致呼吸气促而喘，津伤失滋养则气逆干咳。

8. 阴证总诀

阴里虚寒萎微寒，无神神萎又畏寒，
舌淡胖嫩齿甲印，苔白青紫滑润软，
沉迟紧细无力微，小便清长气息短，
满口津液出气冷，苍白晦暗静少言，
口吐清水痰清腥，冷痛按无灼热感，
蜷卧厥逆声低微，肢冷便溏出冷汗，

悸忡厚衣水肿胖，胸腹闷痛囊缩见。
大热加衣是假热，大寒减衣是假寒。

注

凡符合“阴”的一般属性的证候为阴证。里证、虚证、寒证均属阴证，但这三证各有其侧重面（根据其侧重面选方用药治之）。素体阳虚，元阳不足，劳欲伤阳，寒凉伤阳，喜吃生冷或空调皆伤脏腑阳气等等，都可致阴证。阴证的临床表现为：阴证为里证、虚证、寒证。萎微寒：精神疲惫或萎靡不振，气息短促，语声低微。脉搏沉细或沉迟无力，脉微弱、脉细弱、脉微欲绝。肢冷畏寒或四肢逆冷，出气时气息冷，面色苍白或晦暗，静而少言。爪甲青黑，舌质青紫（寒瘀），舌质淡，舌前部颗粒细嫩，舌体胖嫩而舌边有齿印，舌苔白且滑润。全身酸软乏力，腹冷痛而胀（寒痞），肢冷便溏、甚或下利，小便清长，满口津液，口吐清水，口淡无味，不渴，喜热饮、喜热喜按，咳痰清稀（寒痰、寒饮），带下、涕、唾等排出物量多而清稀有腥味。（寒痹）身冷肢痛但按之无灼热感，甚或厥逆，喜厚衣厚被，大汗淋漓或出冷汗，畏寒蜷卧，心悸怔忡，肥胖，身肿，喜安静，胸腹闷痛，阴囊冷缩（本诀至此：已反映了五脏之寒：心寒，肾寒，肺寒，脾寒，肝寒）。阴盛格阳的本质是阴寒内盛，格阳于外，可见高热、超高热，面红，脉大，口渴，烦热等假热表象（为阴寒内盛之热象），这时要避其高热假象，用四逆汤辈类救阳（反治法）。此即四诊准确见阴证，纵有高热也辨证为阳虚。阴证应该用四逆类，禁用一切寒凉药。

9. 阳证总诀

阳证表热实证议，神旺亢奋面红赤，
舌红燥裂苔黄干，脉浮洪大数有力。
声壮有力出气热，芒刺满口舌甲热，
唇燥口渴喜冷饮，呼吸急促发高热，
腹痛拒按便秘臭，口臭躁狂尿黄赤，
目红羞明雾翳障，赤脉贯睛热泪黏，
喘促痰鸣昏谵语，胸腹痞满吐便血，
张目不眠二便难，身轻恶热少无痰，
带下涕唾黄浓稠，喜冷薄衣薄被棉。

注

阳证是指表证，热证，实证。神旺亢奋面红赤，舌红燥裂苔黄干，脉浮洪大数有力。声音粗壮有力，出气热，满口芒刺，舌甲热，唇燥，口渴，喜冷饮，呼吸急促，腹痛拒按便秘臭，便秘便难，尿难短赤，口臭，躁狂，尿黄赤，目红羞明，翳障，赤脉贯睛热泪黏，喘促痰鸣，发高热神昏谵语，胸腹痞满，吐血便血，张目不眠，身轻恶热，痰少或干咳无痰，带下涕唾黄而浓稠，喜冷，薄衣薄被棉。

10. 寒证和热证

寒证恶寒喜温暖，面㿠苔白舌暗淡，
舌不红绛苔不燥，脉搏沉迟无力感，
肢冷蜷卧尿清长，气冷息微稀溏便，
口淡不渴喜热饮，脉沉迟紧细弱缓，

痰涕涎白清稀冷，咽痛没有红肿变，
神萎倦怠声无力，按胸腹无灼热感。

热证脉数喜冷饮，面红目赤躁不宁，
苔黄痰黄大便结，发热恶热更喜冷，
气热息粗声响亮，形强有力神志昏，
肛门灼热胸腹热，舌红焦燥眼有神。

注

寒证：身重恶寒喜温暖，喜热饮，口淡不渴，面色皖白，苔白，舌暗淡，舌不红绛，舌苔不燥，按胸腹无灼热感，脉搏见沉迟无力、紧、细、弱、缓，四肢冷，蜷卧，尿清长，出气冷，气息微弱，大便稀溏，痰、涕、涎白清稀冷，咽痛，没有红肿变，精神萎靡，倦怠，声低无力。以上寒证具备，即使是外见大热（39～40℃的高热），身热似火，神昏谵语，身疼头痛，目肿口疮等，统统不管而诊断为寒证。不好断定是不是属寒，可先用肉桂试证，服下肉桂赖受则为寒。

热证：脉数，渴喜冷饮，面红目赤，舌红绛、焦燥，眼有神，烦躁不宁，苔黄痰黄，大便结，发热恶热，更喜冷，出气热，气息粗，声音响亮，形强有力，神志昏迷，肛门灼热，胸腹热，不要厚衣厚被等，既是有四肢厥逆，畏寒，也要诊断为热证。

寒证和热证的鉴别要点，请从以上口诀中去理解掌握。寒证与热证的关系有上寒下热、上热下寒、表寒里热、表热里寒、热证转寒、寒证转热、真寒假热、真热假寒，请学习者背熟此诀后，再从寒热出现的部位、先后、真实证象去理解掌握与辨证即解。但要注意寒热真假的假象多见于四肢、皮肤和面色方面，而脏腑、气血、津液方面的变化才是反映的疾病本质，辨证时以里证、舌象、脉象为确诊依据。

11. 气病辨证

辨气虚证、气陷证、气逆证及气滞证：

气虚眩晕乏力倦，脉虚少气懒言自汗，
舌淡苔白舌胖嫩，崩漏先多血色淡。
气虚阳虚多相似，阳虚生寒肢冷寒。
气陷晕眩少气倦，脉弱脏垂坠胀感，
昏花心累久泻痢，舌淡苔白身疲软。
气陷是由气虚来，气虚已重脏垂见。
气逆升降失常犯，肺气逆则咳嗽喘。
脾胃气逆饮食停，痰饮呕呃恶心感。
肝气上逆头痛晕，昏厥呕血胀怒烦。
气闭气脱出入异，气逆脾胃肺和肝。
气滞胀痛攻走窜，轻重随着情志变，
脉弦苔白痞胀痛，嗳气矢气症状减。

注

气虚则眩晕，乏力倦怠，脉虚，少气懒言，自汗出，舌淡苔白，舌胖嫩，崩漏，月经先期，月经过多，月经血淡。

气虚与阳虚多相似，阳虚除有气虚证外，另见生寒，肢冷畏寒。

（气陷是由气虚来，气虚已重脏垂见）气陷是气虚发展而来，除气虚症状（头晕目眩，乏力倦怠，少气懒言，脉弱）外，则内脏下垂，坠胀感。头昏眼花，心累，久泻久痢，舌淡苔白，全身疲倦软乏。

气逆为升降失常所犯，肺气上逆则咳嗽、喘。脾胃气逆则饮食停滞，痰饮呕吐，呃气恶心。

肝气上逆则头痛头晕、眩晕，甚则昏厥，呕血，胀闷痞满，易怒烦躁。气闭则气脱出入异常，气逆与脾、胃、肺、肝关系密切。

气滞则胀痛，攻走窜动，轻重随着情志变化，脉弦，苔白，痞满胀痛，嗳气、矢气后则症状减轻。

12. 血瘀证

血瘀气滞或血寒，内血外伤气虚患。
血瘀刺痛舌紫黯，经血有块瘀点斑，
恶露癥瘕肤甲错，痛处不移脉涩弦，
瘀血内停口干燥，只欲漱水不欲咽，
眼睑色黑唇色枯，自觉胀痛身热烦。
异位妊娠产后痛，痛经闭经崩漏观。

注

在历代医书中将瘀证称为瘀血，恶血，蓄血，积血，死血，衃血。血瘀的病因有气滞、气虚、血寒、内出血或外伤等所致者。肤甲错即肌肤甲错。血瘀证的诊断要点为：疼痛如刺，痛处不移，痛处拒按，眼睑下发青发黯，面色黧黑或有成片瘀斑，皮肤紫斑或白斑，鱼际肌紫黯，经血有块或经来色黑，恶露不止，肌肤甲错，青筋暴露，红缕赤痕，毛发枯黄脱落，关节变形或肿痛，唇青紫，舌紫黯或舌有紫瘀斑，脉涩弦或沉涩。

第六章　针灸治疗各论

第一节　头面躯体痛证

1. 头痛（附：三叉神经痛）

头痛外感足少阳，督脉手太阴经辨。
阳明头痛印攒谷，血虚三阴交脾肝。
头痛风邪泻行间，上星头维和通天，
合谷率谷太阳昆仑，侠溪后顶天柱选。
头痛肝亢风池百会，悬颅侠溪和行间。
头痛气血任督背，合谷气海脾肾肝，
玉枕颔厌百会里。血瘀率谷和强间，
后顶太阳加头维，上星丰隆都可选，
头风申脉和神门。偏头率谷和外关，
阿是太冲足临泣。头顶眼痛取涌泉。
头面之疾针至阴。水针普鲁风池鉴。
耳针枕额脑神门，耳背静脉放血参。
三叉三间内庭合谷，一支阳白鱼腰攒竹选，
二支四白巨颧髎，三颊车夹承浆下关。
B_1 B_{12}普鲁卡，阿是痛处注射安。

注

疼痛除外伤外，就是寒气或热气引起的。头痛是指头颅上半部疼痛，是一种自觉症状，常见于各种急、慢性疾病中。“头为诸阳之会”，故头痛与手足三阳经、足厥阴经和督脉有关。

头痛以实证多见，也有虚证和虚实夹杂证。头枕部痛下连及项者叫太阳头痛；额痛兼眉棱、鼻根部痛是阳明头痛；两侧头痛为少阳头痛；头巅顶痛或连于目系疼痛者属厥阴头痛。头痛见于高血压、偏头痛。神经性功能性头痛、血瘀头痛用泻法；气血虚弱之头痛用补法和灸法。治头痛是按部位分经取穴和阿是穴治疗。即病部近取与循经远取相配，再加阿是穴。皆在疏通经络之气而通则不痛。

肝阳上亢头痛取足厥阴、足少阳经穴为主：风池，百会，悬颅，解溪，行间，用泻法。风池为胆经和阳维脉的交会穴，能祛风活血，通络止痛。

气血不足头痛取任、督和背俞穴为主（合谷，气海，脾俞，肾俞，肝俞，玉枕，颔厌，百会，足三里）。泻百会疏通头部经络气血，补百会升阳补脑髓调气血。

血瘀阻络头痛取穴与风邪袭络的穴位大致相同，分巅顶、前头、后头、侧头等部位取穴，毫针用泻法或点刺出血。血瘀取率谷、强间、后顶、太阳、头维、上星、丰隆；头风痛取申脉、神门；头痛难忍取强间、丰隆；偏头痛取率谷、外关、阿是穴、太冲、足临泣；头顶痛并眼痛加取涌泉；头面之疾取至阴，以上病下取而促气血流通。

头痛因于肺失调所致可选曲池、中脘、足三里、巨阙、气海、关元、肾俞、肺俞；肾虚头痛取百会、复溜（补肾气）、中极、天枢、昆仑、申脉。

水针用普鲁卡因和咖啡因混合液（0.25%普鲁卡因3.5毫升）注射风池穴，治顽固性头痛。

耳针选枕、额、脑、神门穴，每次2～3穴，留针20～30分钟。顽固性头痛可在耳背静脉放血。

三叉神经痛取三间、内庭、合谷。一支加阳白、鱼腰、攒竹；二支加四白、巨髎、颧髎。三支加颊车、夹承浆、下关。水针用维生素B_1、维生素B_{12}，普鲁卡因针剂，注射阿是压痛处。

偏头痛与肝胆关系密切。

偏头痛部位是足少阳胆经所属。头痛多为一侧，也可两侧，常局限于额、颞、枕部。偏头痛初发时为剧烈的搏动性疼痛，后转为持续性钝痛。发作时不分时间，晨起多发，持续数小时或数天。典型的偏头痛有先兆症状，如眼前闪烁暗点，视野缺损，单盲或同侧偏盲。偏头痛发作时可转移位置，可同时放射到颈、肩疼痛。针治偏头痛取足少阳胆经、足厥阴肝经和局部穴位为主，治则为疏泄肝胆，通经止痛。

处方：率谷　风池　外关　太冲　足临泣　阿是穴

肝阳上亢加百会、行间；痰湿盛加中脘、丰隆；瘀血阻络加血海、膈俞。

2. 面痛

面痛放射烧灼抽，膀大小胃通络痛，
眼痛攒竹和阳白，鱼腰外关丝竹空。
上颌四白颧髎穴，迎香下关合谷用。
下颌大迎夹承浆，颊车内庭和翳风。
风寒风池配列缺，瘀血内关与太冲。
风热曲池和尺泽，疏通少阳阳明攻。
耳针神门颌颊额。刺血颧髎地仓颊车。

注

面痛以眼部、面颊部出现放射性、烧灼样抽搐痛、刀割痛、针刺痛、闪电样痛为主症的病证，又叫“面颊痛”“面风痛”。属风寒者则遇寒加重，遇热减轻，流涕，苔白，脉浮；属风热者见灼热痛，目赤流泪，苔黄脉数；属血瘀者则舌黯或有瘀斑，刺痛，脉细涩。

眼部疼痛为三叉神经痛，第1支即眼支痛，属足太阳膀胱经病证。上颌痛为三叉第2支（即上颌支）痛，属手阳明经病证。下颌痛为三叉第3支（即下颌支）痛，属手太阳经病证。

面痛针灸以疏通足太阳膀胱经、手太阳小肠经、手阳明大肠经、足阳明胃经的穴位为主。治则为疏泄通络，祛风止痛。面痛取四白、攒竹、下关、地仓、合谷、太冲、内庭；眼痛取攒竹、阳白、鱼腰、外关、丝竹空；上颌痛取颧髎、迎香、合谷；下颌痛取大迎、夹承浆、颊车、内庭、翳风；风寒加风池、列缺；风热加曲池、尺泽、风池、外关；瘀血加内关、三阴交、太冲以活血疏通经络而止痛；肝胃郁热加行间、内庭；阴虚阳亢加风池、太溪、外关、合谷、内庭为远端取穴，以疏通足少阳、二阳明经气血。

三叉神经痛选三间、内庭、合谷。第1支痛选阳白、鱼腰、攒竹；第2支痛选四白、巨髎、颧髎；第3支痛选颊车、下关、夹承浆。水针用维生素B_1 100毫克或维生素B_{12} 100微克注射液，或1%普鲁卡因注射液注射压痛点，每穴0.5~1毫升，每隔2~3天注射1次。耳针取神门、领颊、额。刺血取颧髎、地仓、颊车。

3. 落枕

落枕胆小阿是针：天柱后溪阿是穴，
再加悬钟外劳宫。拔罐耳针或放血。
体位不正加昆仑，风寒大椎和列缺。
肩痛肩髃背天宗，滞瘀内关合谷穴。

注

落枕常与睡眠姿势不正，或枕头高低不适，或与负重颈部过度扭转，或寒邪侵袭颈背部等因素有关。落枕病位在颈项部经筋，与督脉、手足太阳经和足少阳经密切相关。落枕的基本病机是经筋受损，筋络拘急，气血阻滞不通。治落枕当疏经活络，调和气血。取局部阿是穴和手太阳小肠经和足少阳胆经穴位为主。

处方：阿是穴　天柱　外劳宫（持捻）　后溪（持捻）　悬钟（持捻）

风寒加风池、合谷；气滞血瘀加内关、合谷；肩痛加肩髃；背痛加天宗。

落枕属实证。落枕病在督脉和太阳经者则项背部强痛，低头加重，项背部压痛明显，加大椎、束骨。落枕病在少阳经者则颈肩部疼痛，头部歪向患侧且颈肩部压痛明显，加风池、肩井。

方解：外劳宫是治落枕的经验穴，为对证取穴。天柱、阿是穴舒缓局部经脉；后溪可疏调督脉，太阳经脉的气血；悬钟疏调少阳经脉气血；诸穴合用可疏调颈部气血，缓急止痛。

4. 漏肩风

漏肩风似肩周炎，手三阳经阿是选。
通经止痛阿是穴，肩贞肩髃髎肩前，
肩井曲池阳陵泉，再取条口透承山。

注

漏肩风是以肩部长期固定疼痛，活动受限为主症的疾病，以夜间痛重，沉着酸软为主。

漏肩风相当于西医学的肩关节周围炎，是软组织退行性病变或炎症性病变。

漏肩风早期以痛为主，后期可有肌肉萎缩，功能活动障碍。漏肩风病位在肩部经筋，与手三阳、手太阴经密切相关。肩前面的外侧部痛属手阳明经；肩部外侧疼痛为主者是手少阳经；疼痛以肩的后部为主者为手太阳经。以肩部的前面疼痛为主者为手太阴经。

这这类疼痛多分两类：不通则痛和不荣则痛。针治漏肩风取手三阳经以肩局部穴位和阿是穴为主。

处方：阿是穴　肩贞　肩髃　肩髎　肩前　曲池　阳陵泉　条口　承山

配穴：肩井　曲池　阳陵泉

肩周后部疼痛是手太阳经所属，加取后溪、昆仑；肩前部疼痛是手阳明经所属，加取合谷、条口；肩外侧痛是手少阳经所属，加取外关、阳陵泉；外邪侵入加合谷、风池；气滞血瘀加合谷、内关、膈俞；气血虚弱加补气海、足三里；外邪内侵加合谷、风池。针刺时先刺远端穴位，进针时鼓励患者配合运动肩关节。

方解：肩髃、肩髎、肩贞分别属手三阳经穴位，加经外奇穴肩前穴和阿是穴，为邻近局部选穴，以疏通肩部经络气血，活血祛风止痛。条口透承山可疏导太阳、阳明两经气血，为临床经验有效穴。配合拔火罐效果更好。

5. 臂丛神经痛

臂丛神经痛瘀寒，肺经大肠小肠选。
肩髃肩贞颈臂脊，阿是少海和极泉。
风寒湿热风池合谷，血瘀合谷加内关。
腋下手太阴尺泽，腋下手厥阴内关。
上肢内后痛通里，肩后部痛后溪安。

注

臂丛神经痛是各种病因引起的臂丛神经根、神经干出现的无菌性炎症，以肩、锁骨上窝、腋、前臂尺侧等部位出现强烈的放射性甚至刀割样、撕裂样、烧灼样或针刺样疼痛为主要表现。由风寒湿热侵袭和瘀血阻滞所致。

以取手太阴肺经、手阳明经、手太阳经的穴位为主。针治臂丛神经痛，肺经的穴位以用泻法为主，疏经通络，活血止痛。

处方：肩髃　肩贞　阿是穴　颈臂　颈5～胸1夹脊　少海　极泉

配穴：肩井　曲池

风寒湿热侵袭者加取风池、合谷；瘀血阻络加合谷、内关；腋下痛属手太阴经证加尺泽；腋下痛属手厥阴经证者加内关；上肢内后廉痛属手少阴经证加通里；肩后部痛属手太阳经证加后溪。

极泉穴直刺0.5～0.8寸，避开动脉，或在心经上极泉下1寸处用提插法针刺，使针感直达手指。两臂麻木加手三里。

方解：肩髃、肩贞能疏通肩部经络气血，活血祛风止痛。极泉、少海、阿是穴可疏通经络，活血止痛。

6. 肘劳

肘劳阿是手三里，合谷肘髎和曲池。
肱骨外上髁疼痛，再加三间足三里。
阳谷小海内上髁，鹰嘴外关天井刺。

注

肘劳病位在肘部手三阳经筋。肘劳类似今之肱骨外上髁炎（网球肘）、肘骨内上髁炎（高尔夫肘）和尺骨鹰嘴炎（学生肘或矿工肘等），属伤筋范畴，由慢性劳损引起，但可能是尺神经病变。针泻加灸：肘部压痛点、肘髎、手三里、曲池、合谷。

水针用当归注射液2毫升或醋酸地塞米松或醋酸氢化可的松0.5毫升，注入压痛点（阿是穴），每周1～2次。

7. 腰痛

腰痛督脉足太阳，阿是委中和大肠。
腰痛脊柱中督脉，两侧腰痛足太阳，

次选夹脊肾俞穴。昆仑气海阳陵泉，
百会曲池足三里，天枢大巨和中脘，
肺俞膏肓加关元。风湿风府腰阳关，
肾虚太溪志室命门，瘀劳次髎腰膈选。
膀胱申脉督后溪。腓肠昆仑与承山。
腰夹脊治腰椎伤。当归葡糖水针安。

注

腰痛又叫“腰脊痛”，是一种常见症状。常因寒湿、劳损或肾虚引起。

见于西医学的腰部软组织损伤、肌肉风湿、脊柱和内脏病变（如肾病，妇女盆腔病患）引起的腰痛。

脊柱中部痛属督脉病证。腰脊两侧痛是足太阳经病证为主。针治腰痛取督脉和足太阳膀胱经穴位。

主穴：阿是穴　大肠俞　委中

配穴：肾俞　夹脊　昆仑　气海　阳陵泉　百会　曲池　足三里　天枢　大巨　中脘　肺俞　膏肓　关元

风湿加风府、腰阳关；督脉加后溪；足太阳经加申脉；腰椎加腰夹脊；寒湿加命门、腰阳关；瘀血加膈俞、次髎；劳损取腰俞、膈俞、次髎；肾虚取太溪、志室、命门。

水针用10%葡萄糖注射液5～10毫升加维生素B_1注射液100毫克，或用当归注射液注入压痛点阿是穴的肌层。隔日1次，10次为1个疗程。以腰肌劳损最宜。但脊椎结核、脊椎肿瘤之腰痛不属于针灸治疗范围。腹直肌属腰肌，扎天枢、大巨疏缓腹直肌而减轻腰痛。

8. 急性腰扭伤

急腰扭伤腰痛点，后溪委中阿是选。
手阳明配手三里，水沟昆仑泻法安。

注

治急性腰扭伤当行气止痛，舒筋活血。以局部穴及上肢穴为主。

主穴：腰痛点　阿是穴　后溪　委中

配穴：督脉配水沟，足太阳经证配昆仑，手阳明经证配手三里。

方解：手背的腰痛点为经外奇穴；阿是穴可祛瘀通络，舒筋活血；委中是足太阳膀胱经穴，能疏调腰背膀胱经的气血；后溪是手太阳小肠经输穴，手、足太阳同名经脉气相通；后溪穴为八脉交会穴之一，通督脉，故针刺该穴可行气血而通经络止痛，使受伤组织功能恢复正常。

操作：首选奇穴腰痛点和后溪穴，用泻法，强捻转、强提插1～3分钟。嘱患者配合慢慢扭动腰部，之后患者俯卧位，在腰骶部找压痛点，毫针用泻法，并拔火罐。

9. 扭伤

肩扭肩贞肩髃髎，肘扭小海天井曲池，
腰扭委中肾腰阳关，腕扭阳谷阳池阳溪。
髀扭秩边承扶环跳，膝扭梁丘阳关膝眼，

髁扭阿是阳池渊，注射葡糖维 B_1。
落枕泻督二太阳，悬钟大椎和后溪，
天柱列缺肩外俞，昆仑推拿热敷宜。

注

扭伤是近关节部的软组织损伤，如皮肤、肌肉、肌腱、韧带、血管等损伤，而无骨折、脱位、皮肉破损等损伤症状，临床表现为损伤部肿胀疼痛和关节活动受限。

治扭伤以取伤处的局部穴位为主，针泻。陈伤留针加灸或施温针。

肩部取肩贞、肩髃、肩髎；腰部取委中、肾俞、腰阳关；肘部取小海、天井、曲池；腕部取阳谷、阳池、阳溪；髀部取秩边、承扶、环跳；膝部取梁丘、阳关、膝眼；髁部取阳池或太渊、阿是穴。

水针注射10%葡萄糖注射液10毫升，或加入维生素 B_1 注射液100毫克，注入压痛处。如有放射痛者，针感要与其疼痛部相一致，每日或隔日1次。耳针选脑、神门及相应敏感点。

小腿腓肠肌扭伤破裂，发肿疼痛且变得硬邦邦的，可刺昆仑、委中、承山、阿是穴。口诀：小腿肌破阿是穴，昆仑委中承山穴。

落枕又叫颈部伤筋。针泻督脉，手、足太阳经的穴位为主。取大椎、天柱、肩外俞、悬钟、后溪，以祛风散寒、舒筋活络。如不能前后俯仰，配昆仑、列缺；不能左顾右盼，配支正以疏导太阳经气；还可在附近穴位加火罐，也可配用落枕穴。

10. 坐骨神经痛

坐骨神经膀胱胆，环跳委中阳陵泉，
大肠俞和腰夹脊，悬钟丘墟提插转。
昆仑申脉和太溪，殷门丘墟转筋添。
太冲中封足三里，解溪商丘行路难。

注

下肢后侧坐骨神经痛选穴以足太阳膀胱经的穴位为主，下肢外侧坐骨神经痛选足少阳胆经的穴位为主。治则：通经止痛。取阿是穴和足太阳经的穴位。

处方：腰夹脊　秩边　委中　承山　昆仑　殷门

足少阳经取：环跳　阳陵泉　腰夹脊　悬钟　丘墟

此为循经取穴法，疏通经络止痛。用提插捻转法，针感沿腰腿部的足太阳经、足少阳经走行向下有放射感为度，不宜多次重复。悬钟配环跳治躄足立愈。也可用腰2～腰5夹脊穴及肾俞、胞肓、殷门、承筋四穴加强腰腿之正气；再灸治曲池、中脘、足三里，以让全身之气均衡而愈。

11. 骨质增生和椎间盘外突

椎间盘突骨质增，膏肓百会肺中脘，
曲池胞肓足三里，天枢大巨阳陵泉，
殷门承筋和气海，关元委昆腰阳关。

注

治椎间盘突出、骨质增生取中脘、曲池、足三里使气血均衡；膏肓、百会、肺俞助精气的吸收和精气的循环；委中、昆仑、腰阳关能通经活血止痛；胞肓、天枢、阳陵泉、大巨能壮肌肉；殷门、承筋壮筋骨；气海、关元强肾壮骨。

提醒：保养全身骨骼肌肉常灸中脘、曲池、足三里、气海、关元、百会、肾俞、膏肓8个穴位。关元委昆腰阳关：关元，委中，昆仑，腰阳关。

12. 颈椎病

颈椎颈神椎动型，小膀胆经颈夹脊。
天柱悬钟阿是穴，合谷风池和曲池。
手臂疼痛又麻木，肩髎外关手三里。

注

颈椎病是指颈椎间盘退行性改变及椎间关节退变，刺激或压迫邻近脊髓、神经根、血管及交感神经，而引起头、颈、肩、上肢等一系列临床症状。分为颈型颈椎病，神经根型颈椎病，椎动脉型颈椎病（注意口诀中的缩略语）。颈型则见颈痛酸胀，颈部沉重不适，向枕部或肩背部放射，颈肌紧张僵硬、压痛。神经根型颈椎病则见麻木、疼痛，仰头或咳嗽时症状加重，手臂手指麻木，活动不灵。椎动脉型颈椎病则见头痛、头晕、头昏、视觉障碍、耳鸣、耳聋，头痛多为一侧主感跳痛、刺痛，头颈部活动时则加剧。

颈椎病的病位在颈部筋骨，与督脉、手足太阳经、手足少阳经的关系密切。后颈部痛者属太阳经；颈项两侧后方痛者为少阳经；颈项两侧部痛者是阳明经；后项正中痛者属督脉。颈椎病主症为：头枕、颈项、肩背、上肢等部位疼痛以及进行性肢体感觉和运动功能障碍。

针治颈椎病取手足三阳经、膀胱经、督脉的穴位及局部腧穴为主，治以通经止痛，活血通络。

主穴：风池　天柱　曲池　合谷　悬钟　颈夹脊　阿是穴

针用泻法或平补平泻法。

病在后颈部痛太阳经加申脉；颈项两侧痛少阳经加内关；后项正中痛督脉加后溪；气滞血瘀加膈俞；肝肾不足加肝俞、肾俞；上肢麻木加手三里、中渚、阳池、外关；治上肢麻木还可加天髎、天宗、膏肓；头晕头痛加百会或四神聪；恶心呕吐加中脘、内关；耳鸣加听宫、外关；外邪内侵加列缺。

方解：后溪、合谷、外关、肩井可疏导颈部气血，舒筋通络止痛；风池通少阳经气；曲池通阳明经气；悬钟为髓会，能滋肾壮骨治本；阿是穴调节局部经脉；天柱疏通头部太阳经络，活血通经络，清利头目；颈夹脊疏通调节经络气血。

第二节　内科病证

1. 眩晕

眩晕实证取百会，内关太冲和风池。
虚证百会足三里，肝俞肾俞加风池。
眩晕气血胃脾虚，气海百会足三里。
肝阳上亢肝肾俞，风池行间和侠溪。
痰湿丰隆内关穴，中脘头维和解溪。
高压曲池足三里，印堂太冲和风池。

头痛印堂和太阳，心悸神门郄门刺。
失眠神门安眠穴。补虚活络祛痰宜。
眩晕实证取内关，百会太冲加风池。
虚证肝俞足三里，肾俞百会和风池。
耳针神门内耳脑，肾枕中度强刺激。
水针合谷和翳明，太冲四渎内关风池。

注

眩晕即头晕眼花，视物旋转，是一种常见的症状。发作时如坐舟车，旋转起伏不定，有屋倒树转之感，以至站立不稳，多兼他证，迁延不愈。

眩晕见于高血压、动脉硬化、贫血、神经官能症、梅尼埃病等疾病。

病因病机：气血两虚、脾胃虚弱、肾阴不足、肝血不足、肝阳上亢及湿盛、痰湿等上扰脑窍清阳所致。治当平肝潜阳、化痰定眩，以督脉、足少阳经和手足厥阴经穴为主。

（1）实证处方

主穴：百会　风池　太冲　内关

配穴：肝俞　肾俞　足三里　（配穴用补法）

方解：百会清头目止眩晕；风池疏调头部气血机能；太冲平肝潜阳；内关宽胸理气，和胃化痰，配太冲加强其平肝之功；百会升提气血；肝俞、肾俞补肝肾，益精填髓培元固本；足三里补气血，充髓止晕。

（2）虚证处方：百会　足三里　肝俞　肾俞　风池

①气血不足针刺以补脾胃为主，取穴：气海、百会、脾俞、足三里。

②肝阳上亢针刺以泻法而清潜肝阳为主，取穴：侠溪、风池、行间、肝俞、肾俞。

③痰湿针刺以平补平泻法，也可灸，取穴：丰隆、内关、中脘、头维、解溪。

④水针取合谷、太冲、翳明和内关、风池、四渎两组穴位；穴位注射5%或10%葡萄糖注射液1～2毫升，或维生素$B_1$100微克注射液0.5毫升，隔日1次。

⑤耳针取穴：肾、神门、枕、内耳、脑等穴，每次取穴2～3个，中、强刺，留针20～30分钟。

⑥头针选取双侧晕听区。每天1次，5～10次为1个疗程。

方解：风池为近部取穴以疏调头部气血，百会用补法可升提气血，二穴配合可充养脑髓而缓急治标；足三里补益气血；肝俞配肾俞滋补肝肾，养血益精，培元固本以治本。

2. 中风

（1）风中经络之半身不遂、语言謇涩、口眼歪斜口诀

半身不遂二阳明，泻患补健酌情施。
偏瘫合谷和外关，风市阴市和曲池，
悬钟后溪肩髃肩髎，环跳昆仑两三里，
腰阳关和阳陵泉，白环阳池加解溪，
大椎大棱和曲泉，言謇廉泉哑门通里。
歪斜地仓配颊车，太冲合谷内庭起，
牵正水沟四白穴。风犯阳经阳腧施，
麻木皮肤针患处，不遂患侧井血刺。

突然中风四神聪，十宣中冲人中急。

注

中风病性为本虚标实，上盛下虚。肝肾阴虚，气血虚弱为致病之本，风火痰瘀为致病之标。中风分为中经络和中脏腑，中脏腑分为脱证和闭证。

中风见于西医学的急性脑血管病，包括出血性（脑出血，蛛网膜下腔出血）和缺血性（脑血栓形成，脑栓塞）脑血管意外等。

中经络则意识清楚，半身不遂，口角歪斜，语言不利。兼见面红目赤、头痛、眩晕为肝阳暴亢；兼麻木拘急、眩晕、脉弦滑为风痰阻络；兼痰多、便秘、腹胀为痰热腑实；兼身软乏力、面色淡白、舌暗为气滞血瘀；兼体麻拘挛、眩晕、耳鸣为阴虚风动。

中脏腑则突然昏仆，不省人事，或神志恍惚、嗜睡，兼见半身不遂，口眼歪斜。突然中风急取四神聪、十宣、中冲、人中。

若见神昏不识人事，牙关紧闭，口噤不开，两手握固，肢强痉直，二便闭者叫中风闭证。

若见昏恍不知，目合口开，四肢瘫软，手散肢冷，汗多，二便自遗，脉微细欲绝者是中风脱证。

(1) 中经络

中经络插三阴交，雀啄水沟眼湿润，
插泻尺泽委中穴，极泉内关配伍针。
肝亢太冲与太溪，风痰丰隆伍曲池，
痰热曲池内丰隆。气虚血瘀足三气，
口歪颊车加地仓，阴风太溪又风池，
上肢肩髃手三谷，头晕完谷天柱池，
下肢不遂二陵泉，环跳市里和解溪，
丘墟照海足内翻，隆枢支沟治便秘，
尿病曲骨关元中，复视睛后天柱池。

注

治中经络当疏通经络，醒脑调神。以取督脉、手厥阴经和足太阴经穴位为主。

主穴：水沟　内关　三阴交　极泉　尺泽　委中

配穴：肝亢加太冲与太溪；风痰加丰隆伍曲池；痰热加曲池、内关、丰隆；气虚血瘀加足三里、气海；口歪取颊车加地仓；阴虚风动加太溪、风池；上肢不遂加肩髃、手三里、合谷；头晕加完谷、天柱、风池；下肢不遂加阳陵泉、阴陵泉、环跳、风市、足三里和解溪；足内翻用丘墟透刺照海；便秘加丰隆、天枢、支沟。尿病（尿失禁、尿潴留）加曲骨、关元、中极；复视配球后、天柱、风池和睛明。

方解：脑为元神之府，督脉入脑络，水沟为督脉穴，可醒脑开窍、调神导气。心主血脉藏神，内关为心包经络穴，可调理心神、疏通气血。三阴交为足三阴经交会穴，可滋补肝肾。极泉、尺泽、委中，疏通肢体经络。

操作：水沟穴用雀啄法至眼球湿润为佳。刺三阴交时，沿胫骨内侧缘与皮肤呈45°角。

(2) 中脏腑（闭证、脱证）口诀

中脏腑

中风闭证中脏腑，百会内关和水沟。
闭证泻督十二井，脱证任脉大艾灸。
中风闭证泻太冲，水沟丰隆劳宫救。
牙紧颊车合谷选，言謇太冲哑门廉。
脱证关元和神阙，头针语运两区赞。
水针电针四肢穴。火罐阳池曲池秩边，
环跳风市伏兔丘墟，肩髃肩臑阳陵泉。
暴厥针刺维会穴。不遂曲池阳陵泉。

注

治中脏腑闭证当平肝息风、醒脑开窍，以取督脉、手厥阴经和十二井穴为主。中风脱证当回阳固脱，以任脉为主。风病多犯阳经，故处方应以阳经腧穴为主。肌肤麻木不仁可用皮肤针叩刺患部。半身不遂取患侧的井穴刺出血，使其能接续经络之气。半身不遂取手足阳明经穴位，针补健侧、泻患侧。

主穴：内关　百会　水沟

配穴：合谷　外关　风市　阴市　曲池　后溪　肩髃　肩髎　环跳　昆仑　手三里　足三里　白环俞　阳池　阳陵泉　悬钟　腰阳关　解溪　大椎　大陵　曲泉

语言謇涩取哑门、廉泉、通里；口歪斜取地仓、颊车、太冲、合谷、内庭、牵正、水沟、四白穴；中风闭证针泻督脉穴位和十二井穴。脱证取任脉穴位关元和大艾柱灸神阙穴；中风闭证泻太冲、水沟、丰隆、劳宫穴；牙关紧闭针泻颊车、合谷；语言謇涩针泻廉泉、哑门、太冲；脱证选任脉穴关元，用大艾灸神阙。

头针选语言和运动区；水针、电针选取四肢穴位；火罐选穴阳池、曲池、秩边、环跳、风市、伏兔、丘墟、肩髃、肩臑、阳陵泉；暴厥针刺维会穴；中风不遂取曲池、阳陵泉。

关于中风常识如下。

第一次不太知道中风了，但有头痛、头晕，恶心，呕吐，这显示脑血管小破裂或小堵塞了。首选：百会、曲鬓、肩井、风市、悬钟、足三里、曲池七大要穴。

语言障碍加廉泉、通里；伸缩手关节加曲池、大陵、八邪；伸缩膝关节取太溪、曲泉；头上鼓起处是阿是穴（用灸）。脑梗死用大椎、风池；间使代替曲鬓、风市、悬钟；平衡全身取曲池、中脘、足三里；取巨阙调理心气；灸关元、气海固元气。

（3）中风取穴总诀：

中风七大穴曲鬓，风市悬钟和肩井，
曲池百会足三里。曲泉八邪和大陵。
脑梗风池间使大椎。头上鼓起阿是针，
巨阙关元中脘气海，廉泉通里肺肝肾。

注

中风七大要穴：百会，曲鬓，风市，悬钟，肩井，曲池，足三里。肩井让上冲之气下降；风市、悬钟让筋和骨变结实；足三里能升精气，降浊气；曲池能通调气血；风池驱头邪，大椎通阳气，间使化瘀血；廉泉、通里治语言障碍，关元、中脘、气海助消化吸收和排出；八邪治手瘫；肺、肝、肾调节血压，使全身获得平衡。

董氏奇穴治疗中风失语症文献摘要如下：

①失语症是进行理解和表达语言符号意义的功能丧失或言语困难，根据脑损害的部位不同可分为运动性失语和感觉性失语两类，中风是引起失语最常见的原因。

②治疗取穴：董氏奇穴之肩中（当后臂肱骨外侧，去肩骨缝二寸半）、正会（头顶之正中央）、前会（正会穴前一寸半）、后会（正会穴直后一寸六分）、灵骨（手背第1掌骨与第2掌骨接合处）、大白（手背第1掌骨与第2掌骨中间之凹陷处）、中九里（大腿外侧中央线之中点，即风市穴）、商丘、廉泉、通里、照海，双侧取穴。操作：患者仰卧位，穴位常规消毒后，均采用毫针直刺，针廉泉时针尖向舌根方向刺入，行提插捻转手法，直至患者局部有酸麻胀的针感出现，头部穴位浅刺，以上穴位均采用平补平泻手法，留针30分钟。

③中风是以突然昏仆，不省人事，或半身不遂，言语不利为主症的疾病。《内经》云：风为百病之长，善行而数变。故称之为中风。中医古籍对中风失语的词语描述有“舌强”“舌喑”“语涩”“喑痱”“风懿”“风喑”等，如《千金要方》：中风大法有四。一曰偏枯，二曰风痱，三曰风懿，四曰风痹……风懿者：奄忽不知人，咽中塞窒窒，舌强不能言，病在脏腑。其发病机制历代医家结合自己的临床经验分别进行了深入探讨，但主要是阴亏于下，肝阳暴张，阳化风动，血随气逆，挟痰与火，蒙蔽清窍，为本虚标实之证。

方解：董氏奇穴是董景昌之家传绝学，其穴位位置大多与十四正经不同，董氏将其加以发挥和灵活运用。肩中穴位于肩髃穴下2寸半，董氏奇穴用于主治半身不遂、舌强难言（中风失语）。商丘，脾经经穴属金，《灵枢·经脉》：“脾足太阴之脉，……挟咽，连舌本，散舌下”。《中藏经》：“心脾中风，则舌强不能言，盖脾脉络胃夹咽，连舌体，散舌下，二脏受风，则舌体强硬而不语也。”商，五音之一，金声。《会元针灸学》：商者肺音也，丘者土丘也，土丘有宝土聚而生金之象。《针灸大成》主治：舌本强痛。正会，即督脉之百会，其经脉走行正如《素问·骨空论》云：“督脉，……上额交巅上，入络脑……上贯心入喉。”其主治病症《针灸大成》：“主头风中风，言语謇涩，口噤不开，偏风半身不遂……百病皆治。”《千金方》：“中风失瘖，不能言语，缓纵不随，先灸天窗五十壮……”《玉龙歌》：中风不语最难医，发际顶门穴要知，更向百会明补泻，即时苏醒免灾危。其现代研究证实百会穴能影响单胺类神经递质的水平，减少脑损伤所致的记忆减退，该作用和对抗自由基损伤、增强海马区神经细胞原癌基因表达有关。前会与后会即督脉之前顶与后顶，二者和正会穴以倒马针并用，增强疗效。中九里与胆经风市穴位置相符。风市，亦即风气聚集之处，故善治中风偏枯，是祛风要穴。灵骨、大白二穴位于手阳明大肠经，阳明经多气多血，灵骨调气补气温阳作用极强，且有活脑部血气之功，与大白倒马针治疗效果更佳。廉泉，《甲乙经》：“舌下肿，难以言，舌纵涎出，廉泉主之”。舌为心之苗，心气通于舌，手少阴之别系舌本，足少阴之脉系舌本，经脉所过，主治所及，通里配照海为治疗中风失语的远端取穴。运用董氏奇穴结合体针治疗中风失语疗效确切，较之常规取穴具有见效快、疗效好，减轻患者痛苦等优点。

3. 面瘫

面瘫风池和太冲，地仓颊车和翳风，
合谷迎香颧禾髎，水沟承浆阳白通，
申脉照海与攒竹。项强束骨天柱攻，
阳谷侠溪口噤患，舌缓无力取关冲，

语言困难针哑门。电针四白居髎松。
水针 B_1B_{12}，注射牵正和翳风。
皮肤针叩加拔罐，马钱贴患下关中。

注

面瘫又叫面神经麻痹，分为中枢性面瘫和周围性面瘫两类，本口诀适宜周围性面瘫，中医学称“口眼歪斜”。周围性面瘫多因脉络空虚，风寒乘虚侵袭手、足阳明经和手、足少阳经之脉络致经气阻滞，经筋失养，纵缓不收而发病。尤其与手太阳经和足阳明经筋功能失调有关。起病突然，一侧面部板滞、麻木、松弛，不能做蹙额、皱眉、露齿、鼓颊吹哨等动作，口角向健侧歪斜，病侧露睛流泪，额纹消失，鼻唇沟平坦。有的面瘫者初发时有耳后、耳下及面部疼痛，可出现患侧舌前2/3味觉减退或消失，听觉过敏等症。面瘫初发急性期，深刺重刺面部穴。病程日久可因瘫痪的肌肉挛缩抽动，口角歪向病侧，这叫“倒错”现象。以取手、足阳明经穴为主，手、足少阳经穴为辅，局部近取和循经远取相结合。治则为祛风通络，疏调经筋。

处方：风池　太冲　地仓　颊车　翳风　合谷　迎香　颧髎　口禾髎　水沟　承浆　阳白　通天　攒竹　申脉　照海

方解：太冲善治口唇歪斜。电针取四白、居髎。因本病为风袭面部阳明、少阳脉络所致，故取风池、翳风疏散风邪。颊车、地仓都属阳明，平刺两穴透刺以助推经气，在《玉龙歌》中说两穴是治面瘫的最佳配穴。合谷、太冲为循经远取法。合谷治头面，泻太冲治唇吻歪斜最好。因为肝经循行“上出额”，“下颊里，环唇内”，太冲配合谷可加强疏调面颊部经气的作用。面瘫后期属恢复期加针补足三里。

水针注射见三叉神经痛。可用皮肤针叩患处，再拔罐。可用马钱子粉贴患侧下关。

4. 痹证（附：肩关节周围炎、坐骨神经痛）

行痹血海和膈俞，着痹商丘足三里，
痛痹肾俞关元穴，热痹大椎和曲池。
手腕外关加阳池，再取腕骨和阳溪。
肩髃肩髎和臑俞。肘部尺泽和曲池，
合谷外关和天井。环跳居髎悬钟髀部。
脊背水沟腰阳关，再加身柱和夹脊。
股部秩边阳陵泉，又加承扶和风市。
膝部阳陵泉膝阳关，还有梁丘和犊鼻。
脚踝申脉照海穴，另加昆仑丘墟刺。

肩周肩髃肩髎臑，阿是条口曲垣曲池，
天宗臂臑阳陵泉，葡萄穴注火罐施。

坐神疼痛阳陵泉，次髎环跳和秩边，
气海腰三五夹脊，肾俞殷门委中安，
阳交中渚又液门，绝骨后溪和承山，
普鲁卡因葡萄糖，注射环跳阿是专。

电针腰四五夹脊，水针丹皮归灵仙。
皮肤针叩腰骶痛，针叩出血加火罐。

注

闭阻不通，致肢体、关节等酸痛麻木，重着胀软及屈伸不利等的症状，叫痹证。分为行痹、痛痹、着痹和热痹。本证包括西医学的风湿热、风湿性关节炎、类风湿关节炎、骨关节炎、纤维结缔组织炎、痛风及神经痛等。治痹证当通络止痛，以局部取穴配合循经取穴和辨证取穴（即局部经穴，阿是穴）。

行痹是风胜，取血海、膈俞以活血养血即行风自灭；着痹是水湿不运，取商丘、足三里以健脾胃而化湿；痛痹是寒，取关元、肾俞以益火之源，振奋阳气而祛寒；大椎、曲池清热解表治热痹。针灸治疗先辨四种痹证再加与痹痛相关的部位和经络的穴位施用针灸。

肩部痹症取肩髃、肩髎、臑俞；肘部取尺泽、曲池、合谷、外关、天井；脊背取水沟、腰阳关、身柱、夹脊；股部取秩边、阳陵泉、承扶、风市；膝部取阳陵泉、膝阳关、梁丘、犊鼻；脚踝取申脉、照海、昆仑、丘墟；坐骨神经痛针刺取委中、阳陵泉、环跳、秩边、夹脊；肩周痛取肩髃、肩髎、臑俞、阿是穴、条口、阳陵泉、天宗、臂臑、曲池、曲垣。“拔罐葡萄注痛点”。

坐骨神经疼痛水针注射取阿是穴、次髎、秩边、环跳穴、气海、腰3~5夹脊、肾俞、殷门、委中穴、承山、阳交、阳陵泉、绝骨、后溪、中渚、液门。

髀部水针注射取环跳、居髎、悬钟穴。水针用当归、丹皮酚、威灵仙等注射液，注射位于肩、肘、髋、膝部的穴位，每穴注射0.5~1毫升，禁止注入关节腔内。选穴不宜多但宜选重点部位注射。电针选委中、阳陵泉、秩边、环跳、腰4~5夹脊。皮肤针叩重叩腰脊、骶部和压痛点的阿是穴出血，再加火罐。

5. 痿证

上肢痿证针曲池，肩髃合谷阳溪选。
下肢痿证足三里，梁丘解溪和髀关。
肝肾阴亏肝肾俞，再加悬钟阳陵泉。
肺热尺泽大椎肺俞，湿热脾俞阴陵泉，
水针肩髃两三里，髀关悬钟曲池外关。

注

痿证是肢体筋脉弛缓，痿软无力，日久不能随意运动而致肌肉萎缩或瘫痪的一种病证。以下肢痿弱多见。

痿证见于西医学的急性感染性多发性神经根炎，多发性末梢神经炎，运动神经元病，重症肌无力，肌营养不良及周围神经损伤等疾病。

痿证以虚证为主，或本虚标实。主症为：肢体软弱无力，筋脉迟缓，甚则肌肉萎缩或瘫痪。病位在筋脉肌肉，与肝、脾、肺、肾有关。

治则：祛邪通络，濡养筋脉。以手、足阳明经和夹脊穴为主。

上肢痿证针曲池、肩髃、合谷、阳溪、颈胸段夹脊穴。下肢痿证取足三里、阳陵泉、悬钟、梁丘、髀关、解溪及腰部夹脊穴。

肺热加尺泽、大椎、肺俞；湿热加脾俞、阴陵泉；肝肾阴亏加阳陵泉、肝俞、肾俞、悬钟。

水针取肩髃、手三里、足三里、外关、髀关、绝骨、曲池。用维生素 B_1 100 毫克、维生素 B_{12} 50 毫克、维生素 B_{12} 100 微克注射上列穴位。

6. 癫狂

癫证百会内关印，丰隆太冲和神门。
解溪肝脾心间使，通里阴郄加大陵，
上脘身柱和本神。狂证水沟宫大陵，
隐白风府少商穴，曲池大椎丰隆针，
百会心俞和巨阙。癫狂水针氯丙嗪，
巨阙间使三里交。电针两组穴位针：
水沟百会第一组，大椎风府刺莫轻。

注

癫狂是精神失常的病，以青、壮年较多。癫多呆静，属阴，即重阴者为癫。狂多躁动，属阳，即重阳者为狂。

癫狂可见于西医学的狂躁型及抑郁型精神分裂症，反应性精神病等。

癫证以开郁化痰安神为主，用平补平泻手法。

癫证主穴：百会　内关　印堂　丰隆　太冲　神门

配穴：解溪　肝俞　脾俞　心俞　水沟　身柱　间使　通里　阴郄　大陵　上脘　神道　本神

方解：脑为元神之府，督脉入络脑，故百会配印堂可调神解郁；心主神明，内关为心包之络穴，可宽胸理气，宁心安神；神门为心之原穴，可调养心神，醒神开窍；肝之原穴太冲，可疏肝理气；胃经之络穴丰隆健脾化痰。诸穴合用，共奏理气化痰、调神开窍之功。

操作：毫针常规刺。

狂证主穴：水沟　少商　隐白　风府　大陵　劳宫

配穴：后溪　曲池　大椎　丰隆　百会　鸠尾　心俞　巨阙

操作：少商、隐白点刺出血，水沟用重雀啄刺法，至眼球湿润为度。

水针用 25 ~ 50 毫克氯丙嗪注射液，取巨阙、间使、足三里、三阴交每日选 1 ~ 2 穴注射 1 次，各穴交替使用。

电针选穴：①水沟、百会；②大椎、风府。每次选 1 组，每日 1 次，针后通脉冲电流 5 ~ 20 分钟，狂躁型用较长时间强刺激，抑郁型需要间断的、时间较短的刺，莫轻（即强刺激）。

7. 痫病

痫发督脉手厥阴，间歇任脉二厥阴。
痫发百会内关冲，水沟涌泉后溪中。
间歇期鸠尾印堂太冲，腰奇间使和丰隆。
水针电针足三里，神庭内关风池同。

注

痫证即癫痫，是一种发作性神志失常病。有突然性、短暂性、反复性发作的特点，发作时突然扑倒，昏不知人，四肢抽搐，或有鸣声，醒后清醒如常人，一般多属实证。但多年反复发作可致虚证。癫痫分为发作期和间歇期。

痫病即西医学的“癫痫”，分原发性癫痫和继发性癫痫。原发性病因不明，继发性主要见于脑外伤、脑血管病、脑肿瘤等脑部疾患。

痫证病位在脑，与肝、心、脾、肾功能失调有关。发作期当醒脑开窍，以督脉、手厥阴经穴位为主；间歇期应化痰息、风理气通络，以取任脉及手、足厥阴经穴位为主。

（1）痫证发作期取穴：百会　内关　涌泉　太冲　水沟　后溪　人中

操作：毫针用泻法。水沟宜强刺激致眼球湿润或流泪。

方解：督脉入络脑，脑为元神之府。水沟、百会是督脉穴，后溪通督脉，可醒脑开窍，解痉止搐；内关为心包经络穴，能和胃化浊，调畅心气，醒神开窍；涌泉为肾经井穴，可开窍醒神。大发作配十宣，小发作配神门、神庭。

（2）痫证间歇期取穴：鸠尾　印堂　太冲　腰奇　间使　丰隆

风痰闭阻加合谷、中脘、风池；痰火扰神配曲池、神门、内庭；瘀阻脑络配百会、膈俞、内关；心脾两虚配心俞、脾俞、足三里；肝肾阴虚配肝俞、肾俞、三阴交。

操作：太冲、丰隆用泻法，其余穴位平补平泻法。

方解：印堂醒脑宁神；鸠尾是任脉的络穴，是治痫病的要穴；心包经的间使理心气，调心神；腰奇是治痫病的经验穴；太冲为肝经原穴，能平息肝风，理气通络；丰隆为化痰要穴。

水针选穴足三里、内关、大椎、风池穴，用维生素 B_1 100 毫克注射 0.5 ~1 毫升，或维生素 B_{12} 100 微克 0.5 ~1 毫升，每次 2 ~3 穴。间歇期用电针选穴：①足三里、太阳；②神庭、内关；③风池、仆参、神道、天冲、大椎。

8. 颤症

震颤肝风筋失养，痰风热气血髓祟。
督脉手足少阳经，外关曲池四神聪，
丰隆足三里阳陵泉。百会本神和太冲，
合谷风池三阴交。大椎风府风阳动。
僵直大包期门灸。汗多气海肺脾用。
廉泉承浆舌头麻，补肾健脾祛痰风。

注

震颤又叫振掉颤抖。以头部和肢体震颤、摇动为主要表现。轻者可工作，自理。重者持筷进食皆难，因见头部四肢振摇颤抖大动，兼有项强、四肢拘急，多呈进行性加重。

常见于西医学的帕金森病，特发性震颤，舞蹈病，手足徐动症等。

中医认为因肝风内动，筋脉失养所致，有痰热动风，风阳内动，气血亏虚风动，髓海不足而筋脉失养 4 个因素。

针治震颤症以取督脉，手、足少阳经穴位为主，补益脾肾，祛痰息风为治则。取以下 2 组穴位。

（1）外关　曲池　四神聪　足三里　阳陵泉　丰隆

（2）百会　本神　太冲　合谷　风池　三阴交

痰热动风则胸闷泛恶、痰多、涎多、舌胖苔厚腻，加中脘、阴陵泉；风阳内动则见眩晕头胀，面红易怒，加大椎、风府；气血亏虚风动，眩晕、心悸、乏力懒言，舌淡苔白，脉沉细弱，加气海、公孙；髓海不足之筋脉失养而风动则见眩晕，耳鸣，神呆，尿频，舌质淡红，脉沉弦细弱，加气海、公孙、肾俞、太溪；颤抖甚加后溪、三间、大椎；僵直加灸大包、期门，大椎刺血；汗多加气海、肺俞、脾俞；舌头干燥麻木加廉泉、承浆。

方解：四神聪，本神可补益脑髓；风池、百会、太冲、合谷能潜阳息风；足三里、丰隆、三阴交以健脾胃、化痰浊；曲池、外关、阳陵泉能行气活血，濡养筋脉。

操作：①两组穴位交替使用，平补平泻法或据病情施补泻治疗1次，30天为1个疗程；②针刺头部穴位后可加电针，用疏波，通电20~30分钟；③僵直灸大包、期门10分钟，大椎用三棱针点刺出血后，再加火罐使之出血，1周或2周刺血1次。

9. 癔症

癔症合谷和内关，水沟太冲透涌泉，
后溪足三里三阴交。环跳阳陵癔症瘫。
上肢肩髃和曲池。失音天突哑门廉泉。
耳聋听会和翳风。失眠球后睛明选。

注

癔症取合谷、内关、水沟、太冲透涌泉、后溪、足三里、三阴交；癔证瘫痪取环跳、阳陵泉；上肢瘫痪取肩髃、曲池；失音取天突、哑门、廉泉；耳聋取听会，翳风；失眠取球后、睛明。

10. 精神分裂症

精神分裂行为妄，痰火上扰阴火动。
间使大陵神门劳宫，水沟百会合谷太冲。
痰火阳陵泉少商曲池，痰多中脘里丰隆。
狂躁隐白和风府，印堂承浆阳谷攻。
阴虚涌泉三阴交肝，血虚心俞巨阙用，
虚灸大敦百会穴，天窗神门间使功。

注

精神分裂者行为妄动。

因痰火上扰，阴虚阴火妄动者取间使、大陵、神门、劳宫、水沟、百会、合谷、太冲；痰火旺盛取阳陵泉、曲池、少商；痰多壅盛取中脘、足三里、丰隆；狂躁妄动取隐白、风府、印堂、承浆、阳谷；阴虚取涌泉、三阴交、肝俞；血虚取心俞、巨阙；虚证灸大敦、百会、天窗、神门、间使。

11. 不寐

不寐百会三阴交，申脉照海安眠神。
不寐督脉手少阴，利眠安神宁脑心。
不寐位心肝脾肾。神门气门巨阙针，
太冲肩髃肝肺俞，行间梁门百会审，
血海中脘配筑宾。不寐心脾俞厥阴。
心肾太溪心肾俞。心胆丘墟和大陵，
肝阳间使太冲肝，脾胃足三里效宁。
耳针耳朵下脚端，脑部神门心脾肾。

皮肤针叩头颞区，脊柱两旁骶部亦叩针。

注

不寐病位在心，与肝、脾、肾、胆、胃有关。病机为心神失养或心神被扰，心神不宁，或阴跷脉、阳跷脉功能失调，阳盛阴衰，阴阳失交。

不寐见于西医学的神经衰弱，更年期综合征，焦虑性神经症，抑郁性神经症，贫血等。

当养心安神，选辨证所属经脉的原穴或背俞穴用平补或补法，或针灸并用。

处方：百会　三阴交　申脉　照海　安眠　神门

方解：脑为元神之府，督脉入络脑，督脉百会穴能镇惊安神、舒脑安眠；奇穴安眠穴在头部，是治疗不寐的经验穴；心主神明，取心之原穴神门以宁心安神；三阴交是足三阴经的交会穴，能调和与不寐密切相关的肝、脾、肾三脏；照海通阴跷，申脉通阳跷，跷脉主寐，两穴合用可调节阴跷阳跷以安神助眠。

心脾亏损之不寐选心俞、脾俞、厥阴俞；心肾不交选太溪、心俞、肾俞；心胆虚怯选心俞、胆俞、大陵、丘墟；肝阳上亢选肝俞、间使、太冲、足三里；脾胃不和选胃俞、太冲、肝俞；耳针选神门、心、脾、肾、脑、下脚端。皮肤针叩头颞区、脊柱两旁和骶部。

失眠另一处方口诀：

失眠申脉三阴交，安眠照海百会神门，
巨阙中脘气门梁门，血海肩髎肺筑宾。

注

巨阙聚集心气；神门控制心脏元气；气门聚集肝气；行间调肝经兴奋点；百会促进头部血液循环；梁门、太冲、肩髃、肝俞促肝脏元气畅动，为治失眠的特效穴；肺俞、血海、调肝血；中脘聚集胃气；筑宾促肾排毒。

12. 郁证

郁证肝郁气郁痰，心脾肝肾心神乱。
督脉心包肝和肾。调神理气解郁肝。
膻中神门与太冲，印堂百会及内关。
肝郁膻中和期门，气郁侠溪配行间。
心神通里伍心俞，痰郁丰隆又廉泉。
心脾两虚心脾俞，肝肾两虚肾和肝。

注

郁证的病位在肝，涉及心、脾、肾。郁证是以心情抑郁善忧、情绪不宁、胸部满闷、胁肋胀满、易哭易怒、咽中似有异物梗阻等为主症的一类病证。

郁证见于西医学的抑郁症、癔症、焦虑症、更年期综合征等疾病中。

郁证病机是气机郁滞，脏腑阴阳气血失调。分为肝气郁结、气郁化火、痰气郁结、心脾两虚、肝肾亏虚、心神惑乱6个证型。

针灸治疗郁证，以取督脉、手厥阴心包经、足厥阴肝经、足少阴肾经的穴位为主，以调神理气，解郁疏肝为治则。

处方：膻中　神门　太冲　印堂　百会　内关

肝气郁结则见胸胁胀满，脘闷呃气，大便不调，食少脉弦，加膻中、期门。

气郁化火则见急躁易怒，口苦口干，头痛，目赤耳鸣，嘈杂便秘，苔黄，脉弦数，加侠溪、行间。

心神惑乱则见心神不宁，恍惚，多疑易惊，悲忧善哭，喜怒无常，加通里、心俞。

痰气郁结则见咽中似物梗阻，吞之不下吐之不出，苔白腻，脉弦滑，加丰隆、廉泉。

心脾两虚则见头晕神疲，失眠健忘，面色不华，纳差，舌淡脉细，加心俞、脾俞。

肝肾亏虚则见眩晕耳鸣，目干畏光，烦热盗汗，心悸怔忡，口咽干燥，舌干少津，脉细数，加肾俞、肝俞。

方解：印堂、水沟、百会醒脑开窍，宁心调神；神门、内关调理心神而安神定志；内关宽胸理气、太冲疏肝解郁。

操作：水沟用雀啄泻法；神门当平补平泻；百会、内关、太冲用泻法。

13. 痴呆

痴呆痰瘀肝肾虚，督脉胆经足少阴。
风池二钟关溪里，百会神聪神门庭。
肝肾亏虚肝肾俞，补肾通络神智宁，
瘀血内关加膈俞，痰浊中脘丰隆清。

注

痴呆又叫呆病。轻者见神情呆滞淡漠，善忘迟钝；重者则整日闭口，发呆不语，闭门独处，口中喃喃，言语颠倒，举动茫然，善忘，不欲食，不知饥饿等。

实证兼有瘀证见舌紫黯、有瘀点或瘀斑。虚证见气短乏力，面色不华，舌淡苔白，脉细弱无力。

老年者则类似于阿尔茨海默病，先天性痴呆，血管性痴呆，一氧化碳中毒后痴呆。

针灸治疗痴呆以取督脉、足少阳经、足少阴经穴位为主。以醒脑调神，充髓益智为治则，治疗脑源性麻痹痴呆，处方：

主穴：风池　悬钟　大钟　内关　太溪　足三里　百会　四神聪　神门　神庭

方解：督脉入络脑，心主神明，取督脉百会、印堂穴及心包经的络穴内关与四神聪相配，能醒脑调神；肾主骨生髓，脑为髓海，取髓会悬钟、肾的原穴太溪，可充养髓海，健脑益智；大钟是治痴呆要穴；风池通脑气健脑；补足三里而补三阴、滋血阴而充髓。

痴呆属肝肾亏虚者则因髓海空虚，神明失用，可见头晕耳鸣、呆滞愚笨、步履艰难、语言迟钝、齿枯发落、筋骨软弱者，加肝俞、肾俞；痴呆属痰浊阻窍者可见智衰呆滞，脘腹胀满，头重如裹，口多涎沫，苔白腻，脉濡滑，加中脘、丰隆；痴呆属瘀血阻络者除痴呆外则见肌肤甲错，麻木不遂，皮肤晦暗，舌紫黯或有瘀点，加内关、膈俞。大钟是治痴呆要穴。针灸头上凹陷处，百会、中脘、肺俞。

操作：头部穴位可间歇捻转行针或加电针。

14. 心悸

心悸平补平泻灸，手厥阴少阴郄门，
内关巨阙心神门。心血脾膈足三里针。
痰火尺泽内关丰隆，水饮脾胃三焦拯。
水针内关厥阴心郄。耳心小肠脑神门。

注

心悸是指病人自觉心中悸动异常，惊惕心慌不安，甚至不能自主的一类症状。病位在心，与肝、脾、肾功能失调有关。心悸以虚证多见，也可见虚实夹杂证。

心悸常见于心血管神经官能症、冠状动脉粥样硬化性心脏病、风湿性心脏病、高血压性心脏病、部分心律失常者、甲状腺功能亢进、贫血、低钾血症等。

处方：内关　郄门　神门　厥阴俞　膻中

配穴：解溪　阳交

心悸加选手厥阴心包经、手少阴心经穴位巨阙、心俞，用平补平泻法；心血不足加配脾俞、膈俞、足三里；痰火内动加配尺泽、丰隆；水饮加配脾俞、胃俞、三焦俞。

水针选内关、厥阴俞、心俞、郄门；耳针选心、小肠、脑、神门、下脚端。

方解：内关是心包经穴，能理气通络，安神定志，是治心悸要穴；心之原穴神门可调理心经气血；郄门是手厥阴经的郄穴，能宽胸理气，宁心安神；心包经背俞穴厥阴俞配其募穴膻中，可调心气、宁心神，调理气机。诸穴配合以收宁神定悸之效。阳虚者可施灸法。

15. 感冒

感冒解表列缺穴，太阳合谷椎风池。
风热鱼际配大椎，合谷外关加曲池。
酸痛寒热不出汗，大都经渠再加刺。

注

风寒感冒以选手太阴经、手阳明经和足太阳经穴为主，用泻法。体虚者用平补平泻法，可加灸。

风寒感冒取穴：列缺　太阳　风池　合谷　大椎

风热感冒取穴：大椎　曲池　合谷　外关　鱼际

浅刺肺经络穴列缺以宣肺止咳。浑身酸痛，恶寒发热、不出汗，加刺大都、经渠。

方解：风寒感冒，取风池即足少阳经、阳维的交会穴，可疏解表邪；合谷是阳明原穴，能祛邪解表；两穴合用宣肺气散风寒；列缺祛邪解表；督脉是诸阳之会，大椎是督脉的经穴，能表散阳邪而解热。

风热选手太阴经、手阳明经、手少阳经穴为主，用泻法。督脉是诸阳之会，大椎是督脉的经穴，能散阳邪而解热；合谷是手阳明经原穴，可清肺气而退热；曲池是手阳明经合穴；鱼际是肺经荥穴，可泻肺火利咽止痛；外关为手少阳经之络穴，通阳维，可散表之阳邪而解热；五穴共用宣散风热，清肃肺气。

拔火罐治风寒，选大椎、大杼、身柱、风门、肺俞。风寒加风门，风门疏调太阳经气以散寒解表，治恶寒发热及头痛、四肢酸楚。

耳针用强刺激治感冒，选肺、内鼻、下屏尖、额、咽痛加咽喉、扁桃体穴。

16. 咳嗽

咳嗽外感肺列缺，阴谷然谷合谷穴。
发热中府大椎外关，咽痛少商和尺泽。
咳嗽痰湿太渊肺俞，章门太白丰隆穴。
咳嗽肝火阳陵泉，太冲肺俞加尺泽。
水针大杼和定喘，还有风门肺俞穴。
艾灸膏肓风椎肺，慢支灸针配合得。

外感咳嗽肺大经，内伤咳嗽肺脾经，
平补平泻火灸绝。翳风廉泉喉痒咳。
肺俞中府三阴交，再取原穴太渊穴。

注

咳嗽分外感和内伤。外感由外邪侵袭引起，内伤由脏腑功能失调引起。反复咳嗽者病程长，常伴他脏病变。咳嗽常见于上呼吸道感染，急慢性支气管炎，支气管扩张，肺结核等疾病。

（1）**外感咳嗽**：以取手太阴肺经、手阳明大肠经的穴位为主。

处方：肺俞　列缺　合谷

发热加中府、大椎和外关，咽痛加少商和尺泽。咳嗽因痰湿加太渊、章门、太白和丰隆穴；咳嗽因肝火犯肺者加阳陵泉、太冲和尺泽；喉痒咳嗽加翳风、廉泉；丰隆为足阳明经的络穴，可加之以推动中焦脾胃之气，使气行津布，痰湿可化解；咳嗽连声加取肺俞、天突。

方解：大肠的原穴合谷，与列缺合用能宣肺解表、止咳；肺俞为肺气所注之处，能宣肺益肺，虚实外感内伤皆宜。

再加手太阴经和手阳明经相为表里的络穴列缺，可宣肺解表，恢复肺的清肃功能；风热点刺少商出血，泻尺泽，以达清泄肺热而利咽消肿；发热加泻中府、大椎、外关以疏泄热邪而解。

操作：针用泻法，风热疾刺，或点刺出血。风寒留针或针后加灸背部肺俞穴。肺主皮毛，管一身之表，故肺经穴位当浅刺。

（2）**内伤咳嗽**：内伤当肃肺理气，止咳化痰，以取肺之背俞、募穴和原穴为主。内伤咳嗽取肺脾经穴，用平补平泻法且加灸。

处方：肺俞　中府　太渊　三阴交

方解：原穴为本脏真气所输注，取肺的原穴太渊、中府配合肺俞为俞募配，三穴合用而利肺气，因脾为生痰之源，故肺脾同取，以标本皆治。三阴交为肝、脾、肾三经的交会穴，疏肝健脾，化痰止咳。

“艾灸膏肓风椎肺”即艾灸膏肓、风门、大椎、肺俞。“慢支灸针配合得”即慢性支气管炎应灸、针配合治疗。

水针选定喘、大杼、风门、肺俞穴。慢性支气管炎用维生素 B_1 100 毫克注射液，或胎盘注射液选注背部肺俞等穴，每次取穴 1 对，注射 0.5 毫升，由上而下，依次轮换取穴。隔日 1 次，20 次为 1 个疗程。

17. 哮喘

哮喘实证泻中府，列缺尺泽肺定喘。
定喘天突寒风门，祛痰再把丰隆添。
哮喘虚证足三里，气海太溪和太渊，
肺肾定喘膏肓穴。椎气中府膻谷元。
风门肺膻中大椎灸，耳头皮针外敷兼。

注

哮喘包括西医学的支气管哮喘、喘息性支气管炎和阻塞性肺气肿等。哮喘主症为呼吸急促，喉间哮鸣声，重者张口抬肩不能平卧。哮喘分虚、实两证。治疗哮喘实证取穴以手太阴经的穴位及相应的背俞穴为主；治疗哮喘虚证取穴以相应肾俞穴和手太阴经、足少阴经穴位为主。

（1）**哮喘实证处方：**列缺　尺泽　肺俞　中府　定喘

操作：用泻法，风寒加灸。哮喘痰热加取足阳明经穴位，用泻法，不灸。

方解：针泻列缺、尺泽以宣通肺气；肺俞、中府分别是肺的俞、募穴，调理肺脏，宣肺祛痰，止哮平喘，虚实皆宜；定喘穴是止哮平喘的经验穴。

膻中是气之大会，丰隆是胃的别络，泻二穴可顺气化痰，痰热宜之；天突、定喘为降气平喘的有效穴，属近部取穴法；哮喘加定喘和天突穴；风寒加风门穴；祛痰加丰隆穴。

（2）**哮喘虚证处方：**肺俞　肾俞　膏肓　太渊　太溪　定喘　足三里

方解：针补肺、肾之气为主。肺经之原太渊，肾经之原太溪，补二原穴以充肺、肾之真气；灸肺俞、膏肓以培补肺气；针补肾俞、气海以纳肾气，肺、肾气充则上有主而下能纳，气机得以升降；取足三里调和胃气，以壮生化之源，使水谷精微上归于肺，肺气充则自能卫外。

配穴：大椎　气户　中府　膻中　阴谷　关元

肺气虚加气海，膻中；肾气虚配阴谷，关元。

水针在胸1～6夹脊穴，每次取穴1对，每穴注射胎盘组织液0.5～1毫升，由上而下逐日更换，用于支气管哮喘缓解期。

可灸或用炒白芥子20克、甘遂15克、细辛15克研末，外敷风门、肺俞、膻中、大椎。

耳针、头皮针、皮肤针都可施用。

18. 肺痨

肺痨背俞手太阴，阳虚灸法阴虚刺：
尺泽肺膏肓足三里，纳呆脾俞中脘刺，
潮热大椎和太溪。盗汗复溜加阴郄。
遗精关元志室三阴交。咯血膈俞和鱼际。
闭经血海加脾俞。水针链霉素B_1，
膏肓大椎足三里，结核中府肺曲池。

注

肺痨即西医学的肺结核，以咳嗽、咯血、潮热、盗汗、消瘦等为主症，以阴虚多见。针灸治疗肺痨以选背俞和手太阴经的穴位为主。阳虚者多用灸法，阴虚者多用针法。肺痨为虚火灼津，阴虚肺燥之候。治以清虚热，生津润肺，兼培中固本。

处方：尺泽　肺俞　膏肓　足三里

方解：尺泽是手太阴肺经的合穴，配肺俞以泻肺经之热而治阴虚肺燥；膏肓是治肺痨要穴，可调补肺气；培补后天脾胃针补胃经合穴足三里。

兼纳呆配中脘、脾俞以醒脾健中；潮热加大椎、太溪以养阴泄热；骨蒸、盗汗的高效穴位是阴郄、复溜。遗精加足三阴经与任脉之交会穴关元，配志室、三阴交以固摄精元；咯血加膈俞、鱼际。鱼际是手太阴肺经的荥穴，膈俞为血之大会，能清泄肺热而治咯血；闭经加足太阴脾经的经穴血海、脾俞。

水针治肺痨用维生素B_1 100毫克注射液或链霉素0.2克，注射膏肓、大椎、足三里、结核穴、曲池、肺俞、中府，每次选2～3穴，轮换施用。

19. 疟疾

疟疾大椎和后溪，中渚陶道加间使。
温疟关冲配商阳，寒疟至阳期门使，
疟母章门呕关孙，耳脑屏间尖肝脾。

注

疟疾是感染疟原虫引起的传染病，多发于夏秋季。治以宣通阳气，祛邪解表为主。

处方：间使　大椎　后溪　中渚　陶道

用泻法。

方解：大椎是治疟要穴；间使是治疟经验穴；后溪发太阳和督脉之气以驱邪外出；大椎、陶道属督脉，能振奋阳气，驱邪外出，为截疟之要穴；中渚为手少阳经经穴，厥阴、少阳相表里，可疏理气机，和解少阳，引邪外出。

温疟加关冲、商阳；寒疟加至阳、期门。

疟母加章门；呕吐加内关、公孙；宜在发作前1～2小时施针。毫针用泻法。配穴按虚补实泻。关冲、商阳、十宣、委中、中冲用三棱针点刺出血。

耳针选脑、屏间、下屏尖、肝、脾。

20. 呕吐

呕吐针灸疗效真，足阳明经呕吐安。
呕吐胃俞足三里，中脘间使加内关。
热呕合谷金津玉液。寒呕胃俞和上脘。
痰饮膻中丰隆穴。食积璇玑和下脘。
中虚脾俞和章门。肝气太冲阳陵泉，
至阳灵台交换用。泻肝补脾寒灸安。
耳针捻转强刺激，脑神门胃肝下脚端。
水针至阳足三里，灵台注射生理盐。
妊娠呕吐定喘穴，再加公孙和内关。

注

呕吐病位在胃，与肝、脾有关。呕吐分实证和虚证。呕吐实证一般发病急，病程短，呕吐量多，吐出物多酸臭味。呕吐虚证发病较缓，病程较长，时作时止，呕吐量少，酸腐臭味不甚。呕吐见于急性胃炎、胃扩张、胃神经官能症、肝炎、贲门和幽门痉挛或梗阻、胰腺炎、胆囊炎、妊娠呕吐等。

（1）寒证呕吐：针灸疗效显著，以取足阳明胃经穴为主。寒证留针加灸。

处方：胃俞　足三里　中脘　间使　内关

寒证呕吐可加上脘；中虚补脾气。

方解：中脘、胃俞为俞募配穴（中脘是腑会穴，为八会穴之一，也是胃的募穴，还是任脉和手太阳经、手少阳经、足阳明经的交会穴），再组阳明胃经的合穴足三里，共用通降胃气；内关为手厥阴之络，又是阴维脉的交会穴，手厥阴经脉下络三焦，阴维主一身之里，故能宣通上、中二焦的气机；间使配内关止呕吐效果好；公孙是足太阴脾经的络穴，又是冲脉的交会穴，脾、胃相表里，取公孙调中焦而平冲降逆止呕；上脘居胃之上方，灸之可散寒温胃。幽门痉挛取足三里、中脘、内关是常用配穴。

(2) 热证呕吐：用针泻足厥阴肝经穴位，补足阳明胃经穴，不灸。

处方：合谷　金津　玉液

方解：泻手阳明经的合谷穴以泄热；金津、玉液生津止呕治热呕；丰隆调中焦脾胃气机，膻中调气，合用行气化痰；下脘、璇玑调气机而消食积。肝气横逆犯胃当泻肝胆经之气以制，加取太冲、阳陵泉、至阳、灵台、这几穴可交换取用。中气虚加取脾俞、章门，为俞募相合以调补脾气而振奋运化，顺畅气机。

妊娠呕吐取定喘穴、公孙、内关。

水针用生理盐水2毫升注射至阳、灵台、足三里。耳针脑、神门、胃、肝、下脚端。

21. 呃逆

呃逆胃寒胃火气，脾胃阳虚胃阴虚。
足阳明经手厥阴。天突膻中和膈俞，
内关中脘足三里。胃寒建里胃俞逐。
气郁期门与太冲。胃火胃俞内庭除。
胃阴胃俞三阴交。脾胃阳虚脾胃俞。

注

呃逆是胃气上逆动膈，气逆上冲，喉间呃声连连，声短而频，不能自止的一种病症。偶发者可自愈。有持续数天、数月、数年不愈者。

见于西医学的单纯性膈肌痉挛。

中医辨证分胃寒积滞、胃火上逆、气机郁滞、脾胃阳虚和胃阴虚5个证型。针灸取穴以足阳明胃经和手厥阴心包经的穴位为主，以理气和胃、降逆平呃为治则。

处方：天突　膻中　膈俞　内关　中脘　足三里

胃寒积滞者则见呃声沉缓有力，得热则减轻，得寒则加重，厌生冷喜热饮，苔白脉迟缓，加建里、胃俞；胃火上逆者则见呃声洪亮有力，冲逆而处，口臭烦渴，善冷饮，便秘，尿赤而短，苔黄脉滑数，加内庭、胃俞；气机郁滞者则见呃声连连，胸胁胸闷随情志变化而加重或减轻，呃气纳减，肠鸣矢气，苔薄白脉弦，加期门、太冲；脾胃阳虚者则见呃声低沉无力，气不得续，泛吐清水，喜温喜按，手足不温，食少便溏，舌淡苔薄白脉细弱，加脾俞、胃俞；胃阴虚者则见呃声短促不得续，口干咽燥，便结舌红，苔少而干脉细数，加三阴交、胃俞。

方解：膈俞利膈止呃；内关宽胸利膈，通畅三焦气机，为降逆要穴；中脘、足三里能和胃降逆；天突利咽止呃；膻中为气会穴，理气降逆，使气机调畅而呃止。

操作：膈俞、期门不可深刺，恐伤内脏。胃寒积滞、脾胃阳虚者，可艾灸或隔姜灸诸穴。中脘、内关、胃俞、足三里可温针灸加火罐。

呃逆因肺气不降选少商、巨阙、至阳。

22. 胃痛

胃痛募穴足阳明，足厥阴经下合选。
中脘内关足三里，脾胃肝期阳陵泉。
脾胃虚寒针补灸，承山脾胃俞中脘，
四缝章门气内关。上腹背部拔火罐。

水针红归阿托普，胃脾夹脊与中脘，
足三里穴加内关。饮食痢疾魂门中脘，
完全不化脾膀胱，耳针脑神门下胃肝。

注

胃痛的病位在胃，与肝、脾有关。胃痛以实证多见，也有虚证和虚实夹杂证。胃痛实证病势较急，痛势较剧，痛处拒按，食后痛增；胃痛虚证病势较缓，痛势较轻，痛处喜按，空腹更痛。胃痛见于胃炎、胃及十二指肠溃疡，胃神经官能症等。上腹背部即上腹部穴位和背部穴位。胃痛肝气犯胃毫针用泻法，取穴以足厥阴肝经和足阳明胃经穴位为主。总之，治胃病当和胃止痛，以取胃的募穴和下合穴为主。

处方：中脘　内关　足三里　脾俞　胃俞　肝俞　期门　阳陵泉

配穴：四缝穴　章门　气海　内关　曲池　幽门　合谷　承山

脾胃虚寒毫针用补法加灸足三里、脾俞、胃俞、中脘、章门、内关。上腹背部拔火罐。

方解：胃痛因肝气犯胃者取其中脘、足三里以疏通胃气而升清降浊；内关宽胸解郁，用肝的募穴期门配合肝俞、阳陵泉以平肝胆冲逆，使肝气平、胃气和降而止痛。脾胃虚寒之胃痛取背俞及任脉经穴为主，针用补法加灸。胃俞配中脘为俞募配法，脾俞配章门亦为俞募配法，两组再辅以内关、足三里能调和胃气而止痛。

水针用红花注射液、当归注射液、阿托品注射液 0.5 毫克或普鲁卡因 1% 注射液注射胃俞、脾俞、相应夹脊、中脘、足三里、内关。每次 1～3 穴，每穴 1～2 毫升。

耳针选脑、神门、下脚端、胃、肝。每次取 2～3 穴，捻转强刺激，留针 20～30 分钟，用治胃神经官能症。

23. 腹痛

腹痛三里枢关元。滞瘀太冲血海选。
腹痛寒积任脉针，足太阴和足阳明。
关元神厥足三里，针泻中脘和公孙。
腹痛脾阳不振背俞任，针补加灸取章门，
中脘脾胃足三里。饮食任脉足阳明，
中脘天枢足三里，还有气海里内庭。
肠鸣下脘和陷谷。胸胁支满取章门。
积滞腹结和腹哀。腹胀太白配公孙。
耳针肝脑脾二肠（加下脚端）。拔罐腹部背俞宁。

注

腹痛是指脘腹和少腹部的疼痛，可伴发于多种脏腑疾患。

相当于西医学的急慢性肠炎、肠痉挛、肠易激综合征等。

寒邪内积之腹痛针泻加隔盐灸以任脉、足太阴脾经和足阳明胃经的穴位为主。

处方：足三里　天枢　关元

方解：足三里为阳明经合穴，胃之下合穴；天枢为大肠募穴，合用通调腑气，通则不痛。

内寒灸神阙、关元以温寒消积；针刺中脘以升清降浊而温通胃肠之腑气，配合公孙、足三里可健运脾胃。

腹痛寒积、因脾阳不振之腹痛针补加灸背俞和任脉经的穴位为主。

取脾的募穴章门、腑会穴中脘配脾俞、胃俞以振奋脾阳；再合气海、足三里以助脾胃运化消谷之功能。

腹痛因饮食所致者取任脉和足阳明经的穴位针泻加灸。取中脘、天枢、气海、足三里以通调肠胃功能；内庭为治疗伤食停滞的经验有效穴。五穴合用以恢复消化和传导功能。肠鸣加取下脘、陷谷。胸胁支满加取章门。饮食积滞加取腹结、腹哀、腹胀加取太白配公孙。

寒邪内积和饮食停滞可拔罐，选腹部穴和背俞穴，每次3～4穴，每日1～2次。

耳针选肝、脑、脾、大肠、小肠、下脚端。

24. 胁痛

胁痛实证阳陵泉，足三里支沟太冲期门。
虚证肝肾足三里，行间三阴交期门。
肝郁内关和行间，胁痛夹脊阿是针，
肝阴不足肝肾俞，滞瘀膈俞阳辅审。
湿热支沟阳陵泉，毫针泻法耳皮针。
气户华盖治胁痛，胸胁支满取章门。
水针葡糖 B_{12}，耳针胸肝枕神门。

注

胁痛是指一侧或两侧胁肋疼痛。肝脉分布胁肋，肝、胆为表里，故胁痛与肝、胆有关。胁痛常见于西医学的肝脏、胆囊、胸膜等急、慢性疾病，胸胁外伤和肋间神经痛等。

处方

（1）胁痛实证：太冲　期门　支沟　阳陵泉

方解：太冲为肝之原穴，期门为肝之募穴，合用疏肝解郁；支沟配阳陵泉疏泄少阳经气，调理气血，共奏调气活血之功。

（2）胁痛虚证：肝俞　肾俞　足三里　行间　三阴交　期门

“水针葡糖 B_{12}”读作“水针葡糖B十二”，即用10%葡萄糖注射液10毫升，或加入维生素 B_{12} 100毫克注射液1毫升，注入相应节段的夹脊穴，直达肋间神经根部附近，治肋间神经痛，刺入深度为有明显针感时将针稍向上提，再注入药液，可分几个点注射入。

耳针治胁痛选胸、枕、肝、神门。

25. 泄泻

急性泄泻阳陵泉，天枢上巨虚中脘。
慢泻天枢脾章门，命门大肠里中脘。
脚气悬钟三阴交。五更泄泻命门关元。
大肠上髎肠麻痹，脐痛水分气海添。
火罐天枢二巨墟，二肠足三里关元。
泄泻耳针大小肠，再加脾肺下脚端。

注

泄泻是指大便次数增多，便稀甚或如水样。

泄泻见于西医学的急、慢性肠炎，功能性泄泻，消化不良，小肠吸收不良，肠结核，肠易激综合征，溃疡性结肠炎或过敏性结肠炎等。

治以疏调肠胃气机为主。寒则留针加灸，热用泻法。

(1) **急性泄泻处方：**阳陵泉　中脘　天枢　上巨虚　水分

方解：急性泄泻取胃的募穴，中脘、天枢为大肠募穴，募穴是脏腑之气汇聚之处，针之以调整肠胃的运化和传导功能。手阳明经的下合穴是上巨虚，可通调胃肠气机，脾胃为相表里之脏腑，取阳陵泉调脾经的经气以求脾气运化而水精四布，小便通利，让湿滞运化以实大便。

(2) **慢性泄泻处方：**天枢　脾俞　章门　命门　大肠俞　足三里　中脘　公孙　神阙

五更泄泻：命门　关元。脚气：悬钟　三阴交

方解：慢性泄泻取脾俞、脾的募穴章门（又是脏会穴，肝胆经的交会穴）为俞募相配，可健脾益气；又取大肠经的募穴天枢，胃经的募穴中脘加胃经的合穴足三里，针补艾灸同施以壮脾阳而运化有权；灸神阙、命门、关元壮肾阳，脾、肾之阳回壮而腐熟运化水谷之能力健运，则治本除病。二巨虚即上巨虚、下巨虚，二肠即大肠俞、小肠俞。调理脾胃取公孙、足三里，以健脾化湿止泻。取水分以分清别浊止泄。

肠麻痹加大肠俞、上髎；脐周痛加水分、气海。

泄泻拔火罐取天枢、上巨虚、下巨虚、大肠俞、小肠俞、足三里、关元。

耳针取大肠、小肠、脾、肺、下脚端。

26. 痢疾

痢疾任脉二阳明，天枢谷交上巨虚针。
寒湿中脘和气海。湿热曲池加内庭。
休息关元脾胃肾。噤口中脘内关内庭。
久泻脱肛灸百会。里急后重中膂俞平。
阳谷侠溪治口噤。疫毒大椎十宣针。
水针 B_1 葡萄糖，两侧天枢一毫升。

注

痢疾的病位在肠，与脾、胃有关。痢疾的基本病机是邪蕴肠腑，气血壅滞，肠道传化失司，脂络受伤。痢疾分为湿热痢、寒湿痢、疫毒痢、噤口痢、休息痢5种类型。

痢疾初起多实证，日久可由实转虚或虚实夹杂。

痢疾以腹痛，里急后重，痢下赤白脓血为主症，是一种肠道传染病，多见于夏、秋季节。

西医学的急性细菌性痢疾，中毒性菌痢，阿米巴痢疾等，可参考本病治疗。

针刺治疗痢疾以选手、足阳明经的穴位大肠募穴、下合穴为主。治则为通调肠腑，化湿导滞。热、湿用泻法，寒则加灸。痢疾针灸取二个阳明经的穴位。

处方：天枢　合谷　三阴交　上巨虚

寒湿：中脘、气海。湿热：内庭、曲池。噤口痢：中脘、内关、内庭。

休息痢：关元、脾俞、胃俞、肾俞。久泻脱肛：灸百会。

里急后重：中膂俞。疫毒痢加大椎，十宣。

方解：合谷是大肠经的原穴，天枢是大肠经的募穴，大肠经的下合穴是上巨虚，三穴合用通调大肠腑气，使气调湿化滞行而止痢。

配穴解释：曲池为大肠经的合穴，内庭是胃经的荥穴，两穴清泄胃肠湿热；胃经的募穴中脘能和胃化湿降浊；气海调气行滞，灸之温通散寒；内关是手厥阴经的别络，能通调三焦之气；脾俞、胃俞调补中气以助生化之源；关元、肾俞针补或灸能补肾中元阳以化宿滞；久

痢脱肛加灸百会；里急后重频数者加刺中膂俞。

三阴交为肝、脾、肾三经交会穴，可健脾利湿。

水针取两侧天枢穴用25%葡萄糖或维生素 B_1 50毫克注射液，各穴注射1毫升，每日1次。

27. 便秘（附脱肛）

便秘支沟上巨虚，大肠足三里天枢。
寒秘神阙气海灸，热秘曲池与合谷。
气秘中脘和行间，气血虚弱脾胃俞。
电针石门下巨虚，再加大横支沟著。
耳针脑大肠直肠下。脱肛会阴和合谷，
长强关元气海大肠，承山承扶百会督。

注

便秘是便燥干结，排便困难，艰涩难解超过2天以上者。便秘病位在肠，与脾、胃、肺、肝、肾有关。便秘治则为润肠通便。

本病常见于西医学的功能性便秘，肠道易激综合征，药物性便秘，内分泌及代谢性疾病、直肠及肛门疾病等所致的便秘等疾病中。

治疗取穴以大肠经俞募穴及下合穴为主，实泻虚补寒加灸。

处方：支沟　上巨虚　大肠俞　足三里　天枢

寒秘加神阙、气海（灸）；热秘加曲池、合谷；气秘加中脘、行间；气血虚弱取脾俞、胃俞。脱肛取会阴、合谷、长强、关元、气海、大肠俞、承山、承扶、百会、督脉。

方解：取大肠募穴天枢和大肠俞，配大肠下合穴上巨虚，以疏通腑气，腑气通则传导功能可恢复正常；支沟宣通三焦气机，三焦气顺则腑气通调；大、小肠皆属于胃，足三里为足阳明胃经合穴、胃之下合穴，可调理胃肠，宣通阳明腑气而通便。

配穴的曲池、合谷泻大肠腑气以泄其热；照海是治便秘的有效穴；取腑会穴中脘通降腑气，肝郁气滞，泻行间以疏肝气；补脾俞、胃俞、扶助中气，脾胃气旺，自能生气化血，为虚秘治本之法。灸神阙、气海以温通下焦阳气而消阴寒。

脱肛又名直肠脱垂。针补督脉经穴为主，可加灸。因肛门为大肠连属部分，补大肠俞以充实大肠腑气。百会为督脉与三阳经的交会穴，灸此穴使阳气旺盛而有升举收摄之力。长强为督脉之别络，又位置近肛门，针刺长强可增强肛门的约束功能。三穴合用，乃“陷者举之”的意思。还可据证酌取气海、足三里、肾俞、脾俞等穴。

28. 阳痿

阳痿灸补补肾气，低频脉冲电五分钟。
太溪关元和曲泉，八髎然谷肾命门。
水针 B_1 睾丸素，关元中极肾三阴交，

注

阳痿病位在宗筋，与肝、肾、心、脾相关，在经脉上主要与足厥阴经、足少阴经、手足阳明经有关。阳痿有虚实之分，多为虚实夹杂证。

阳痿主症是：性生活时阴茎不能勃起，或勃起不坚，临房时早泄，随之疲软，或虽能性

交，但不达泄精而自行疲软。

西医学的男子性功能障碍和某些慢性病之阳痿按此病治疗。

取穴以任脉、足太阴经及相应背俞穴为主。以补益肾气，荣养宗筋为治则。

处方：太溪　关元　曲泉　三阴交　肾俞

配穴：头晕耳鸣、滑精、脉细弱为肾阳不足，加命门、太溪；心悸易惊，胆怯多疑，脉强细者为惊恐伤肾，加志室、胆俞；失眠多梦，神疲乏力，舌淡苔薄白为心脾两虚，加心俞、脾俞、足三里；阴囊潮湿，瘙痒腥臭，尿短涩痛，苔黄脉滑腻为湿热下注，加曲骨、阴陵泉；心情抑郁，胸胁胀痛，脉弦者为肝郁气滞，加太冲、内关；失眠多梦加神门、心俞；纳差加中脘、足三里；肾阳不足，腰膝酸软，加命门、阳陵泉；阳痿针刺用补法，加灸，以补肾气为主。

方解：取关元、三阴交、肾俞以培补肾气而振奋肾经功能。关元为任脉与足三阴经的交会穴，元气所存之处，用补法以充真元而肾气作强；曲泉为肝经合穴，疏调宗筋；太溪为肾经原穴，可滋阴补肾。

电针取穴：①八髎、然谷；②关元、三阴交。用低频脉冲电，两组穴交替施用，通电3～5分钟。

水针取关元、中极、肾俞，用维生素B_1注射液50毫克或丙酸睾丸素5毫克，轮流注入上穴，间隔2～3天1次，4次为1疗程。

（1）强壮男根口诀：

壮根气海肺肾肝，天枢膏肓和关元，
曲池百会足三里，上髎中髎加中脘。

注

灸气海（增大力气）、肺俞、肾俞（提升精虫数量、质量）、肝俞、天枢、膏肓、关元、曲池、百会、足三里、上髎、中髎、中脘。

（2）强壮女阴口诀：

强壮女阴三阴交，外陵上髎和次髎，
中脘曲池足三里，膏肓肝肺肾水道，
大巨中极发育差，排卵阴痿多囊巢。

注

三阴交、外陵、上髎、次髎、中脘、曲池、足三里、膏肓、肝俞、肺俞、肾俞、水道、大巨、中极皆灸，或针后灸。女性器官没发育好，排卵障碍，阴痿，性冷淡，多囊卵巢综合征等都可以按此治疗。

29. 遗精、滑精

遗滑精灸三阴交，关元次髎肾志室。
梦遗心神和内关，滑精三里肾太溪。
水针B_1和当归，注射关元与中极。

注

遗精分为滑精和梦遗。遗精、滑精，日久可体疲、神疲、阳痿。

遗精见于西医学的神经衰弱，前列腺炎，精囊炎及睾丸炎等疾病。

针治梦遗以交通心肾为主，用平补平泻法，虚补实泻。滑精以补肾为主，用补法加灸。

处方：三阴交　关元　次髎　肾俞　志室

梦遗加心俞、神门、内关；滑精加肾俞、太溪、足三里。

方解：关元是足三阴经和任脉的交会穴，为人生元气的根本，针补以振奋肾气，配志室（又名精宫）、肾俞固精收涩；三阴交壮三阴；次髎清利下焦。

梦遗配心俞、神门、内关以降心火而交通心肾；滑精配太溪以补肾，配足三里以壮生化之源。气海助摄精之力；大赫可固摄精元。

水针选关元、中极，用维生素 B_1 50毫升注射液或当归注射液，每穴注入0.5～1毫升，进针后针感传向前阴时再推药。隔日1次，10次为1个疗程。

可用皮肤针叩刺肾俞、心俞、志室、关元、三阴交、内关、神门、中极、会阴，11～21椎夹脊。叩针还可加选太溪、京门、太冲、中封、大赫、气海，每次叩15分钟，每日或隔日1次。

30. 癃闭

癃闭肾气足少阴，湿热下注足太阴，
外伤调理膀胱气，膀胱充盈浅斜横刺。
癃闭中极膀秩边，三阴交和阴陵泉。
癃闭肾气三焦肾俞，阴谷气海委阳振。
湿热中极三阴交，膀胱阴陵泉当斟。
外伤三阴交血海中极。癃闭维道加电针。

注

癃闭是以排尿困难，甚或小便闭塞不通为主症。病势缓，小便点滴而下叫“癃”；病势急，小便闭塞不下者叫“闭”。

癃闭的病位在膀胱和肾，与三焦、肺、脾、肝等脏腑的气机失利密切相关。湿热蕴结、肺热气壅、肝郁气滞、瘀血结石阻塞尿路，或脾虚气弱、肾阳衰惫都可致膀胱气化功能失调，小便不通而成癃闭。

癃闭分虚实。实证多为湿热、气滞、瘀血、结石影响膀胱的气化而成癃闭；虚证为脾虚气弱、肾阳衰惫，使膀胱气化无权而成癃闭。

治实证癃闭当清热利湿，行气活血。以足太阳经、足太阴经及相应的俞募穴为主。

治虚证癃闭当温补脾肾，益气启闭。以足太阳经、任脉穴及相应背俞穴、募穴为主。

本病包括西医学的膀胱、尿道前列腺的器质性和功能性病变，肾功能减退之排尿困难和尿潴留以及外伤所致者。

注意：膀胱过度充盈时，下腹部穴位应浅刺、斜刺或横刺，严禁深刺和直刺。如为机械性梗阻或神经损伤引起者，应明确病因采取相应措施。

癃闭肾气不足、命门火衰，治当以针培补肾气为主，取穴以足少阴肾经的穴位为主，辅之以膀胱经的背俞穴，针补加灸。

处方：中极　秩边　膀胱俞　三阴交　阴陵泉

配穴：三焦俞　肾俞　阴谷　气海　委阳（外伤加取）　血海

方解：癃闭湿热下注针泻足太阴经的穴位为主，不灸。中极是任脉和足三阴经的交会穴，又是膀胱经的募穴，同取膀胱俞为俞募配伍，两穴疏调下焦与膀胱之气而利湿热；秩边是膀胱经穴，可疏导膀胱气机；三阴交是足三阴经的交会穴，阴陵泉是足太阴经的合穴，针泻两穴可健脾祛湿，通调下焦气机而清湿热利小便。

另外针补足少阴肾经的合穴阴谷，配肾俞以振奋肾经气机；取三焦俞及下合穴委阳针补肾气提振三焦的决渎能力，再灸任脉的经穴气海以温补下焦，以补肾气调理三焦以通尿闭。癃闭因外伤所致者以调膀胱气机为主；外伤血瘀阻络者，针泻血海起化瘀开决之功。

癃闭针刺维道，加电针。

31. 消渴

消渴胃脘下俞胃，肾肺太溪三阴交。
涌泉行间足三里，列缺气冲太白疗。
曲池中脘和水泉，关元中极和水道。
上消少府和太渊，金玉承浆和廉泉。
中消内庭地机合谷，丰隆上巨虚中脘。
关元命门阴阳虚。下消复溜太冲关元。
便秘天枢腹结足三里。头晕百会上星安。
光明头维视物模。血海风池曲池癣。
上肢疼痛或麻木，肩髃曲池合谷选。
下肢疼痛又麻木，风市解溪阳陵泉。
血虚口渴少商池。止渴灸太溪水泉。

注

消渴是以多饮、多食、多尿、身体消瘦，或尿有甜味为特征的病证。

西医学的糖尿病属本病范畴。

消渴的病变脏腑主要在肺、胃、肾，以肾为关键。分上消、中消和下消。以清热润燥，养阴生津为治则。治取穴以足太阴脾经、足少阴肾经和与三消相应的背俞穴为主。

处方：胃脘下俞　胃俞　肾俞　肺俞　太溪　三阴交

用补法或平补平泻法。

可加足三里、列缺、气冲、太白、肝俞、脾俞、膈俞、胰俞、脾俞。肾竭消渴加涌泉、行间；胰俞、脾俞健脾可促进津液的化生；胰俞是经外奇穴，是治疗消渴的经验效穴。

方解：肺俞可补肺阴；肾俞、太溪滋补肾阴；三阴交为三阴经的交会穴，可滋补肝肾，养胃阴；胃俞泻胃火；胃脘下俞是奇穴，是治消渴的经验效穴。

上消表现为多饮口干，尿频量多，舌边尖红，苔薄黄脉洪数，加太渊、少府、金津、玉液，或加廉泉、承浆。

中消表现为多食善肌，尿频量多，口渴便秘，体瘦苔黄，脉滑实有力，加地机、合谷、内庭、丰隆、中脘和上巨虚。

下消表现为尿频尿多，尿混浊如膏脂，或尿甜，腰膝酸软乏力，头晕耳鸣，口干唇燥，皮肤干燥瘙痒，舌红苔少，脉细数，加关元、复溜（复溜擅治口干舌燥）、太冲。

阴阳两虚加关元、命门；便秘加天枢、腹结、足三里；头晕加百会、上星；视物模糊加光明、头维；癣疹瘙痒加血海、风池、曲池；上肢疼痛或麻木，加肩髃、曲池、合谷；下肢疼痛或麻木，加风市、解溪、阳陵泉；中极聚膀胱之气，水道畅尿，两穴合用助小便；灸治太溪、水泉治干渴。

女右阴易虚，男左阴易虚，因此，男选左肝俞，右脾俞，女选右肝俞，左脾俞。左期门、左梁门都可调节脾脏，加气海以聚集元气。

32. 腓肠肌痉挛

腓肠肌挛和承山，京骨委中丘墟选，
商丘金门三阴交，再加承筋止痉挛。
腓肠肌破小腿痛，昆仑委中和承山。

注

腓肠肌痉挛取三阴交、京骨、委中、丘墟、商丘、金门、承山、承筋。腓肠肌破裂之小腿痛取昆仑、委中、承山。

33. 血栓闭塞性脉管炎

脉管炎症多血栓，曲池悬钟二陵泉，
解溪太冲三阴交，承山少海和行间，
公孙委中足三里，八邪八风夹脊选。

注

脉管炎多因血栓闭塞形成，取曲池、悬钟、阳陵泉、阴陵泉、解溪、太冲、三阴交、承山、少海、行间、公孙、委中、足三里、八邪、八风、夹脊。

34. 嗜睡

嗜睡水沟和风池，合谷大钟足三里，
申脉通里和照海，独取双侧兴奋刺。

注

嗜睡取水沟、风池、合谷、大钟、足三里、申脉、通里、照海。
治嗜睡只取双侧的奇穴如兴奋穴就可以了。

35. 神经衰弱

神衰太溪心神门，足三里百会肾内关。
阳亢行间合谷太阳，肝郁期门阳陵泉。
肝肾志室三阴交。水分丰隆水饮痰。
肾阳关元加命门，肝脾不和肝中脘。
心悸心痛选通里。完骨公孙和解溪，
头晕天柱申脉至阴，心脾两虚少商椎鱼际。

注

肾即肾俞，肝肾指肝、肾阴虚；水饮痰即水饮痰浊；肾阳即肾阳虚；肝中脘即肝俞、中脘；痛心悸即心痛心悸。神经衰弱取太溪、心俞、神门、足三里、百会、肾俞、内关；阴虚阳亢加取太阳经的合谷、行间；肝郁加取期门、阳陵泉；肝肾阴虚加取志室、三阴交；水肿痰饮加取水分、丰隆；肾阳虚加取关元、命门；肝脾不和加取肝俞、中脘；心悸心痛加取通里、完骨、公孙、解溪；头晕加取天柱、申脉、至阴；心脾两虚加取少商、大椎、鱼际。

36. 脏躁

脏躁人中内关针，丰隆涌泉加神门。

吞难天突配廉泉。失语通里及哑门。
失明睛明又光明，耳枕心胃脑神门。

注

脏躁类似癔病，是一种神经官能症，以青壮年和女性患者较多。针灸以安神宁心开窍为主，兼随证配穴，用泻法或平补平泻法。选穴为人中、内关、丰隆、涌泉、神门。兼吞咽困难者加天突、廉泉；兼失语者加哑门、通里；兼失明者加睛明、光明；兼瘫痪参照中风选穴。

耳针选枕、心、胃、脑、神门。电针选与肢体有关穴位，采用较密波，通电10~20分钟，可连用3~7天。

37. 单纯性甲状腺肿

实证单纯甲状肿，天突天鼎和天容，
风池廉泉与合谷。心悸神门通里用。
气滞夹脊阳陵泉，内关外关中渚攻。
痰湿中脘三阴交，再加阴陵泉丰隆。
虚证单纯甲状肿，针灸百会和膻中。

注

实证单纯甲状腺肿取天突、天鼎、天容、风池、廉泉、合谷。心悸加取神门、通里；气滞加夹脊、阳陵泉、内关、外关、中渚；痰湿加中脘、三阴交、阴陵泉、丰隆。

虚证单纯甲状腺肿取针灸百会，膻中灸艾灸数壮。

38. 甲状腺功能亢进（甲亢）

甲亢实证泻天鼎，天突天容和昆仑，
间使足三里三阴交，合谷廉泉扶突拯。
火胜中渚太冲阳陵泉。心悸肩井神门大陵。
痰湿曲池阴陵泉，内关膻中和人迎。
甲亢虚证三阴交，天容天突关心神。
心悸失眠心厥阴，内关太溪肾神门。
眼凸太阳攒竹四白，风池浮阳白睛明。

注

甲亢实证泻天鼎、天突、天容、昆仑、间使、足三里、三阴交、合谷、廉泉、扶突。火胜者加中渚、太冲、阳陵泉；心悸加肩井、神门、大陵；痰湿加曲池、阴陵泉、内关、膻中、人迎。

甲亢虚证取三阴交、天容、天突、内关、心俞、神门（天容天突关心神）。心悸失眠加心俞、厥阴俞、内关、太溪、肾俞、神门；眼球凸出取太阳、攒竹、四白、风池、浮白、阳白、睛明。

39. 冠状动脉粥样硬化性心脏病（冠心病）

冠心通里厥阴俞，膻中郄门和内关。
气滞肝俞血瘀膈俞。痰湿丰隆阴陵泉。
阴虚太渊肾太溪。阳虚气海加关元。
心悸神门太溪穴，胸闷大椎与中脘。

心绞痛取巨阙穴，印堂神门皆可选。

注

冠心病取通里、厥阴俞、膻中、郄门、内关。气滞加肝俞；血瘀加膈俞；痰湿加丰隆、阴陵泉；阴虚加太渊、肾俞、太溪；阳虚加气海、关元；心悸加神门、太溪穴；胸闷加大椎、中脘；心绞痛取巨阙、印堂、神门。

40. 风湿性心脏病（风心病）

风心神门厥阴俞，通里少府心俞内关。
气急膻中定喘穴，胸痛巨阙阳陵泉。
水肿尿少三阴交，复溜水分肾三焦俞安。
咳嗽天突列缺肺俞，肝痛肝俞阳陵泉。
腹胀气海足三里，心悸侠白间使添。

注

风湿性心脏病处方：神门，厥阴俞，通里，少府，心俞，内关。诸血合用能调整本病的心律不齐、早搏等。心速指窦性心动过速和阵发性心动过速。气急加膻中、定喘穴；胸痛加巨阙、阳陵泉；水肿尿少加三阴交、复溜、水分、肾俞、三焦俞；咳嗽加天突、列缺、肺俞；肝痛加肝俞、阳陵泉；腹胀加气海、足三里；心悸加侠白；间使。

41. 心律失常、心脏神经官能症

心律失常心神官，膻中巨阙和内关，
厥阴俞和三阴交，间使神门心俞膻中。
血虚脾膈足三里。心胆丘墟阳陵泉。
阴虚火旺太溪肾俞。心阳气海加关元。
水饮脾俞三焦俞。痰火丰隆配中脘。
血瘀胸四五夹脊，少海通里曲泽鉴。
阵发室速取郄门，迷走鱼腰中渚安。
通里心俞律不齐，素髎通里心动缓，
结代内关心阳陵泉，胸痛曲泽大陵内关。
心动过速或过缓，针刺通里和内关。

注

心律失常、心脏神经官能症有血虚（指心血亏虚）、心胆（指心虚胆怯）、心阳（指心阳不振）、水饮（指水饮内停，水饮凌心）、痰火（指痰火内阻）、血瘀（指心血瘀阻）、阴虚火旺，共7个证型。

心律失常、心脏神经官能症，取膻中、巨阙、内关、厥阴俞、三阴交、间使、心俞、膻中、神门。

血虚加脾俞、膈俞、足三里；心虚胆怯加丘墟、阳陵泉；阴虚火旺加太溪、肾俞；心阳虚加气海、关元；水饮加脾俞、三焦俞；痰火盛加丰隆、中脘。

血瘀加胸4～5夹脊、少海、通里、曲泽；阵发性室上性心动速取郄门、迷走、鱼腰、中渚；心律不齐加通里、心俞。

心动过缓加素髎、通里；脉搏结代加内关、心俞、阳陵泉；胸痛加曲泽、大陵、内关。

42. 多汗

多汗复溜合谷刺。阴虚肺俞配阴郄。
阳虚膏肓大椎穴，行间鱼际与后溪。

注

多汗取复溜、合谷。阴虚加肺俞、阴郄；阳虚加膏肓、大椎穴；阴阳两虚多汗证取行间、鱼际和后溪。

43. 无汗

无汗关冲和风池，液门天柱足三里，
商阳通里加三间，经渠合谷配鱼际。

注

无汗取关冲、风池、液门、天柱、足三里、商阳、通里、三间、经渠、合谷、鱼际。

44. 消化不良

食欲不振取中脘，呕吐中脘和内关。
消化不良足三里，天枢璇玑气海健。
腹泻脾肾止泻穴，发热曲池合谷安。

注

食欲缺乏（即食欲不振）取中脘；呕吐取中脘、内关；消化不良取足三里、天枢、璇玑、气海；腹泻因脾肾阳虚取经外奇穴止泻穴；饮食发热加曲池、合谷；腹泻加取脾俞、肾俞。

45. 流涎

流涎颊车关元合谷，承浆廉泉中脘天枢。
脾虚湿盛足三里，地仓脾俞加中渚。
饮食积滞四缝穴，三间水分配合谷。
弱智百会悬内关。胃寒神阙关元除。

注

流涎取颊车、关元、合谷、承浆、廉泉、中脘、天枢；脾虚湿盛取足三里、地仓、脾俞、中渚；饮食积滞取四缝穴、三间、水分、合谷；弱智（包括口水多）取百会、悬钟、内关；胃寒取神阙、关元。

46. 胃及十二指肠溃疡

胃溃三里内外关，冲阳胃俞阳陵泉。
胃中郁热三阴交，合谷内庭太冲选。
瘀血公孙肝脾膈，虚寒神阙脾中脘。

注

胃及十二指肠溃疡处方：足三里、内关、外关、冲阳、胃俞、阳陵泉。

胃中郁热加三阴交、合谷、内庭、太冲；瘀血加公孙、肝俞、脾俞、膈俞；胃肠虚寒加灸神阙、脾俞、中脘。

47. 胃酸过多

胃酸多实中脘治，肝俞胃俞足三里。
湿浊丰隆热太冲，胃寒腹通谷可刺。

注

胃酸以实证为多。取中脘、肝俞、胃俞、足三里。湿浊加丰隆；热加太冲；胃寒加腹通谷。

48. 胃酸缺乏

胃酸缺乏三阴交，脾胃俞三里配中脘。
痢疾关元和天枢。肝气郁滞内关胆。
食滞梁门加解溪。水湿丰隆阴陵泉。

注

胃酸缺乏取三阴交、脾俞、胃俞、足三里、中脘；痢疾加关元、天枢；气肝郁滞加胆俞、内关；食滞加梁门、解溪；水湿盛加丰隆、阴陵泉。

49. 胃下垂

胃垂气陷气海关元，足三里上脘胃中脘。
虚寒中脘足三里，脾俞胃俞和内关。
肝气内关足三里，中脘太冲阳陵泉。

注

胃下垂分中气下陷、脾胃虚寒、肝气犯胃3种证型。中气下陷取气海、关元、足三里、上脘、胃俞、中脘；脾胃虚寒取中脘、足三里、脾俞、胃俞、内关；肝气犯胃取内关、足三里、中脘、太冲、阳陵泉。

50. 胃扩张

胃扩实证足三里，胃俞幽门和中脘。
食积梁门呕内关。寒湿气海加关元。
痰湿膻中丰隆穴。下痢天枢肝郁肝。
胃扩虚证脾胃俞，关元章门和中脘。

注

胃扩张实证处方：足三里、胃俞、幽门、中脘。

湿热下痢加天枢；肝郁加肝俞；饮食积滞加梁门；呕吐加内关；寒湿加气海、关元；痰湿加丰隆、膻中。

胃扩张虚证处方：脾俞、胃俞、关元、章门、中脘。

胃扩张注意以下几点。

（1）胃痛要与肝胆病、胰腺病相区别。

（2）胃溃疡出血或穿孔等重症及时采取相应措施或外科手术治疗。

（3）胃痛要与真心痛相区别。

51. 肠痉挛

肠挛实证足三里，天枢合谷和行间。
内关中脘上腹痛，两胁痛加阳陵泉。
少腹挛痛加气海，食积疼痛配上脘。
胃脘痞满加胃俞，虫积地仓百虫选。
虚实神门足三里，神阙三阴交中脘。
脾胃阳虚脾胃俞，寒邪公孙与关元。
少腹痛泻肠痉挛，命门天枢肾俞安。

注

肠痉挛实证取足三里、天枢、合谷、行间。上腹痛加内关、中脘；两胁痛加阳陵泉；少腹挛痛加气海；食积疼痛配上脘；胃脘痞满加胃俞；虫积加地仓、百虫窝；虚实错杂取神门、足三里、神阙、三阴交、中脘；脾胃阳虚取脾俞、胃俞；寒邪取公孙、关元；少腹痛泻引起的肠痉挛，取命门、天枢、肾俞。

52. 黄疸

黄疸阳黄太冲胆，阳纲内庭二陵泉，
腕骨后溪劳宫中脘。闷呕公孙和内关。
胀秘天枢大肠俞，阴黄脾胆寒湿断，
足三里和三阴交，至阳胆脾和中脘。
水针十二田基黄、B1 丹参和板兰。

注

黄疸由湿邪所致，以目黄、尿黄、皮肤黄为主症。分阳黄（黄色鲜明如橘）和阴黄（黄色晦暗如烟熏）两类。阳黄毫针用泻法；阴黄毫针用平补平泻灸法。黄疸属阳黄者取太冲、胆俞、阳纲、内庭、阴陵泉、阳陵泉、腕骨、后溪、劳宫、中脘；胸闷呕吐取公孙、内关；胀秘加天枢、大肠俞；阴黄是因脾胆寒湿所致，取足三里、三阴交、至阳、胆俞、脾俞、中脘；水针选用维生素 B_1、维生素 B_{12}、田基黄、丹参、板蓝根注射液。

（1）阳黄

阳黄处方：太冲　胆俞　阳纲　内庭　阳陵泉　阴陵泉

胀秘加天枢、大肠俞；胸闷呕吐加公孙、内关。

方解：湿热蕴于胆腑而发黄疸，故泻胆俞、阳纲、阳陵泉透阴陵泉以泻热，配太冲可疏调肝胆经气；阴陵泉是足太阴经的合穴，内庭是足阳明经的荥穴，二穴合用利小便以清脾胃湿热；公孙、内关为八脉交会穴，配用和胃降逆，而治胸闷呕恶；天枢是大肠经的募穴，配大肠俞为俞、募相配，针泻二穴可下气通腑而治腹胀便秘。

（2）阴黄

阴黄是寒湿所致，故以健脾温中为治。

阴黄处方：足三里　三阴交　胆俞　脾俞　至阳　中脘

方解：阴黄是寒湿所致，故以健脾温中为治。至阳为督脉经气所注，是退黄要穴，针、灸并用可温通阳气祛寒湿而退黄；腑会中脘配足三里、脾俞，针补三穴，健脾胃而化湿；取胆俞能通利胆腑，三阴交导湿下行，两穴共用利胆退黄；命门、气海为强壮要穴，灸之温肾壮阳；天枢是大肠募穴，关元是小肠募穴，灸之治寒湿泄泻。

水针选肝俞、脾俞、中都，用板蓝根、田基黄、丹参或维生素 B_1/维生素 B_{12} 注射液，每穴0.5～1毫升，每次2～4穴，隔日1次，10次为1个疗程。

53. 慢性肝炎

慢肝脾虚阴陵泉，足三里至阳脾中脘，
天枢关元日月肾，食窦支沟阳陵泉。
脾虚浮肿三阴交，痞满蠡沟和内关。
肝肾阴虚足三里，日月三阴交肾肝俞。
胁痛行间章期门，腹胀公孙加内关。
怕寒神疲命门气海，便溏天枢与关元。

注

慢性肝炎属脾虚证者取阴陵泉、足三里、至阳、脾俞、中脘、天枢、关元、日月、肾俞、食窦、支沟、阳陵泉。脾虚浮肿加三阴交；痞满加蠡沟、内关。

肝肾阴虚证取足三里、三阴交、肾俞、肝俞。胁痛加行间、章门、期门；腹胀加公孙、内关；畏寒神疲加命门、气海；便溏加天枢、关元。

日月善治肝胆病。

54. 脚气

脚气无力软麻酸，太阴少阳足阳明。
阴交风市悬钟里，中都阴市和阳陵，
间使委中和中渎。冲心巨阙内关郄门。
脾胃虚弱胃俞脾，麻木风市太白审。
电针风市钟兔里。B族维生素水针。

注

脚气又叫脚弱，以足胫麻木、酸痛、软弱无力为主症。现指维生素B1缺乏症，营养不良，多发性神经炎等。针灸治脚气取穴以足太阴脾经、足少阳胆经和足阳明胃经的穴位为主。偏实者针泻，偏虚者针补。

处方：三阴交　阳陵泉　悬钟　足三里　中都　风市　阴市　间使　委中　中渎

（脚气注意此诀的缩略语：“太阴少阳足阳明”即足太阴、足少阳、足阳明。阴交阳陵悬钟里即三阴交，阳陵泉，悬钟，足三里。风市钟兔里即风市，悬钟，伏兔，足三里）冲心加巨阙、内关、郄门；脾胃虚弱加胃俞、脾俞；跗肿麻木加风市穴；太白穴为治脚软无力，软麻胀痛的好配方。

方解：伤于湿则下先受之，湿邪留滞足胫，流益肌肤，故取足三里、三阴交，以泻阳明、太阴之湿。髓会绝骨，筋会阳陵泉，针补以充养筋骨而步履轻健。脚气冲心则取心的募穴巨阙、心包经的内关、郄门（是定悸除烦消满闷的要穴）。针补脾俞、胃俞以健运化湿。八风、太白是治脚气麻木的有效穴，针泻之使湿热下泄而消跗肿。

水针取曲池、外关、阴陵泉、足三里、悬钟用维生素 B_1 100毫克或维生素 B_{12} 100微克注射液，每次取2～4穴，每穴注入0.5～1毫升，隔日1次，10次为1个疗程。

电针取风市、悬钟、伏兔、足三里通电 10～15 分钟，用疏波或疏密波刺激量，频率以患者耐受力为准。每次 2 对穴，每日或隔日 1 次。

55. 水肿

水肿针刺气机调，偏历水气三里焦。
阳水调刺肺膀胱，合谷人中肺俞疗。
阴水脾肾针补灸，脾肾阴陵泉有效。
皮水灸治中极穴，还灸涌泉和水道。

注

水肿是体内水液潴留。分阴水、阳水两大类。

水肿见于西医学的急慢性胃炎、充血性心力衰竭、肝硬化腹水及营养不良所致者。针灸治水肿以通调三焦气机为主。阳证针泻肺与膀胱经，一般不灸。阴证宜针补脾肾经，加灸。

处方：偏历　水分　气海　足三里　三焦俞（偏历水气三里焦）

阳证：肺俞　合谷　人中

阴证：脾俞　肾俞　阴陵泉

方解：水分、气海、足三里、三焦俞四穴可调节和加强水液的气化；偏历是利尿消肿要穴；脸浮肿加水沟、前顶；取三焦俞调整其气化功能，配气海以助三焦之气化；水分属任脉而位置近小肠，能分清别浊是治水的有效穴；足三里是足阳明胃经的合穴，与足太阴脾经相为表里，能健脾胃利水；阳水属肺气不宣，水液失于输布，取肺俞以宣通肺气和足太阳膀胱经的经气。

手阳明大肠经与手太阴肺经相为表里，取合谷是为助肺气而通调水液，下输膀胱；人中为手、足阳明经与督脉之会，是治疗面部浮肿的经验穴。阴证因肾阳衰微，水液失于蒸化，脾气虚弱，中阳不运所致，取肾俞、脾俞用灸法，阴陵泉用补法，起温壮肾阳以健脾运而温阳利水。

56. 急性肾小球肾炎

急性肾炎实证起，合谷列缺风曲池。
咳喘天突肺水膻。风热外关大椎鱼际。
风湿气海商丘中脘。风寒肺俞风门刺。

注

处方：合谷　列缺　风池　曲池

“风热外关椎鱼际”即风热加外关、大椎、鱼际。“风湿气海商丘（中）脘”即风湿配气海、商丘、中脘；咳喘加天突、肺俞、水分、膻中。

57. 慢性肾小球肾炎

慢性肾炎三阴交，肾俞大小肠俞选。
脾俞章门水中脘，三里公孙阴陵泉。
肾虚复溜命门膀，气海阴谷和关元。
心悸内关间使郄门，纳呆天枢胃中脘。
面部水肿加人中，再加偏历阴陵泉。

注

慢性肾炎取三阴交、肾俞、大肠俞、小肠俞、脾俞、章门、水分、中脘、足三里、公孙、阴陵泉。

肾阳虚取复溜、命门、膀胱俞、气海、阴谷、关元。

心悸加内关、间使、郄门；纳呆加天枢、胃俞、中脘。

面部水肿加人中、偏历、阴陵泉。

58. 肾盂肾炎

实肾盂炎阴陵泉，行间陶道膀外关，
尺泽中极三阴交，每次三到四穴选。
虚肾盂炎三阴交。脾俞肾俞和关元。
气虚百会气海命门。阴虚太溪加涌泉。
脾虚浮肿取水分，又取水泉阴陵泉。
水道归来小腹胀。腰痛志室配腰眼。

注

实证肾盂肾炎取阴陵泉、行间、陶道、膀胱俞、外关、尺泽、中极、三阴交，每选次3～4穴。虚证肾盂肾炎取三阴交、脾俞、肾俞、关元。气虚加百会、气海、命门；阴虚加太溪，涌泉；脾虚浮肿取水分、水泉、阴陵泉；小腹胀加水道、归来；腰痛加志室、奇穴腰眼。

59. 疝气

寒疝任脉肝照海，大敦关元三阴交。
热疝再加足太阴。狐疝任脉火灸疗。

注

寒疝取任脉和足厥阴经的穴位，针用泻法加灸。

处方：照海　大敦　关元　三阴交

三种疝气（寒疝、热疝、狐疝）都是任脉主病。足厥阴肝经绕络阴器，足三阴经交于任脉，故取任脉的关元穴、足厥阴肝经的大敦穴、足三阴经的交会穴三阴交，以疏通经脉，针泻加灸以温经散寒而缓急止痛。

湿热再加足太阴脾经的穴位中极、归来、太冲、阴陵泉、三阴交。中极配太冲以疏泄足厥阴肝经和任脉经气的郁热。阳明合于宗筋，又取归来穴为佐。阴陵泉、三阴交分利其湿热从水道而出，则消退肿胀热痛之势。

60. 皮肤粗糙

肤糙天柱肝肾俞，关元气海与合谷，
志室曲池足三里，中脘养老和天枢。

注

曲池通畅脸部血行；关元促营养吸收；气海能升提元气；天枢促通便；肾俞促进排毒；中脘促进消化；志室促进激素分泌；养老能维持皮肤弹力；肝俞能促进解毒。

61. 口水多

口水太多灸地仓，关元中脘和承浆。

注

口水太多灸地仓、关元、中脘、承浆。

62. 打鼾磨牙

打鼾磨牙刺下关，再把上星印堂选。

注

打鼾磨牙取下关、上星、印堂。打鼾者下颌关节脆弱，针刺强健下颌关节。

63. 烧烫伤

烧伤阿是肺风门，外关血海和筑宾。

方解：阿是穴，风门可祛火清热；外关祛病痛促恢复；血海可化瘀，调理白细胞；肺俞能调理皮肤；筑宾能解毒（伤毒，火毒，胎毒，梅毒）。

64. 白细胞减少（增强免疫）

白胞减少强免疫：气海天枢肝足三里，
上巨虚脾肾三阴交，命门大椎合谷曲池。

注

治白细胞减少，增强免疫，取气海、天枢、肝俞、足三里、上巨虚、脾俞、肾俞、三阴交、命门、大椎、合谷、曲池。

65. 低钙血症

低钙血症针天天，五六颈椎棘突间，
再加大杼四缝穴，留针十分钟效见。

注

低钙血症取第5、6颈椎棘突之间大杼、四缝穴，每日针刺1次，留针10分钟。

66. 贫血

贫血补气养血治，大椎膏肓和风池。
胆俞安眠足三里，合谷命门与夹脊，
肾肝胆膈三阴交，关元内庭加曲池。

注

头昏、头晕是贫血所致，当补气养血以治。从口诀中的穴位可看出：治疗贫血取穴以背俞穴为主，有大椎、膏肓、风池、胆俞、安眠、足三里、合谷、命门、曲池、肾俞、肝俞、胆俞、膈俞、三阴交、关元、内庭、夹脊。每次选4～6穴为1组，针用补法。

第三节　妇科病证

1. 月经不调

调经任脉足太阴，经迟经乱灸加针，

经早不灸平补泻。调经气海血海凭，
天枢地机三阴交，水泉气冲和冲门。
经早元海三阴交，血瘀血寒经后期，
气海归来三阴交。月经先后不定期，
关元肝俞三阴交，经乱交信里脾肾。
宫寒温灸多补针。耳针卵宫肾肝屏间。

注

月经不调是指月经周期、经量、经色等异常，常伴有其他症状。包括月经先期、月经后期、月经先后不定期。月经紊乱还包括月经量过多，过少，色紫黑黯，色淡。

针灸取穴以任脉、足太阴经的穴位为主。月经不调的病位在胞宫，与冲、任二脉及肝、脾、肾密切相关。

月经先期以实热或虚热扰动冲任或气虚不能统血所致；月经后期为寒凝血脉或血虚化源不足所致；月经先后不定期由肝郁扰动冲任或肾虚精血不足所致。总之，月经不调是因脏腑功能失常，气血不和，冲、任二脉损伤。因此3个类型均以取任脉、足太阴脾经穴位为主。

(1) 月经先期（经早）当调理冲任，清热调经。取任脉、足太阴脾经穴位为主。

处方：关元　血海　三阴交（经早元海三阴交）

方解：关元属任脉，为足三阴、任脉的交会穴，是调理冲任的要穴；血海、三阴交是足太阴脾经要穴，为妇科调经要穴。

(2) 月经后期因于寒或瘀，当温经散寒，行血调经。

处方：气海　归来　三阴交

方解：气海益气和血，温灸更可温经散寒；三阴交为足三阴经的交会穴，可调补肝脾肾，配归来和血调经。

(3) 月经先后不定期当调补肝肾，理血调经。

处方：关元　肝俞　三阴交

方解：关元补肾培元通调冲任；三阴交为足太阴脾经穴，又是足三阴经的交会穴，能补脾胃，益肝肾、调气血；肝俞为肝的背俞穴，有疏肝理气作用，三穴合用调理经血。

月经先后不定期因实热者加行间；虚热加太溪；气虚加脾俞、足三里；月经量多加隐白；寒凝加关元、命门；血虚配血海、足三里；肝郁配期门、太冲；肾虚加肾俞、太溪。月经过早（先期）不灸，用平补平泻法。经迟经乱可针灸并用。经乱加肾俞、交信、脾俞、足三里。任主胞胎，任脉经气畅旺，则月事调和。气海为任脉经穴，可调一身元气，以气为帅，气充则能统血。脾胃为生血之本，脾气旺则血有所统，故取三阴交。

经早血热取太冲配太溪：太冲清肝热，取太溪益肾水以调经；经迟血瘀加泻血海、气海、归来以行气活血，温灸针补；经乱为先后天俱虚，加取肾俞、交信以固本培元，脾俞、足三里资助中焦以化生气血。

子宫寒冷施温灸，针补。

耳针卵巢、子宫、肾、肝、屏间。

2. 月经过多

月经过多三阴交，隐白冲门和关元。
滞瘀内关和血海。湿热脾里阴陵泉。

冲任不固足三里，八髎气海太溪选。

注

月经过多取三阴交、隐白、冲门、关元。月经过多属湿热加取脾俞、足三里、阴陵泉；气滞血瘀加取血海、内关；冲任不固加足三里、八髎、气海、太溪。

3. 经前紧张症（偷盗综合征）

经前紧张足三里，水道中脘和中极，
肺俞肾俞百会穴，再加膏肓和曲池。

注

经前紧张症又叫偷盗综合征。经前紧张症取足三里、水道、中脘、中极、肺俞、肾俞、百会、膏肓、曲池。

4. 痛经

痛经实证任太阴，中极次髎和地机。
三阴交和十七椎，寒凝泻法艾灸治。
虚证关元三交里。耳针宫卵内分泌，
神门交感皮质下，肾骶腰椎屏间刺。

注

西医学将痛经分为原发性和继发性两类。原发性痛经见于月经初潮后不久的未婚或未孕妇女。继发性痛经见于子宫内膜异位症、急慢性盆腔炎、肿瘤、子宫颈口狭窄及阻塞等。

痛经是以经期或经前经后少腹疼痛或痛而拒按为主。痛经属实证取穴以任脉、足太阴经的穴位为主针泻。痛经病位在胞宫、冲任，与肝、肾关系密切。分虚、实2个证型。

痛经实证为外邪客于胞宫，情志不舒等导致气血滞于胞宫，冲任瘀阻，“不通则痛”。

虚证痛经为多种原因导致气血不足，冲任虚损，胞脉失养，“不荣则痛”。虚者隐痛，坠痛，喜按喜揉，量少色淡或色黯。

实证则绞痛、灼痛、剧痛、痛处拒按。兼量少色淡，面色不华者为气血虚弱；兼畏寒怕冷，得热痛减者为寒凝血瘀；兼经血紫黯有小血块，舌质紫黯或有瘀点者为气滞血瘀；兼腰酸腿软，头晕耳鸣者为肾气亏虚。

（1）**实证痛经：**实证痛经当行气活血，调经止痛。取穴以任脉、足太阴脾经穴位为主。

处方：中极　次髎　地机　三阴交　十七椎

方解：中极是任脉的穴位，是足三阴经的交会穴，可通调冲、任脉气、调理下焦之气；地机是足太阴脾经的郄穴，能疏调脾经的经气而止痛；次髎、十七椎是治痛经的经验穴，单用也有效。三穴合用可通经止痛，毫针用泻法，寒凝加灸。

（2）**虚证痛经：**虚证当调补气血，温养冲任。取穴以任脉，足太阴脾经，足阳明胃经穴位为主。

处方：关元　三阴交　足三里　大赫　命门　肾俞

方解：关元是任脉穴，为全身强壮要穴，可补益肝肾，温养冲任，灸关元温下焦而温养冲任；足三里是足阳明胃经经穴，擅补益气血，气充血足使胞脉得养而冲脉任脉之气自调而除痛经；三阴交可调理肝、脾、肾，健脾益气养血。三穴合用，可使气血充足，胞宫得养，冲、任自调而痛止。针补加灸。

气滞血瘀加配太冲、血海；寒凝血瘀加配关元、归来；气血虚弱加气海、脾俞；肾气亏损加太溪、肾俞。酌加灸中极、次髎、地机。

痛经虚证取任、督、足少阴经和足阳明经的穴位（针补加灸）。可加大赫、命门、肾俞。督脉总管一身的阳经，督脉经的命门以补真阳。肾俞是肾的背俞穴，大赫是肾经的穴位，灸二穴可温肾壮阳。

耳针选子宫、卵巢、内分泌、神门、交感、皮质下、肾、骶腰椎、屏间针刺。

水针用1%普鲁卡因注射液1毫升注射于上髎、次髎穴的皮下，每天1次。

5. 闭经

闭经血枯补关元，脾肾归来足三里。
闭经血滞三阴交，血海合谷和中极。
闭经血枯针补灸，任脉经穴背俞刺。
闭经血滞足太阴，任脉针泻不灸治。
任督会阴及长强，上取龈交承浆施。

注

闭经是指女子18岁以上不来月经，或已形成了月经周期后而又3个月以上不来月经者，叫闭经。

西医学中的闭经多见于下丘脑－垂体－卵巢－子宫轴（又叫女性性腺轴）功能失调，或甲状腺、肾上腺等疾病中，消耗性疾病、过度节食导致的营养不良也会引起闭经。

中医学分为血枯闭经和血滞闭经两类。血枯闭经者取穴以任脉的穴位和背俞穴为主（针补加灸）。

（1）血枯闭经

处方：关元　脾俞　肾俞　归来　足三里

血枯闭经备用穴（也可为皮肤针的选穴）有：肝俞、胃俞、气海、中脘、太冲、太白、期门、夹脊11～12椎、京门、照海、膏肓、下脘。

方解：治闭经以调理脾胃，补益肾气。关元是任脉与足三阴经的交会穴，可补下焦真元而化生精血。脾胃是后天之本，运化精微以生气血，气血生成之源充足则经自行，故取脾俞、足三里以健脾胃。肾为先天之本，肾气旺则精血自充，故取肾俞。归来在腹下部，能活血调经，是闭经的效穴。

（2）血滞闭经

处方：三阴交　血海　合谷　中极

血滞闭经者取任脉、足太阴脾经穴位为主（针泻，一般不灸）。

血滞经闭备用穴（也可为皮肤针的选穴）有：肝俞、肾俞、大肠俞、气海、天枢、关元、八髎、腰眼、中都、水泉、阴陵泉、行间、间使、曲池。

方解：血海是足太阴脾经的穴位，可疏通调和肝脾之气而化瘀行滞；中极调理冲任而疏调下焦之气血。血海、合谷、三阴交可使气血下行而活血通经。三穴合用活血化瘀作用明显，同用可使气血调和，经闭可通止带，闭经用泻法。

通任督下取会阴、长强，上取龈交、承浆。

6. 崩漏

崩漏任脉足太阴，虚寒灸补实热泻，

关元隐白三阴交。实热血海水泉穴，
气虚脾俞足三里，阴虚内关太溪绝，
虚脱气海和百会，水针中极交关血。

耳针止血心肝脾，卵巢子宫肾上腺。
崩漏针灸断红穴，子宫中极阴陵泉。
西药 K、C 安络血，止血敏止血芳酸。
堕胎小产刮宫治，功血刮宫性激素。
宫缩乏力产后血，麦角新碱催产素。

注

崩漏的主证是血证。发病特点是月经的期、量发生严重紊乱。崩漏的诊断依据是月经不按周期而来，出血量多如注，谓“崩”。点滴而下叫“漏”。妇女非周期性子宫出血叫“崩漏”。血出淋漓不断甚至数月不净谓“漏”。“崩”可转“漏”，“漏”可成“崩”，故合称“崩漏”。崩漏分虚实。

经血非时暴下，量多势急为“崩”。久崩久漏，淋漓难尽，出血量少为“漏”。

（1）崩漏虚证：久崩久漏，淋漓难尽，出血量少，色淡质稀者为虚。经量多，色淡质稀，伴头晕心悸，食少便溏，苔白脉沉弱者为脾虚；兼腰酸畏冷，夜尿频多，舌淡苔薄，脉沉细者为肾阳虚；经乱无期，出血量少，色红质黏稠，伴头晕耳鸣，腰膝酸软，舌红苔少，脉细数为肾阴虚。取穴以任脉、足太阴经穴位为主。

处方：关元　隐白　三阴交

虚证当健脾补肾，固冲止血。血虚加中极、血海；血瘀加血海、膈俞；湿热加中极、阴陵泉；气郁加膻中、太冲；脾虚加百会、脾俞；肾虚加肾俞、太溪；气虚加脾俞、足三里；阴虚加内关、太溪调养心肾而退虚热；崩漏虚脱加气海、灸百会。针灸取任脉和足太阴脾经的穴位为主，虚寒崩漏针用补法加灸。

方解：关元是足三阴经、冲、任之交会穴，能调补冲、任脉之气，以强固摄，制约经血妄行；隐白是脾经的井穴，灸之止崩漏；三阴交是足三阴经的交会穴，是妇科要穴，能补脾统血。

（2）崩漏实证：出血色红，质稠者为实证。经量多，色红或深红，血质稠，舌红脉数者为血热；月经量时多时少，色紫黯有块，舌黯，脉弦或涩者为血瘀；经量多，血色紫红而黏腻，兼带下量多，苔黄腻脉濡数者为湿热；兼常叹息，小腹胀痛脉弦者为气郁。

崩漏实证当清热利湿，固经止血。取穴以任脉及足太阴、足阳明经穴位为主。

处方：气海　肾俞　三阴交　足三里

实热崩漏用泻法，不灸。偏实热加血海、水泉穴以泄血热而止妄行。

方解：足三里以培补中气而摄血；三阴交是足三阴经的交会穴，为妇科要穴，能补脾统血；气海以扶元气而回阳固脱；肾为先天之本，肾气旺则精血自充，故取肾俞。

水针取中极、三阴交、关元、血海（注意口诀中的缩略语），用5%当归或维生素 B_{12} 100微克注射液每穴注入0.5毫升，1日1次，15日为1个疗程，治功能性子宫出血。

耳针止血取心、肝、脾、卵巢、子宫、肾上腺。水针止血取三阴交、中极、血海、关元。

西药用维生素K、C，安络血（卡巴克络），止血敏（酚磺乙胺），止血芳酸（氨甲苯酸）。

崩漏针灸有特效，取断红穴（2、3掌骨之间，指端下1寸）、子宫穴、中极、阴陵泉。

7. 盆腔炎

盆腔炎肾三阴交，血海子宫大肠八髎。
也取中极足三里，归来关元和水道。
两组穴位交替用，留针二十分钟妙。

注

盆腔炎取穴：①取肾俞，三阴交，血海，子宫，大肠，八髎；②取中极，足三里，归来，关元，水道。两组穴位交替用，留针20分钟。

8. 绝经前后诸症

更年肝痰肾阴阳，背俞任脉足太阳。
关元太溪三阴交，肝俞肾俞调三脏。
阴谷照海肾阴虚。关元命门肾阳虚壮。
痰气中脘和丰隆。风池太冲平肝阳。

注

绝经前后诸症又叫更年期综合征。妇女在49岁左右出现月经紊乱到终止行经，叫绝经。

有的妇女则出现经行紊乱、头晕、耳鸣、心悸、失眠、烦躁出汗、潮热盗汗、急躁易怒、情志异常等绝经前后诸症。

绝经前后诸症病位在肾，与肝、脾有关。病机是肾精不足，冲任亏虚。分为肝阳上亢证、痰气郁结证、肾阴虚证、肾阳虚证4个证型。

以滋补肝肾，调理冲任为治则。取穴以相应的背俞穴、任脉和足太阴经的穴位为主。

处方：关元　肝俞　肾俞　太溪　三阴交

毫针用泻法或平补平泻法。加配的穴位用虚补实泻法。

方解：关元是任脉穴，可补益精气，调理冲任，益气固本；三阴交、肝俞、肾俞合用可调补肝、脾、肾三脏；太溪滋阴补肾。诸穴合用，气血自滋，冲任自调，安神定志。

肝阳上亢证则见头晕目眩，心烦易怒，烘热汗出，面红目赤，腰膝酸软，经多或崩漏，舌红脉细数，加配风池、太冲；肾阴虚证则见头晕耳鸣，失眠多梦，烘热汗出，五心烦热，舌红少苔，脉细数，加配阴谷、照海；肾阳虚证则见面晦神萎，形寒肢冷，腹胀便溏，尿频或失禁，舌淡苔薄，脉沉细无力，加配关元、命门；痰气郁结证则见肥胖胸闷，痰多腹胀，恶心呕吐，食少便溏，苔腻脉滑，加配中脘、丰隆。取神门安神除烦而治标。

足三里降上升之气；曲池使下降了的血上升；中脘健胃开食；灸肾俞壮肾精；脸红发烧取心俞；情绪波动烦躁加百会；心火盛加灸膻中。

绝经前后诸症相当于西医学的更年期综合征，手术切除双侧卵巢或接受放射治疗的年轻妇女也有类似症状，均可参照治疗。

9. 带下病

带下任带足太阴，湿热不灸针泻施，
寒湿平补平泻灸。带脉白环俞中极，
阴陵泉和三阴交。寒湿关元足三里。

湿热行间阴陵泉，神阙隐白命中极。

注

带下病的病位在胞宫，与带脉、任脉及脾、肾关系密切。带下色白叫白带，色、质、气味异常，有五色带。白带多寒，黄带多热。

带下病见西医学的阴道炎、宫颈炎、盆腔炎等。

治带下当利湿化浊，固摄带脉。带下取穴以任脉、带脉和足太阴脾经的穴位为主。

处方：带脉　中极　白环俞　阴陵泉　三阴交

操作：湿热不灸，寒湿带下用平补平泻法。

方解：带脉穴是足少阳经、带脉两经的交会穴，是带下经气所过之处，能固摄带脉，调理经气；中极为任脉和足三阴经的交会穴，可清利下焦，利湿化浊止带；白环俞属膀胱经，能助下焦气化，利下焦湿热而止带；三阴交调理肝、脾、肾，健脾利湿，固经止带；泻阴陵泉以清泄脾经之湿热而健脾利湿止带。

湿重加水道，次髎；加气海可通调任脉和膀胱之气而化湿邪；泻肝经荥穴行间，以泄肝经郁热而治湿热偏盛；寒湿偏盛者加灸关元、足三里以温固下元且健脾渗湿，若长期温灸此二穴，可增强体质以扶正祛邪。肾虚配关元、肾俞。

10. 不孕症

不孕肝郁痰瘀肾。背俞任脉肾经疗。
关元肾俞和太溪，再加次髎三阴交。
痰滞丰隆阴陵泉，瘀滞气海膈俞疗。
带下水分与膻中。腹痛内关和次髎。
纳差中脘足三里。肝郁太冲期门找。
晕鸣百会和然谷。腰软腰眼加阴谷。
经行不畅血海合谷。艾灸附子温灸著。

注

不孕症是指夫妻双方生殖功能正常，婚后有正常性生活，同居2年以上未孕者。

不孕症在西医学中分为原发性不孕症和继发性不孕症，见于排卵功能障碍、输卵管阻塞、子宫内膜异位症、宫颈炎及内分泌失调等疾病。

临床上分“肝气郁结、痰瘀互结、肾虚不孕”3种证型。以理气化痰，行瘀通络为治则。取穴以相应的背俞穴，足阳明胃经穴和足太阴脾经穴为主。

处方：关元　肾俞　太溪　次髎　三阴交

方解：三阴交健脾疏肝，理气化痰；关元为任脉穴，与肾俞和肾经原穴太溪配用可益肾固本，调补冲任；次髎在骶部接近子宫，能化瘀通络，调经助孕。

肾虚者加艾灸或隔附子温灸。

不孕症属肝气郁结者则见月经先后不定期，经来腹痛，经行不畅，血黯有小血块，经前乳房胀痛，精神抑郁，烦躁易怒，苔薄白脉弦，加配太冲、期门。

不孕症属痰瘀互结者则见肥胖，月经后期，有小血块或闭经，心悸头晕，胸胁胀满，纳呆，恶心，苔白腻，脉滑，加配膈俞、阴陵泉。

不孕症属肾虚者则见月经后期，量少色淡，面色晦暗，性冷淡，尿清长，大便溏，苔白，脉沉细或沉迟，加配太溪、命门。胸胁胀痛加内关、膻中；经行涩滞不畅加血海、合谷；白带多加水分、膻中；纳差脘闷加中脘、足三里；头晕耳鸣加百会、然谷；腰膝酸软加腰眼、阴谷；另外，阴交穴和石关穴（不是石门）可酌情选用。

卵巢的治病保健可灸穴位：大巨，上髎，次髎，中极，水道，气海，关元，三阴交，中脘，曲池，膏肓，肝俞，肺俞，肾俞，命门，气冲，太冲。

11. 胎位不正

胎位不正灸至阴，每天两次二十分。

注

正常胎位多数为枕前位。如妊娠30周后，查为枕后位、臀位、横位、足位等为异常胎位（叫胎位不正），多见于腹壁松弛的孕妇或经产妇，是导致难产的主要原因之一。艾灸两侧至阴穴15～20分钟，每天1～2次，大多可转为正常胎位。但骨盆狭窄，子宫畸形等，不属针灸纠正范围，应由产科处理。

处方：合谷　三阴交

主穴：至阴　独阴

配穴：气血虚弱配足三里、脾俞；气机郁滞配肝俞、行间、足三里。

方解：合谷为手阳明经原穴，三阴交为足三阴经的交会穴，补合谷泻三阴交可补气调血下胎；至阴是足太阳膀胱经的井穴，与足少阴经相连，具有疏通经络、调整阴阳，纠正胎位之功效；独阴为奇穴，是转胎催产的经验穴，灸之可引产。如需终止妊娠，四穴合用可催产、引产。

12. 滞产

滞产至阴和独阴，阳明经和足太阴，
补合谷泻三阴交。用好四穴助产程。

注

滞产见于西医学的子宫收缩异常（产力异常），骨盆、子宫下段、子宫颈、阴道发育异常（产道异常），及胎位异常，胎儿发育异常等情况，其中产力异常引起的滞产可参照治疗，其余多由产科处理。

滞产是分娩开始宫口完全开张为第一产程，在此期间如子宫收缩不能逐渐增强，使第一产程延长，叫滞产。症见临产浆水已下，阵痛减弱，胎儿不能娩出，产妇精神疲乏，情志忧郁，面色苍白，脉沉细或散乱。取穴以手阳明经和足太阴经的穴位为主。

处方：合谷　三阴交

主穴：至阴　独阴

配穴：气血虚弱配足三里、脾俞；气机郁滞配肝俞、行间、足三里；腹痛剧烈配地机。

方解：合谷为手阳明经原穴，三阴交为足三阴经的交会穴，补合谷泻三阴交可补气调血下胎；至阴是足太阳膀胱经的井穴，与足少阴经相连，具有疏通经络、调整阴阳，纠正胎位；独阴为奇穴，是转胎催产的经验穴，灸之可引产。终止妊娠则四穴合用可催产、引产。

操作：先针合谷、三阴交。合谷用补法，三阴交用泻法。独阴斜刺，行泻法。

得气后留针1小时左右或至产妇宫缩规律而有力。留针期间每隔5分钟左右行针1次。

配穴按虚补实泻法操作。

13. 乳少缺乳

乳少任脉足阳明，膻中少泽和乳根，
肩井通络调气机。乳少实证泻期门。
虚证加刺足三里，中脘肝脾胃俞针。

注

产妇分娩后2~3天开始分泌乳汁。分泌不足者叫乳少；不能分泌乳汁者叫乳汁不行。

缺乳、乳少病位在乳房，胃经经过乳房，肝经至乳下，脾经行乳外，所以，缺乳与胃、肝、脾关系密切。乳汁由气血化生，依赖肝气的疏泄与调节，因此乳汁生化不足或乳络不畅都可导致乳少。取穴以足阳明经和任脉的穴位为主。

处方：膻中　少泽　乳根　肩井

方解：足阳明经经过乳房，此经的乳根穴在乳房部，取之可疏导阳明经气而催乳；膻中为气之会，肩井擅于调理气机，合用可调气催乳；少泽是通乳的有效穴。诸穴合用可催乳，通乳。

乳少汁稠，胸胁胀满，情志抑郁为肝郁气滞之实证，加太冲、内关、期门平补平泻以疏肝理气。治乳少当调理气血，疏通乳络。乳汁少、汁稀，面色不华，倦怠乏力为气血虚弱，因此，虚证加针补中脘、脾俞、胃俞、肝俞、足三里，以健脾胃而助乳汁生化。

另外，可用艾条熏灸乳根、膻中穴10~20分钟，加之按摩催乳。

14. 阴挺

阴挺任脉督脉穴，百会气海和维道，
再加子宫三阴交。肾虚肾俞太溪找。
脾虚脾俞足三里，补法灸法合用疗。
头针生殖足运区。百分之五当归好。

注

阴挺即西医学的子宫脱垂。有轻、重度之分。取任脉、督脉穴为主（针补加灸）。

处方：百会　气海　维道　子宫　三阴交

配穴：大赫　太冲　肝俞　脾俞　维胞　照海　提托穴

方解：处方以升举阳气，固摄胞宫为旨。取巅顶之百会寓“下病高取”“陷者举之”；取气海以益气固摄胞宫；三阴交健脾益气，加强气海固摄胞宫的作用；维道是足少阳经和带脉经之交会穴，能收摄胞宫；子宫穴是治阴挺的有效穴。

头针选两侧生殖区和足运感区，间歇捻针，留针15~20分钟。

水针用5%当归注射液注射脾俞、肝俞、提托、维胞、膻中、气门、三阴交，每穴注入0.5~1毫升，隔日1次，两侧交替取穴，进针0.8~1寸注入药液，10次为1个疗程。

第四节　儿科病证

1. 遗尿

遗尿任背膀胱俞，关元中极三阴交，

气海曲骨背夹脊，太溪普鲁卡次髎。

注

遗尿是满3岁有正常排尿功能的儿童，在睡眠时不能自行控制而排尿叫遗尿，为肾气不足，气化功能减弱所致。遗尿病位在膀胱，与任脉、肾、肺、脾、肝关系密切。

治当调理膀胱，温肾健脾。取穴以任脉经穴和足太阳膀胱经的背俞募穴为主（针补加灸）。

处方：关元　中极　三阴交　膀胱俞

配穴：肾俞　气海　曲骨　背夹脊　太溪　次髎

方解：关元为任脉与足三阴交会穴，固摄下元而止遗尿。调补脾、肾则取足三阴经的交会穴三阴交。膀胱俞配膀胱经的募穴中极为俞募配伍，以振奋膀胱的功能。

可加肾俞以充溢肾气，固摄下元而止遗尿。

水针用1%普鲁卡因1毫升注射次髎或三阴交。交替用两穴，隔日1次。

2. 小儿惊风

急惊风泻手阳明，督脉辅以足厥阴，
水沟印堂谷太冲，外感十宣十二井。
慢惊印堂足三里，百会太冲气海针。
壮热大椎和曲池，痰热中脘丰隆平，
口噤颊车与合谷，惊恐内关和神门。

注

（1）急惊风：类似突然惊厥，为儿科急症之一。以神志昏迷、烦躁不宁、四肢抽搐、颤动、两目直视、牙关紧闭（口噤）、角弓反张等为主症，因发病迅速、症情急暴而叫急惊风。

西医学中的小儿惊风见于高热，脑炎，脑膜炎，原发性癫痫等疾病中。

小儿惊风针泻手阳明经、督脉的穴位，辅以足厥阴经穴，达息风镇惊。

处方：水沟　印堂　合谷　太冲

配穴：大椎　曲池　中脘　丰隆　颊车　内关　神门　颅息　列缺　足三里　百会　气海　十宣　十二井

方解：水沟、印堂是督脉穴，合用开窍、醒脑、镇惊；合谷是大肠经原穴，太冲是肝经的原穴，二穴合用开四关治小儿惊厥。

可加颅息，因颅息擅治痉病；刺十宣出血以泄热，热甚再加大椎、曲池，共泄阳热亢盛；惊厥常夹痰浊痰热，取肺、胃经的别络列缺、中脘、丰隆以宣肺化痰；口噤取合谷配颊车以缓解口颊之拘急；惊恐取内关和神门。

医者注意查明惊厥的原因再施针刺。

（2）慢惊风：见手足蠕动、摇头弄舌，当健脾益肾、镇惊息风，取督脉、任脉及足阳明经、足厥阴经穴为主。

处方：印堂　足三里　百会　太冲　气海

脾肾阳虚配神阙、关元、脾俞；肝肾阴虚配肾俞、肝俞、太溪。

方解：百会、印堂为督脉穴，能醒神定惊；印堂尤能止痉；气海益气培元；足三里健脾和胃、补益气血；太冲平肝息风。毫针用平补平泻法或补法，可灸。

3. 抽动障碍

抽动障碍气郁火，脾虚痰聚阴虚风动。
足厥阴肝督脉穴：百会风池和太冲，
合谷肝俞和筋缩。气郁大椎曲池攻。
阴风风池三阴交。脾痰太白足三里丰隆。
眠差神安三阴交，注意大陵四神聪。
眨眼耸鼻迎太阳。烦躁心俞神门用。
地仓颊车口角抽。语言廉泉金玉松。

注

注意此诀中的缩略语：气郁火（即气郁化火证），脾虚痰聚证，阴虚风动证为此病所分的3个证型。“眠差神安三阴交”即睡眠差加神门穴、安眠穴、三阴交。“注意大陵四神聪。”即注意力不集中者加大陵穴、四神聪。“眨眼耸鼻迎太阳”即眨眼、耸鼻者加迎香穴、太阳穴。

抽动障碍又叫多发性抽动症，或叫抽动秽语综合征。临床表现为：慢性、波动性、多发性肌不自主地快速抽搐，并影响到多组肌群。常以头面肌肉抽动，如点头、皱眉、眨眼、撅嘴、耸鼻等，发展到耸肩、抬肩、扭腰、踢腿等引起肩、臂、躯干及下肢肌肉抽动。发作频繁，可达每天数百次之多，可以发展到喉肌抽搐，出现轻咳、干咳、喊叫、犬吠、吼叫等声音，并时伴谩骂，粗言秽语，刻板的模仿语言或动作。但能受意志有意识的遏制，动作数分钟甚至数小时。以上症状在数周或数月内的强度有不同的变化。

以醒脑调神，平肝息风为治则。取穴以督脉、足厥阴肝经的穴位为主。

处方：百会　风池　太冲　合谷　肝俞　筋缩

方解：脑为元神之府，百会、风池位居头部，印堂属督脉穴，督脉入络脑，取其能疏利脑窍、开窍醒脑，调神导气，平息风阳，促进头部气血运行而宁神定志；肝俞、太冲可平肝息风；太溪滋阴潜阳；筋缩可舒筋止抽搐以治标。

抽动障碍（抽动秽语综合征）属气郁化火者见发作频繁，抽动有力，口出异声秽语，面红目赤，烦躁易怒，便秘尿短赤，舌红苔黄脉强数，加配（泻）大椎、（泻）曲池。

抽动障碍属脾虚痰聚证者见秽语抽动，胸闷咳嗽，纳呆体瘦，精神不振，舌淡苔腻或白，脉沉滑或沉缓，加配平补平泻太白、足三里、丰隆。

抽动障碍属阴虚风动者见体瘦性急，两颧潮红，五心烦热，睡眠不宁，舌红绛，苔光剥，脉细数，加配太溪、风池（补法）、三阴交（补法）。

脾虚痰湿取太白、足三里、丰隆；睡眠差取奇穴安神穴加三阴交；注意力不集中取大陵、四神聪；眨眼耸鼻取人迎、太阳；烦躁取心俞、神门；口角抽挛取地仓、颊车；语言障碍取廉泉、金津、玉液。

4. 积滞

积滞乳食脾胃虚，健脾消积足阳明。
中脘天枢足三里，上巨虚用常规针。
气海太冲腹胀痛，呕吐内关烦神门。

注

积滞是指乳食、饮食过度而难以消化，损伤脾胃所引起的胃肠疾病，以腹胀腹泻、便秘呕吐、完谷不化为临床表现。多分为乳食内积和脾胃虚弱两个证型。以健脾和胃，化积消滞为治则。取穴以足阳明胃经的穴位为主。

处方：中脘　天枢　足三里　上巨虚

方解：天枢为大肠经募穴、中脘为胃之募穴，两募穴疏通脘腹气机；足三里是阳明经合穴又是胃经的下合穴，与大肠经下合穴上巨虚配用，能通调肠道，健脾和胃以消积滞。

手三里通络健脾；腹结为化积消滞的有效穴；腹痛腹胀加气海、太冲；呕吐加内关；烦躁不安加神门。天枢用泻法或平补平泻法；腹结用泻法；足三里用补法。

乳食内积者见腹满、腹胀拒按，烦躁低热，手足心热，夜哭不安，食少，尿黄如米泔，苔腻脉滑数；脾胃虚弱者见体瘦面萎黄，纳呆倦乏，喜卧，便溏，便中夹有乳食残渣，舌淡苔白腻，脉细滑。

5. 疳证

疳积足阳明太阴，中脘四缝足三里。
虫积再加百虫窝。脾胃肝俞穴点刺。

注

“疳”意形体干枯消瘦、津液缺乏，故见疳积患儿以毛发稀疏，面黄肌瘦，精神萎靡不振，肚腹膨隆为主症。

疳证见于西医学中的小儿营养不良，饮食积滞，慢性泄泻，肠寄生虫病，维生素D缺乏病，结核病等。

针取以足太阴经、足阳明经的穴位为主（浅刺不留针，小儿不灸）。

处方：中脘　足三里　四缝

方解：因疳积主要是脾胃运化失常引起的。取下脘和胃俞理肠清热，足三里是足阳明经的合穴，能扶土补中。四缝为奇穴，刺出黄水，是治疳经验穴。

亦可点刺脾俞、胃俞、肝俞等穴。虫积加百虫窝，潮热加大椎穴。商丘是脾经的经穴，能健脾而化积消滞。

6. 小儿脑性瘫痪

小儿脑瘫心脾虚，痰瘀阻络肝肾虚。
夹脊督脉胆胃经。百会悬钟足三里取。
合谷夹脊四神聪。言謇通里廉金玉。
下瘫环跳阳陵泉，肩髃曲池上肢瘫。
痰瘀血海膈丰隆。颈软天柱腰阳关。
腰瘫曲池腰阳关。针灸水针耳针按。

注

小儿脑瘫是小儿肢体瘫痪，表现为手足不自主运动，智力低下，语言不清，目无神采，面色不华，疲倦喜卧，舌质淡嫩，脉细弱，惊厥，听觉或视觉障碍，认知能力低或缺失，不配合认知或学习困难等，是多种原因引起脑损伤所致的后遗症。

中医称小儿脑瘫为“五迟、五软、胎弱、胎怯”，临床分为3种证型：心脾两虚，痰瘀阻络，肝肾两虚。

治疗小儿脑瘫以健脑益智，化瘀通络为治则。取以督脉、夹脊穴、足少阳胆经和足阳明胃经的穴位为主。

处方：百会　悬钟　足三里　合谷　夹脊穴　四神聪

方解：百会为督脉穴，督脉入络脑，故能开窍醒脑，健脑调神；四神聪为经外奇穴，有开窍健脑，宁神益智之功；悬钟为髓会，可益髓补脑，强壮筋骨；足三里补壮后天，化生气血，滋养筋骨脑髓；合谷调理气血，化瘀通络；夹脊穴通阳活络，益髓强脊。针用补法或平补平泻法。

小儿脑瘫因心脾两虚者见筋肉痿软，头项无力，精神倦怠，智力不全，神情呆滞，语言迟缓，流涎不禁，食少便溏，舌淡苔白脉细弱，加取心俞、脾俞。

因痰瘀阻络者见反应迟钝，痴呆失语，手足软废不用，麻木瘀点，苔黄腻脉弦滑或涩，加取血海、膈俞、丰隆。

因肝肾两虚者见迟缓痿弱，站、行、长齿迟缓，目无神采，面色不华，疲倦喜卧，智力迟钝，痴呆，舌淡苔嫩，脉细弱，加取肝俞、肾俞。

语言障碍加通里、廉泉、金津、玉液。上肢瘫软加肩髃、曲池；下肢瘫软加环跳、阳陵泉；痰瘀阻络加血海、膈俞、丰隆；颈软加天柱；腰膝软加腰阳关。针刺、火灸、水针、耳针、按摩综合施治。

7. 注意力缺陷多动障碍（小儿多动症）

小儿多动心脾虚，阴虚阳亢手少阴。
督脉二厥阴风池，百会太冲太溪神门。
阳亢侠溪三阴交，心脾两虚取心脾俞。
纳呆中脘足三里。遗尿膀胱俞中极。
痰热丰隆和大陵。烦躁照海神庭刺。

注

小儿多动症是指小儿智力正常或接近正常，有不同程度的学习困难，自我控制力弱，活动过多，注意力不集中，情绪不稳定和行为异常等症状。多见于4～16岁的儿童，男孩多于女孩。

病位在心、脑，与肝、脾、肾关系密切。基本病机为心神失养或元神受扰。分为心脾两虚证和阴虚阳亢证两种证型。

以育阴潜阳，安神定志为治则。取穴以督脉、手少阴经、手足厥阴的经穴位为主。

处方：风池　百会　太冲　太溪　神门

心脾两虚证见失眠多梦，精神疲倦，神志涣散，面色萎黄，食少便溏，舌淡苔白脉细缓，加取心俞、脾俞；阴虚阳亢证见神志涣散，烦躁易怒，多动多语，指甲不荣，舌红而干，脉细数或弦细数，加取侠溪、三阴交；纳呆加中脘、足三里；遗尿加中极、膀胱俞；痰热加丰隆、大陵；烦躁不安加照海、神庭。

方解：百会开窍醒脑，益智，安神定志；神门能宁心安神；太溪为肾经原穴，能滋肾强精，育阴潜阳；太冲、风池可镇肝潜阳。

操作：风池、太冲用泻法；太溪用补法；其余用平补平泻法。

8. 孤独症

孤独自闭终生性，异常行为固定性，

交往语言兴趣碍，五迟痿软神不宁，
淡漠呆语流口水，易怒固执毁物人。
心肝脾肾病位脑，元神失常痰扰心。
孤独奇穴手少阴，神门四神聪扎针。

注

孤独症又叫自闭症，是一种终生性、固定性、广泛性具有异常行为特征的发育障碍性疾病，以儿童自幼开始的社会交往障碍、语言发育障碍、兴趣范围狭窄和刻板重复的行为方式为基本临床特征。兼见淡漠痴呆，喃喃自语，口角流涎，易怒固执，毁物打人。

本病属中医的“五迟”范畴，多因先天不足、肾精亏虚或后天失养，因小儿属“纯阳”，心火易亢、肝木易旺，郁而化火也可发本病。

孤独症病位在脑，与心、肝、脾、肾关系密切。基本病机是元神失养或痰火扰心。

治当醒脑益智，开窍安神。取穴以经外奇穴及手少阴经穴位为主。

主穴：神门　四神聪

配穴：肾精亏虚配太溪、肾俞；心脾两虚配心俞、脾俞；痰迷心窍配丰隆、内关；心肝火旺配劳宫、行间；语言障碍配廉泉。

方解：四神聪为经外奇穴，有健脑益智之功；神门是心经原穴，可宁心安神。

操作：四神聪刺向百会方向。

9. 小儿麻痹后遗症

儿痹手足阳明经，下瘫肾脊阳陵泉，
足三里伏兔环跳殷门，健膝髀关抬腿难。
膝弯阴市健膝穴，二承委中膝屈反。
脚垂解溪胫下穴。跟行足承昆太溪选。
脚内翻风市昆仑，丘墟悬钟纠内翻。
脚外翻箕下太溪，阳陵泉三阴交纠外翻。
上瘫曲池手三里，臑俞肩髃肩髎鉴，
合谷颈部的夹脊。举手举臂天宗臂臑。
肱中臂中内外关，伸肘屈肘都无力。
手内外旋阳后溪，四渎少海和阳池。
外关四渎腕下垂。腹肌瘫痪取夹脊，
天枢带脉和梁门。水针加兰他敏归葡 B。

注

小儿麻痹后遗症又叫“脊髓灰质炎后遗症”，由脊髓灰质炎病毒所致，出现肢体瘫痪后属“痿证”。针灸治疗主要针对瘫痪期治疗。针灸取手、足阳明经的穴位为主，辅以病部取穴（根据其证用补法或泻法，可加电针）。

处方：殷门　足三里　伏兔　阳陵泉

抬腿困难加健膝穴，下肢瘫取肾脊（即腰 2 夹脊）、环跳穴（髌骨上缘正中 3 寸）、髀关；膝弯屈曲困难加健膝穴、阴市；膝关节反屈曲加承扶、承山、委中穴。脚下垂（下垂足）加解溪穴、胫下穴（解溪穴上 3 寸，胫骨外缘开 1 寸）；跟行足加承山、昆仑、太溪穴（注意口诀中的缩略字）。

（内翻足）脚内翻者加风市、昆仑、丘墟、悬钟和纠内翻穴（此穴在承山穴外开1寸处取穴）；脚外翻（外翻足）加阳陵泉、三阴交、太溪和纠外翻穴（此穴在承山穴内开1寸处取穴），以及箕门穴下2寸处取穴。

上肢瘫痪取穴：臑俞，肩髃，肩髎，曲池，合谷，手三里，颈部夹脊穴（后正中线旁开0.5寸）。

举臂困难加天宗穴、举臂穴（此穴在肩峰前下3.5寸处取穴）；伸肘屈肘无力加内关、外关、肱中穴（此穴在天泉穴下2.5寸取穴）和臂中穴（此穴在腕横纹与肘横纹联线的中点，两骨之间取穴）；手内外旋加阳池、阳溪、后溪、四渎、少海；腕下垂加外关、四渎；腹肌瘫痪加夹脊、梁门、天枢、带脉穴。

水针用10%葡萄糖注射液，维生素B_1、B_{12}注射液，盐酸呋喃硫胺，复方当归注射液，加兰他敏注射液等，注射殷门、伏兔、足三里等穴，每穴注射2~5毫升（或0.5~1毫升），但10%葡萄糖注射液应注入肌肉丰厚处的穴位，每日或隔日注1次，每次选2~4穴，连续10~20次为一疗程。

注意：记住此病中的8个特殊穴位：健膝穴，胫下穴，纠内翻穴，纠外翻穴，箕下穴，举臂穴，肱中穴，臂中穴。诸多内容，熟记口诀即解。

针灸治疗截瘫或脑源性瘫痪的疗效是突出的，取穴：百会、头上凹陷处、中脘、肺俞。

第五节　皮外伤科病证

1. 瘾疹、风疹

荨麻风疹泻用针，手阳明经足太阴。
曲池合谷和血海，委中膈俞祛瘾疹。
呼难天突呕内关，腹痛泄泻天枢停。

注

风疹、荨麻疹多为过敏所发。瘾疹病位在肌肤腠理，与感受风邪及脏腑气血盛衰关系密切。瘾疹起病急骤，皮肤突发瘙痒不止，可见大小不等、形状各异的风团，局部奇痒，融合成片或条状或孤立散在，淡红或白色，边界清楚，此起彼伏，一日之内可发作数次者，则病情较急。反复发作，缠绵不愈，风团时多时少时无者，则病情较缓。此类似西医学的荨麻疹。

治当疏风和营。取穴以手阳明经、足太阴经的穴位为主（针泻）。

处方：曲池　合谷　血海　委中　膈俞

毫针浅刺，委中、膈腧可点刺出血。

方解：因风邪辶于肌表而发此病，取善于开泄的阳明经穴位曲池、合谷以开泄肌表，再取足太阴经穴位血海以主血分之邪，针泻三穴以疏风清热；委中是血的郄穴，膈俞为血的会穴，凡属热毒瘾疹蕴于血分者此两穴最宜。

另外，可加刺天井、三阴交、天突、内关、天枢。天井属手少阳三焦经之合穴，能调三焦经气而宣散郁热；三阴交养血活血，润燥祛风止痒；呼吸困难加天突穴（任脉和阴维脉的交会穴）；呕吐加内关穴（手厥阴心包经的络穴，八脉交会穴之一，通阴维脉）；腹痛泄泻加天枢穴（足阳明胃经的穴位，是大肠经的募穴），孕妇禁灸天枢穴。

2. 湿疹

湿疹丘疱肥渗出，手阳明足太阴经，
阿是穴和阴陵泉，曲池血海风市针。
脾虚脾俞足三里。湿热合谷和内庭。
血虚膈腧三阴交，阴囊曲泉蠡期门，
肛门湿疹加长强，脸上风池颧髎审。

注

湿疹是皮肤表皮及其皮浅层皮损，呈丘疹、疱疹、肥厚、渗出红斑、糜烂、结痂等多型性损害，反复发作，瘙痒难忍。治当清热利湿，以手阳明经、足太阴经穴为主。

处方：阿是穴　阴陵泉　曲池　血海　风市

脾虚配脾俞、足三里；湿热加合谷、内庭；血虚风燥伍膈俞、三阴交；阴囊湿疹加曲泉、蠡沟、箕门；肛门湿疹加长强；面部加风池、颧髎。

方解：曲池清泄阳明热邪；阴陵泉清化湿浊；血海活血祛风；阿是穴用毫针在患部围刺以疏调经络之风，配风市祛风止痒。

3. 蛇串疮

蛇丹泻火通络治，支沟阿是和夹脊，
再加行间二陵泉，泻火解毒湿热宜：
配穴血海三阴交，太冲合谷和曲池。

注

蛇串疮又名蛇丹，带状疱疹。是由病毒引起的急性炎症性皮肤病。

蛇串疮的病位在皮部，与肝、脾有关。蛇串疮初起患部皮肤灼热刺痛、发红，继则出现簇集性粟粒大小丘状疱疹，多呈带状之片排列，多发于身体一侧，以腰胁最为多见；发于面部，侧头连耳者较凶险。疱疹消失后部分患者遗留疱疹后遗神经痛，之痛可持续数月或更久。

蛇串疮多由肝经郁火和脾经湿热内蕴而又再感火热之邪，以致引动肝火，温热蕴蒸，浸淫肌肤脉络发病。治当泻火解毒、清湿热。循经远部取穴再辅以局部取穴，毫针用泻法。

处方：阿是穴　夹脊穴　支沟　行间　阳陵泉（提插或捻转泻法）

配穴：曲池　三阴交　太冲　合谷　血海　阴陵泉

肝胆火盛加太冲、行间、侠溪；脾胃湿热加内庭、阴陵泉；瘀血阻络加血海、三阴交；便秘加天枢；心烦加神门。如带状疱疹已化脓须外科处理。

方解：局部围刺或刺络拔罐，可活血通络、祛瘀泻毒。相应的夹脊穴调畅患部气血，支沟、阳陵泉泻少阳邪热；行间为足厥阴肝经的荥穴，能清疏肝热，诸穴合用，清热泻火、通络止痛。

4. 扁平疣

扁平疣毒热风起，阿是合谷和曲池。

注

扁平疣是由人类乳头瘤病毒引起的发生在皮肤浅表的小赘生物。中医学认为扁平疣是风热搏肤而毒聚瘀结所致。其病因有外感风热毒邪和内有肝郁气血凝滞。其病机为风热毒邪搏结于肌肤。

治疗以病变局部腧穴为主。以阿是穴母疣（最先长出或体积最大者）为主穴进行围刺。疣数多者，加风池、血海；肝郁者加太冲。各穴均用泻法。

处方：合谷　曲池　阿是穴

方解：刺疣体局部的阿是穴为主并放血，可解毒散结。合谷、曲池能疏散风热。

操作

（1）用粗毫针，在母疣中心快速进针达疣底部，大幅捻转提插后，摇大针孔，迅速出针，放血1~2滴，再压迫止血。

（2）疣体较大，可在疣体上下左右四周与正常皮肤交界处各刺一针，以刺疣体对侧为度，施用同样手法，3~5日针刺1次。

5. 神经性皮炎

神皮风热肝郁火，阿是血海膈曲池，
血虚风燥配肝俞，三阴交和足三里。
肝郁行间和肝俞，后颈风门天柱刺。
风热外关和风池。患部阿是穴围刺。

注

神经性皮炎是一种皮肤神经功能失调所致的肥厚性皮肤病。

神经性皮炎的病位在肌肤腠理络脉，与肺、肝关系密切。多与情志不遂、风热侵袭、过食辛辣、虫物留毒等因素有关。

神经性皮炎的基本病机是风热外邪或郁火外窜肌肤，化燥生风，肌肤失养。神经性皮炎以实证多见，其次为虚实夹杂之证。看起瘙痒无皮疹，反复抓搔后皮肤现绿豆般丘疹，久则皮肤增厚粗糙，呈皮革苔癣样改变。

风热在表证以疏风止痒，清热润燥为治则。取穴以局部阿是穴、手阳明大肠经和足太阴脾经穴位为主。

处方：阿是穴　曲池　血海　膈俞

针灸以病变局部腧穴为主。发于后颈项加天柱、风门；肝郁化火加肝俞、行间。“血虚脾俞三阴交”：血虚加足三里、三阴交。

（1）风热在表证是风热之邪客于皮肤，留而不去，初期瘙痒无皮疹，丘疹皮色正常或红色，食辛辣加重，舌红苔薄黄，脉数，加外关、风池。

（2）肝郁化火证因情志不畅，气郁而化火，心烦易怒，随情志变化而加重，舌红苔黄，脉弦数加太冲、肝俞、行间。

（3）血虚风燥证因病久不愈，血虚皮肤失养而干燥增厚，色素沉着，舌淡苔薄白，脉细涩；加脾俞、足三里、三阴交。

方解：取阿是穴可围刺病所，散局部风热郁火且通患部经络气血，使患部肌肤得到濡养；曲池祛风清热止痒；取血海、膈俞补血调和营卫，寓“治风先治血，血行风自灭”之意。风热、郁火者用泻法；血虚风燥者补泻兼用。

6. 痤疮

痤疮活血肺胃泻，二阳明经局部穴，

四白颧髎曲池肺，大椎内庭阿是穴。

注

取以上口诀中穴位治痤疮都用泻法。

处方：四白　颧髎　曲池　肺俞　大椎　内庭　阿是穴

方解：皮损局部阿是穴及面部颧髎、四白，能疏通患部的经络气血，化瘀散结；曲池、内庭清泄阳明之热邪，配大椎加强清热之力；肺主皮毛，肺俞可清肺泄热。

另可随证配穴。治痤疮可加取鱼际、血海、少府。

7. 斑秃

斑秃百会和风池，膈俞太渊常规刺。
气血两虚三里交。局部阿是穴点刺。
三磷酸腺苷里池，脱发处注维 B_1。

注

斑秃属中医学“头风”范畴。其发生多与肝肾不足、脾胃虚弱、情志不遂、思虑太过等因素有关。

病位在头部毛发，与肝、肾关系密切。基本病机为精血亏虚或血滞血瘀，血不养发。

处方：百会　风池　膈俞　太渊　阿是穴

配穴：肝俞　胆俞　太冲　支沟　足三里　内关　安眠穴　三阴交

操作：局部取阿是穴点刺出血。

气血两虚加足三里、三阴交；肝肾不足配肝俞、肾俞；气滞血瘀合太冲、血海；血热生风伍血海、三阴交。

方解：局部阿是穴叩刺可疏通患部气血，促新发生长；头为诸阳之会，百会为足太阴经与督脉交会穴，配风池可疏散在表风邪；太渊为肺之原穴，又“肺主皮毛”，膈俞为血会，二穴配伍，能益气养血，活血化瘀。

水针用三磷酸腺苷注射足三里、风池；脱发处注射维生素 B_1。

8. 疔疮

疔疮红丝疔督脉，肩髃灵台和身柱，
合谷委中手五里，针挑背脊丘疹凸。

注

疔疮如钉，麻痒红肿灼热，皮肤出现粟粒样脓头，重者壮热烦躁，眩晕呕吐，神志昏愦者为疔疮内攻的表现，又叫“疔疮走黄。”如发于四肢，有的可见红丝上窜，叫“红丝疔”。有“人中疔、唇疔、蛇头疔”等不同名称。针泻督脉穴为主（三棱针点刺出血也可）。

处方：身柱　灵台　合谷　委中

方解：疔疮肿毒取督脉穴位（用泻法或三棱针点刺出血），因督脉统率诸阳。泻身柱、灵台以疏泄阳邪火毒，二穴又是治疗疔疮的经验穴；合谷是手阳明经的原穴，阳明经多气多血，针泻解阳明火毒，治面唇疔疮尤宜；取郄穴委中，刺血以清血热。

脸部疔疮加配商阳、曲池；示指端配曲池、迎香；面部配阳陵泉、足窍阴；足小趾、次趾配阳陵泉、听会。

如为红丝疔，可沿红丝的止点，依次点刺到起点。

疔疮初起忌局部挤压，挑刺。红肿发硬时忌手术切开，以免感染扩散。如已成脓，由外科及时切开排脓。疔毒走黄，病情凶险，应及时综合治疗。忌食鱼、虾及辛辣厚味。

9. 丹毒

丹毒督脉手阳明，针泻点刺出血治，
丹毒合谷大椎穴，委中阿是和曲池。

注

丹毒是一种急性接触传染的传染性疾病。发病急速，皮肤红肿热痛，状如云片，迅速蔓延，边界分明。可由鲜红转暗红，可有黄水泡，破烂流黄水，疼痛作痒。可有烦渴身热，便秘尿赤。甚者见壮热、呕吐、神昏谵语、时有痉厥等邪毒内攻之证。

治当泻火解毒，凉血祛瘀，取穴以手阳明经、督脉经穴为主（针泻或点刺出血）。

处方：合谷　曲池　委中　大椎　阿是穴

方解：治以宣散风热、清利湿热而清热解毒。

阳盛则热，热极为火，火极为毒，清火毒必泻阳气。督脉为阳脉之海，阳明经多气多血，在三阳经中阳气最盛，故取穴以督脉、阳明经穴为主。合谷、曲池疏散阳明风热；大椎为督脉与三阳经交会穴，委中为“血郄”，治血热最宜；点刺大椎、委中、阿是穴出血既散诸阳之热，又清血分之热，凉血解毒，寓“菀陈则除之”之意。

另可针泻足太阴经合穴阴陵泉以清利足胫之湿热；泻血海、委中和局部散刺出血，以清泄血中郁热而除丹毒。

10. 痄腮

痄腮针泻手少阳，翳风关冲足三里，
外关颊车二间列缺，合谷内庭和侠溪。
灯草香油灸角孙，此病传染要隔离。

注

痄腮相当于西医学的流行性腮腺炎，俗称“蛤蟆病”。以发热、耳下腮部肿胀疼痛为主症，是由病毒引起的传染性疾病，应隔离治疗。针泻以手少阳经穴位为主。

处方：翳风　关冲　外关　颊车　合谷

配穴：足三里　二间　列缺　内庭　侠溪　角孙

方解：腮腺是少阳经循行部位，治以清泄少阳经之郁热为主。翳风是手足阳经的交会穴，能宣散腮腺部位的气血壅滞；手足阳明经上循面颊，取合谷、颊车疏泄邪热而解毒；远取外关、关冲、足三里、二间、列缺、内庭、侠溪以疏利少阳、阳明气机，共奏清热消肿之效。并见睾丸肿大者加太冲、曲泉。

灯火灸是灯心草蘸香油点燃，迅速触点病侧的角孙穴（先将角孙穴的头发剪短），听见叭声即移开即可；若肿势不退者次日再灸1次。痄腮有严重并发症者，应配合其他疗法。

11. 乳痈

乳痈阳明厥阴经，针泻内关和期门，
膻中肩井足三里，乳痈成脓不用针。

注

乳痈又叫急性乳腺炎，以乳房红肿为主症。乳痈严重者叫“乳发”，类似乳房蜂窝组织炎。取穴以足阳明经、足厥阴经的穴位为主。

处方：内关　期门　膻中　肩井　足三里

操作：毫针用泻法。膻中向乳房中心方向平刺。

方解：乳痈是胃热、肝郁、火毒所致。取胃经的合穴足三里以泻血热，可清泄阳明结热；膻中、内关远近相配，宽胸理气。取厥阴经的内关、期门以疏肝解郁，宽胸利气；手足少阳经、足阳明经和阳维脉的交会穴肩井，是治乳痈的经验穴，对乳房肿块具有消肿散结之效。乳痈已溃用针不宜。

12. 乳癖

乳癖补泻任肝胃，期门太冲和膻中，
屋翳乳根足三里。肝郁肝俞内关攻，
冲任关元肝肾俞。痰凝中脘和丰隆。
血虚血海三阴交。乳瘤囊肿取穴同。

注

乳癖近似于西医学的乳腺小叶增生、乳房纤维瘤、乳腺囊肿，常感乳房胀痛、刺痛、胸闷、嗳气等，一侧或两侧乳房生有多个大小不等的包块型结节。乳癖病位在乳房部，与胃、肝关系密切。足阳明胃经过乳房，足厥阴肝经至乳下，故乳癖与胃、肝关系密切。乳癖基本病机为气滞痰凝，冲任失调；病性以实证多见，也有虚实夹杂证。

治乳癖当理气化痰，调理冲任。取穴以任脉、足阳明胃经和足厥阴肝经经的穴位为主(毫针用平补平泻法)。

处方：期门　太冲　膻中　屋翳　乳根　足三里

乳房肿块和其胀痛随喜怒消长，兼急躁易怒，经行不畅，舌红，苔薄黄，脉弦滑者为肝郁气滞，加肝俞、内关；乳房肿块胀痛，兼胸闷不舒，恶心欲呕，苔腻，脉滑者为痰浊凝结，加中脘、丰隆；乳房肿块和其疼痛在月经前加重，兼腰酸乏力，月经失调，色淡量少，脉沉细者为冲任失调，加关元、肝俞、肾俞。

方解：乳癖病位在乳房，与肝、胃经有关。肝的募穴期门邻近乳房，可疏肝气、调冲任；膻中为气会，合用期门可宽胸理气，散结化滞；远取足三里以疏通胃经，远取太冲以疏通肝经气机；取胃经在乳房部的乳根、屋翳，以通调阳明经气。诸穴合用，可使痰化结散而治乳癖。

肝郁者加内关；肝俞。血虚者加血海；三阴交。

乳腺囊肿，乳腺肿瘤取穴皆同。注意与乳腺癌相鉴别。

13. 急性乳腺炎

急乳初泻后补泻，肩井乳根足三里，
内关期门少尺泽，膻中后溪足临泣。

注

急性乳腺炎取肩井、乳根、足三里、内关、期门、少泽、尺泽、膻中、后溪、足临泣。急性乳腺炎初期用泻法，后期用平补平泻法。

14. 肠痈

肠痈手足阳明泻，阑尾天枢上巨虚。
耳针阑大神下脚，阑尾穴注葡糖驱。

注

肠痈包括急慢性阑尾炎，阑尾周围脓肿等，属外科急腹症之一。临床以右下腹固定压痛，肌紧张，反跳痛为特征。毫针以泻手、足阳明经穴位为主。

处方：阑尾穴　天枢　上巨虚

方解：方中穴位可通调手、足阳明经的经气，调整阳明腑气，以消瘀散肿，清热止痛。取大肠经的募穴天枢、下合穴上巨虚能通调肠腑，清泄肠腑积热以疏利肠腑气机；阑尾穴是治疗阑尾炎的经验穴且属胃经穴位可除积热。毫针用泻法。

另外，取“合穴治内腑病，”故取胃经的合穴足三里以疏导足阳明经的腑气；曲池为大肠经的合穴疏泄大肠腑中的热邪。

耳针取阑尾、大肠、神门、下脚端。

水针用10%葡萄糖注射液2～5毫升，进针0.5～0.8寸注入阑尾穴（腹部压痛点）。

15. 急性肠梗阻

急性肠梗痞结苦，关元天枢二巨虚，
呕吐内关足三里。便秘支沟大肠俞。
瘀结梗阻补泻灸，行气活血祛瘀阻。
大椎素髎升血压。腹胀阴包大肠俞。
腹痛关元足三里，气海中脘和天枢。

注

二巨虚即上巨虚、下巨虚。急性肠梗阻表现为痞结不排便，不矢气，疼痛，取关元、天枢、上巨虚、下巨虚。呕吐加内关、足三里；便秘加支沟、大肠俞；瘀结梗阻针用补泻、灸法，行气活血祛瘀通阻。取大椎、素髎升血压；腹胀加取阴包、大肠俞；腹痛加关元、足三里、气海、中脘、天枢。

16. 手术后肠麻痹

术后肠麻痹中脘，内庭商丘和内关，
再加天枢足三里，新斯的明穴注选。

注

手术后肠麻痹取中脘、内庭、商丘、内关、天枢、足三里。可选新斯的明穴位注射。

17. 痔疮

痔疮针泻足太阳，承山会阳和长强，
再加次髎与二白。胸七腰骶痔点商。

注

痔疮取穴以督脉、足太阳膀胱经穴为主，用泻法。

处方：承山　二白　长强　会阳　次髎

方解：膀胱经别行的脉络在肛门，次髎、会阳、承山都是足太阳膀胱经的穴位，深刺三穴用泻法可疏通膀胱经气而消瘀滞，近取长强可加强治疗作用；二白穴是治痔疮的经验穴，可治内痔出血。

操作：长强沿骶尾骨内壁进针1～1.5寸，要求将针感扩散至肛门周围。承山穴向上斜刺，使针感向上传导。

另外，可在第7胸椎两侧和腰骶部范围内寻找痔疮点，每次选一个痔点挑治，隔7天左右挑刺1次。

18. 颈椎病

颈椎枕肩上肢疼，颈型椎动神经型，
脊髓交感混合型，中医项痹或眩晕。
手足太阳局部穴，天柱申脉后溪针，
颈夹脊和阿是穴。寒痹大椎和风门，
风府昆仑督膀胱，肩髃池谷手阳明，
血瘀膈俞与合谷，肝肾亏虚肝俞肾，
恶呕中脘并内关，百会风池头痛晕，
听宫外关耳鸣聋。平补平泻用毫针。

注

颈椎病又叫颈椎综合征，是从头枕、颈项、肩背、上肢等部位疼痛以及进行性肢体感觉和运动功能障碍为主要临床表现的疾病。

根据临床表现分为颈型、神经根型、椎动脉型、脊髓型、交感型和混合型。中医学叫项痹或眩晕。

分经络辨证。治疗当舒筋骨、通经络。取穴以局部穴位及手足太阳经穴为主。

处方：天柱　申脉　后溪　颈夹脊　阿是穴

风寒痹阻加大椎、风门；督脉、足太阳膀胱经证配风府、昆仑；手阳明经证配肩髃、曲池、合谷；劳伤血瘀配膈俞、合谷；肝肾亏虚配肝俞、肾俞；恶心呕吐配中脘、内关；头痛头晕加百会、风池；耳鸣耳聋配听宫、外关；平补平泻用毫针。

方解：颈夹脊、阿是穴、天柱为局部选穴，可疏调颈部气血，舒筋骨，通经络；申脉、后溪分属于手足太阳经，都是八脉交会穴，后溪通督脉，申脉通阳跷脉，两穴上下相配，能疏导颈项、肩胛部气血。

19. 腱鞘囊肿

腱鞘囊肿滑液增，结组黏液退型病。
经筋劳伤气津凝，阿是点刺围刺针。
腕背外关阳溪池，脚背配伍解溪行。

注

腱鞘囊肿是指关节附近的腱鞘内滑液增多。发生囊性疝而形成的囊肿，结缔组织的黏液性退行性病变可能是发病的重要原因。

基本病机为经筋劳伤，气津凝滞，治当祛瘀散结。以囊肿局部阿是穴为主。“在筋守筋”，故局部阿是穴点刺或围刺，可散结消肿，疏调筋经。

发于腕背部配阳溪、阳池或外关；发于足背加解溪。

20. 腱鞘炎

腱鞘炎属“筋痹”病，肿胀不利皮下硬，
局部针刺阿是穴，心包经内关大陵，
肺经内关和鱼际，活络止痛又舒筋。

注

腱鞘炎属“筋痹”范畴，是手腕部或足踝部的腱鞘因外伤、劳损而出现以受累、关节屈伸不利、局部肿胀疼痛或可触及皮下硬节为主要症状的病变。以局部取穴为主。

主穴：阿是穴

配穴：心包经加内关、大陵；肺经加内关、鱼际；大、小肠经加外关、阳池、合谷。

操作：以阿是穴为中心，向四周透刺 2～4 针或围刺，可用电针、温针灸、艾灸等。

21. 外阴瘙痒

外阴瘙痒阴陵泉，曲骨会阴和阴廉。
每日隔日平补平泻，十五分钟留针痊。

注

外阴瘙痒取阴陵泉、曲骨、会阴、阴廉。每日或隔日平补平泻，留针 15 分钟。

22. 脱肛

脱肛湿热中气陷。足太阳膀督脉选。
百会长强大肠承山。湿热飞扬阴陵泉。
气陷气海脾足三里。肺气虚肺俞气海管。
肾气肾俞三阴交。脱肛升提固脱安。

注

脱肛分湿热下注证和中气下陷证两种证型。以升提固脱为治则。取穴以督脉、足太阳膀胱经穴位为主。

处方：百会　长强　大肠俞　承山

湿热下注证见肛门坠胀，便意频频，往往因急性痢疾或痔疮发炎时更见症状突出，局部红肿发热，腹胀，里急后重，努挣排便而直肠脱垂，尿赤舌红，苔腻脉滑数，加取飞扬、阴陵泉。

中气下陷证见中气不足而气虚下陷，真元不足，关门不固而脱肛，肛门坠胀，稍劳即发，收摄无力不能回缩，需用手助回纳，面黄神疲，头晕心悸，酸软乏力，舌淡苔白，脉细弱，中气下陷加取脾俞、气海、足三里。

肺气不足，加肺俞、气海；肾气不足加肾俞、三阴交。

方解：百会（灸）是督脉和三阳经的交会穴，气为阳，统于督脉，故灸百会可使阳气旺盛，有升提收摄之功；长强为督脉之别络，邻近肛门，可增加肛门的收缩约束功能；大肠俞是大肠经气转输之处，针补可充实大肠腑气；承山为膀胱经穴，足太阳经别入肛中，平补平泻承山穴可疏调肛部气血。

第六节　五官科病证

1. 目赤肿痛

目赤肿痛毫针泻，手阳明经足厥阴，
合谷睛明太阳太冲，风热少商和上星，
肝火风池和侠溪，挑治大椎压痛平。
心火眼肿迎香穴，两眼昏花头维针。

注

目赤肿痛是多种眼病中的一个急性症状，中医学称“风热眼”“暴风客热”“天行赤眼”。

目赤肿痛常见于西医学中的急性结膜炎，假膜性结膜炎及流行性角膜炎。

目赤肿痛的病位在目。与手太阳小肠经、足太阳膀胱经、手少阳三焦经、足少阳胆经、足阳明胃经5条阳经及足少阴肝经和手少阴心经2条阴经，总共7条经脉有关。但与肝胆两经关系最为密切。

目赤肿痛以实证为主。症见目赤肿痛、羞明、流泪、眵多，毫针用泻法。治当疏风散热，消肿止痛。取穴以足阳明胃经足厥阴肝经的穴位和近部穴位为主。

处方：合谷　睛明　太阳　太冲　风池

风热加少商、上星、外关；肝胆火盛加行间、侠溪；心火眼肿加迎香穴；两眼昏花加头维。

方解：以疏风清热、消肿定痛为治则。目为肝之窍，阳明、太阳、少阳经脉皆行目部。取阳明经合谷泄风热，肝胆经的风池、侠溪、太冲，上下相应引肝胆之火下行；睛明为太阳、阳明的交会穴，泻之可宣泄患部郁热；少商、太阳、上星点刺出血而泄热消肿；太冲、风池属肝、胆两经，上下相配，可导肝胆之火下行。

急性结膜炎可在肩胛间找按过敏点，或大椎两旁0.5寸处选点挑治。

2. 睑腺炎（曾称麦粒肿）

麦粒脓溃叫针眼，风热脾胃蕴热患。
膀胱二阳明攒竹，太阳内庭和二间。

注

睑腺炎是眼睑生小疖肿，形如麦粒，易成脓溃破的眼睑病，又叫“针眼”“眼丹”“土疳”等。因外感风热或脾胃蕴热所致，初起忌挤压。

治当疏风清热，解毒散结。以局部取穴、足太阳、手足阳明经穴为主。

处方：攒竹　太阳　内庭　二间

配穴：外感风热配大椎、风池、合谷、丝竹空；脾胃蕴热配承泣、头维、三阴交。

方解：太阳点刺出血，可清热解毒，活血散结；攒竹为足太阳经穴，可疏调眼部气血；二间、内庭泻阳明邪热。

3. 近视

近视调眼远近取，风池承泣和睛明，

太阳光明和养老，承泣睛明提插禁。
丝竹空和足三里，鱼腰合谷加翳明，
针感到颞前额眼。斜视针灸取睛明，
足三里和瞳子髎，太冲曲池攒竹针，
天柱百会风池肝。针刺十次一疗程。

注

眼近视古称“能近怯远。”近视病位在目，与心、肝、肾关系密切。肝开窍于目，足厥阴肝经上目系，手少阴心经系目系。毫针调节眼部的经气，以近取与远取相结合的方法取穴。

处方：风池　睛明　承泣　太阳　光明　养老　用平补平泻法

心脾两虚加心俞、脾俞、足三里；肝肾不足加肝俞、肾俞、太溪、太冲；奇穴翳明是治目疾的经验穴。

操作：眼区的穴位宜轻捻缓进，退针到皮下时要疾出针，随时用棉球按压1分钟。

合谷、足三里、风池、翳明可用捻转法或提插法，间歇运针，留针20～30分钟。其中风池、翳明两穴针感必须扩散至颞部、前额和眼区。

方解：近取承泣、太阳、睛明，用30号以上的细针，将眼球固定，轻缓刺入，禁忌提插捻转，出针时长时间按压以防出血。承泣可疏通眼部经气，活血通络明目，为局部选穴；风池是足少阳经和阳维脉的交会穴，内与眼络相连，能疏导头面气血，疏通眼区经络；光明为足少阳经的络穴，与肝相通，两穴配用可疏调眼络，养肝明目；养老属于太阳经，有养血明目的作用。

斜视针刺后再施灸穴位：瞳子髎、肝俞、太冲、足三里、曲池、攒竹、睛明、天柱、百会、风池。

以上穴位每次取5～6个，每日或隔日针刺1次，10日为1个疗程。

4. 斜视

斜视太冲足三里，百会合谷肝曲池，
天柱睛明瞳子髎，中脘攒竹和风池。

注

斜视取太冲疏调肝气。足三里、曲池、中脘均衡全身气血；合谷降眼周围经络的热度；肝俞调肝经；睛明、瞳子髎、攒竹疏通眼部气血；风池、天柱调理上升的气血；百会治理下降的气血，使僵硬的经络得到舒缓。

5. 视神经萎缩、视神经炎

视神萎缩视神炎，承泣太阳和外关，
太冲光明足三里，合谷翳风风池攒。
肝俞头维足临泣，三到四穴每一天。

注

视神经萎缩、视神经炎取承泣、太阳、外关、光明、太冲、足三里、足临泣、合谷、翳风、风池、攒竹、肝俞、头维、足临泣。

每次选3～4穴，每日1次或隔日1次。太冲配光明是治眼病的佳效配穴。

6. 冷泪

冷泪承泣太阳穴，攒竹合谷和风池，
大小骨空头维养老穴，三间攒竹头临泣。
若有鼻泪管阻塞，迎香鼻通可透刺。
胬肉攀睛少泽肝。雀目睛明行间施。

注

流泪分冷泪和热泪。冷泪清稀有冷湿感觉。取穴：攒竹、合谷、风池、大骨空、小骨空、头维、头临泣、三间、攒竹、养老。左侧风池穴治右眼冷泪，右侧风池穴治左眼冷泪；如鼻泪管阻塞，可迎香穴透刺鼻通穴。胬肉攀睛加少泽、肝俞；雀目加睛明、行间。

7. 聤耳

聤耳急慢中耳炎，风池听会翳风合谷。
热盛大椎和曲池，阴虚太溪和肾俞。

注

处方：风池　听会　翳风　合谷

热盛加大椎、曲池；阴虚加肾俞、太溪。

方解：聤耳是风热结聚少阳，取少阳经风池配合谷以祛风清热；手足少阳经的听会、翳风近耳部，泻两穴可消散局部瘀热；热盛者加泻大椎、曲池以清泄阳邪；久病阴虚者补肾俞、太溪充养肾气，使肾气上注耳窍则耳鸣头晕可愈。

耳针：肾、内耳、屏间、枕、外耳。取 2 ~ 3 穴间歇运针，留针 20 分钟。每日或隔日 1 次。

8. 耳鸣、耳聋

鸣聋实少阳侠溪，中渚听会和翳风。
耳鸣聋虚取听宫，肾俞太溪和翳风。
风邪合谷外关穴。眼睛干涩取太冲。
肾虚关元命门肾。肝火曲泉丘墟攻。

注

耳鸣、耳聋是指听觉异常的两种症状，可由多种疾病所致。可渐致，可暴致。

耳鸣、耳聋也包括西医学的神经性耳鸣、耳聋；可见于西医学的多种疾病中，包括耳科疾病、脑血管疾病、高血压病、动脉硬化、贫血等。

耳鸣、耳聋病位在耳。肾开窍于耳，少阳经入耳中，故耳鸣耳聋与肝、胆、肾关系密切。

实证耳鸣、耳聋发病暴急，或耳中觉胀，耳鸣如潮，鸣声隆隆不断，按之不减。治实证耳鸣、耳聋当疏风泻火，通络开窍。取穴以局部穴及手、足少阳经穴位为主。

（1）**实证**

处方：侠溪　中渚　听会　翳风　合谷（实证针泻）

肝胆火盛者头胀面赤，咽干脉强加太冲、丘墟；肾虚加关元、肾俞；外感风邪者畏寒发热，苔薄脉浮，加外关、合谷；风邪外袭加取外关、合谷。

方解：手、足少阳经脉都绕行于耳前耳后，听会属足三阳经，翳风属手少阳经，两穴都居耳部，可疏导少阳经气，主治耳疾；循经远取侠溪、中渚，通上达下，疏导少阳经气，宣通耳窍；取手少阳经的中渚、翳风，足少阳经的听会、侠溪，疏导少阳经气，四穴合用为主治方；胸闷、痰多、苔腻，脉弦滑为痰火郁结加丰隆、阴陵泉；肝胆火盛加配肝经太冲、胆经原穴丘墟、用泻法清泄肝胆之火，寓“上病下取”“盛者泻之”之意；风邪外袭取外关、合谷以疏解表邪。虚证耳鸣耳聋病程较久，耳鸣如蝉，时作时止，劳累加剧，按之鸣声减弱。治虚证耳鸣耳聋当补肾养窍；取穴以局部及足少阴肾经穴位为主。

（2）**虚证**

处方： 听宫　翳风　太溪　肾俞

肾虚加取命门、关元；虚证针补或加灸。

方解： 太溪、肾俞能补肾填精，上荣耳窍；听宫是手太阳经和手足少阳经的交会穴，气通耳内，具有聪耳之功，是治耳要穴，配手少阴经在耳部的翳风穴，可疏导少阳经气，宣通耳窍；肾虚加取肾俞、命门、关元、针补肾之经气以上充养耳。古人治耳鸣耳聋针取肝俞和命门。

水针选听宫、翳风、完骨、瘈脉穴，用654—2注射液选两侧各一穴，每穴注射5毫克。或用维生素 B_{12} 100微克注射液，每穴0.2～0.5毫升，进针0.5～1寸。

9. 梅尼埃病（耳源性眩晕）

美尼尔晕虚实辨，实泻百会太冲二关，
听宫翳风三阴交，合谷丰隆风池中脘。
虚证后溪神门申脉，太溪大陵肾内关，
合谷蠡沟足三里，虚证针灸隔日选。

注

梅尼埃病又叫内耳性（耳源性）眩晕、美尼尔氏眩晕。发作是如坐车船，眩晕地转屋倾欲倒之感，且欲呕或呕吐。中医分虚实。实证毫针用泻法，取百会、太冲、内关、外关、听宫、翳风、三阴交、合谷、丰隆、风池、中脘。毫针用补法，可加灸，每次选5～6穴。虚证取后溪、神门、申脉、太溪、大陵、肾俞、内关、合谷、蠡沟、足三里。实证每天针刺，虚证可隔日针刺。

10. 鼻渊

鼻渊针泻肺大肠，列缺合谷和迎香，
再加印堂和通天，维B合谷和迎香。
耳针内鼻下屏尖，额肺平喘屏间良。
风门内庭风池鼻。

注

鼻渊是以鼻流腥臭浊涕，鼻塞，嗅觉丧失等为主症，重者中医学叫“脑漏”，常见于西医学的慢性鼻炎、急慢性鼻窦炎。毫针用泻法，取穴以手太阴经、手阳明经的穴位为主。

处方： 列缺　合谷　迎香　印堂　通天　风门　内庭　风池　鼻通

方解： 鼻为肺窍，取肺经的络穴列缺以宣肺气、祛风邪。手阳明经和手太阴经互为表里配穴，其经脉上挟鼻孔，取两经交会穴迎香、手阳明经原穴合谷，两穴合用可疏调手阳明经气，清泄肺热通鼻窍，而迎香是治鼻塞、不闻香臭最有效的穴位；鼻不闻香臭取通天；督脉的印堂穴近鼻部，再配鼻旁迎香，可散鼻部的郁热而通鼻窍。

可加选：风池是治鼻病效穴，能疏风利窍；内庭是鼻痛鼻病的有效穴；风门擅治喷嚏连连，清涕不止（过敏性鼻炎）。

水针选合谷、迎香用复合维生素 B 注射液，每穴注射 0.2～0.5 毫升，每次 1 穴，隔日 1 次。

耳针选内鼻、下屏间、额、肺。过敏性鼻炎加平喘和屏间。

鼻蓄脓症取肺俞、膏肓、气海、关元、曲池、足三里、中脘、百会、鼻中隔部位、迎香、印堂、身柱。

11. 鼻衄

鼻衄火热阴虚火，督脉肺经取上星，
迎香天府和孔最，喷嚏流涕加风门。

注

鼻衄是以鼻出血为主症的病证。出血量大叫“鼻洪”；妇女经期鼻衄叫“倒经”。

鼻衄的病位在鼻窍，与肺、胃、肝、心等关系密切。鼻衄等基本病机是火热气逆，迫血妄行；或阴虚火旺，气不摄血。

西医学中的各种鼻腔疾病及循环系统、血液系统和内分泌系统疾病引起的鼻出血可参照此病治疗。

治鼻衄当清热泻火，凉血止血。以局部穴、督脉及手太阴经穴为主。

处方：上星 迎香 天府 孔最

配穴：肺经风热配鱼际、少商；胃经实热配内庭、二间；肝火上逆配行间；心火亢盛配少府；阴虚火旺配太溪、涌泉；脾失统血配隐白、足三里。喷嚏连连，流涕不止（似过敏性鼻窦炎）配风门。

方解：迎香为局部取穴，疏通局部气机；上星属督脉，清泄阳经之热；天府属手太阴经，是治疗鼻衄的经验穴；孔最为手太阴肺经的郄穴，阴经郄穴主治血证，肺开窍于鼻，故孔最尤善治鼻衄。

操作：天府、孔最应双侧同取，用提插捻转泻法，以局部酸胀或针感向上走窜为佳；少商可点刺放血；隐白用灸法。

12. 咽喉肿痛

咽喉肿痛实热证，手足阳明手太阴，
少商尺泽和关冲，天突廉泉加内庭，
阴虚足少阴列缺 ，太溪照海鱼际针。
失音无论虚或实，都加间使和天鼎。

注

咽喉肿痛是口咽部和喉咽部病变的一个主要症状。

咽喉肿痛见于西医学说的急性咽炎、单纯性喉炎、急性扁桃体炎和扁桃体周围脓肿等疾病中。

咽喉肿痛病位在喉。咽通于胃，喉为肺系，肾经上循喉咙而结于廉泉，故咽喉肿痛与肺、胃、肾等脏腑关系密切。

（1）实证咽喉肿痛是外感风热，或肺胃二经郁热上壅，治当清热利咽，消肿止痛，取手太阴、手阳明经穴为主。

处方：少商（点刺） 尺泽 关冲（点刺） 天突 廉泉 内庭 合谷 陷谷

外感风热加风池、外关；肺胃热加内庭、鱼际；合谷、陷谷分属手足阳明经，二穴能疏泄阳明经的郁热。实热证毫针用泻法。

方解：天突、廉泉疏导咽部之气而治标；少商是手太阴肺经的井穴，点刺出血，可清泄肺热，为治实证咽喉肿痛的要穴；合谷疏泄阳明郁热；尺泽是手太阴经合穴，能泻肺经实热，寓“实则泻其子”之意；内庭泻阳明邪热，配以手少阳三焦经的井穴关冲，点刺出血清泄肺胃之热，清泄三焦之火而消肿清咽。

(2) 虚证咽喉肿痛因肾阴亏耗，虚火上炎，手足心热，入夜或午后疼痛加重，舌红少苔，脉细数者，当滋阴降火，利咽止痛，取穴以足少阴经穴位为主。

处方：太溪 照海 列缺 鱼际 用平补平泻法

方解：太溪是肾经原穴，能滋阴降火；照海属肾经，通阴跷脉，肺经列缺通任脉，这两个八脉交会穴合用，两经均循行于喉咙可调两经的经气，擅治咽喉疾患；此三穴合用，使虚火得清，不致灼伤阴液而治阴虚的咽喉肿痛；鱼际为手太阴肺经的荥穴，可清肺热、利咽喉。针刺列缺、照海时当配合吞咽动作为佳。

无论虚证或实证，失音皆可加取天鼎和间使。入夜发热加复溜、三阴交。

耳针取咽喉、心、下屏尖治慢性咽喉炎；急性扁桃体炎取咽喉、下屏尖、扁桃体、耳轮1~6。中、强刺激，捻转2~3分钟。留针1小时，每天1次。

13. 失音

暴喑属实泻孔最，廉泉扶突通里肺俞。
久喑为虚补廉泉，太溪太渊和肾肺。

注

失音有暴喑和久喑。暴喑属实，泻孔最、廉泉、扶突、通里、肺俞；久喑为虚，补廉泉、太溪、肺俞、肾俞、太渊。

14. 梅核气

梅核肝肾阴虚病，肝俞天突照海选。
梅核痰气郁结证，丰隆膻中和内关。
梅核气滞血瘀起，太冲三里配廉泉。

注

梅核气属肝肾阴虚者，取肝俞、天突、照海；梅核气属痰气郁结者，取丰隆、膻中、内关；梅核气属气滞血瘀者，取太冲、足三里、廉泉。

15. 牙痛

牙痛手足阳明经，合谷颊车和下关，
可加承浆与内庭。虚火照海与水泉。
风火风池外关配，阴虚太溪和行间。

注

牙痛病位在齿。肾主骨，齿为骨之余，手阳明经入下齿，足阳明经入上、下齿，因此，牙痛与胃、肾关系密切。牙痛主因为胃火和肾阴不足，分为虚证和实证。

牙痛常见于龋齿，牙髓炎，冠周炎等。有时兼有口臭，口渴，便秘，舌苔黄，脉洪等。牙肿痛形寒身热，脉浮数者为风火牙痛。时作时止，隐隐而痛，口不臭，牙松动，脉细者为肾虚牙痛。

毫针用泻法，循经远取手、足阳明经的穴位，可左右交叉刺。

处方：颊车　合谷　下关

可加承浆，内庭。虚火加照海、太溪、水泉；风火牙痛加外关、风池；阴虚牙痛加行间、太溪。外关、风池疏解表邪，祛风清热；太溪补肾阴，行间泻肝火；照海、水泉滋阴，因此合用能治阴虚牙痛；承浆也善治牙痛。

方解：合谷是手阳明经原穴，能清解手阳明之热；颊车、下关是局部取穴，可疏泄足阳明经气止痛。

另外，上颌牙痛取足三里、解溪、颧髎、巨髎、翳风；下颌牙痛取曲池、翳风。

16. 口疮

口疮口糜取承浆，合谷廉泉和地仓。
心脾蕴热内庭宫，阳火复溜照海方。
金津玉液治疼痛，廉泉快刺快退良。

注

口疮是以口腔内的唇、舌、颊、上腭等处黏膜发生单个或多个溃疡为主症的病证。又叫“口糜”“口疳”。

口疮见于西医学的溃疡性口腔炎、复发性口疮等。治当局部取穴，以手、足阳明经为主。

处方：承浆　合谷　廉泉　地仓

配穴：心脾蕴热配劳宫、内庭；阴虚火旺配复溜、照海。痛甚配金津、玉液，点刺出血。

方解：承浆为任脉、手足阳明经和督脉之交会穴，地仓为手、足阳明经与阳跷脉之会，廉泉为阴维、任脉之会，联系舌本，三穴为局部选穴，既可疏通口唇部气机，又可清泄阳明邪热；合谷疏通阳明经气血，为治疗口腔疾患的要穴。

操作：毫针常规刺，廉泉速刺不留针。

17. 瘰疬

瘰疬天井翳风找，肝脾膈俞项百劳，
少海肩井肺俞穴，局部加用火针疗。

注

瘰疬取翳风、天井、肝俞、脾俞、膈俞、项百劳、少海、肩井、肺俞。局部加用火针疗。

18. 口水多

口水太多灸地仓，关元中脘和承浆。

注

口水太多灸地仓、关元、中脘、承浆。

第七节 急 症

1. 晕厥

晕厥督脉心包选，水沟内关和涌泉。
实证合谷与太冲，虚证气海和关元。
厥冷百会和气海，耳针心脑神门下屏尖。

注

晕厥是骤起而短暂的意识和行动丧失。临床表现为突然昏厥倒地、不省人事，同时出现面色苍白、汗出，四肢逆冷，脉细缓，血压下降。始则自觉疲乏无力，眼前昏黑，泛泛欲吐。晕厥病位在脑，与肝、心、脾关系密切。

治法应苏厥醒脑，以督脉和心包经穴为主。

处方：水沟　内关　涌泉

配穴：合谷　人中　百会　足三里　中冲　素髎　后溪　劳宫　少商

实证加合谷、太冲；虚证加气海、关元。

方解：抢救昏厥应首先重刺人中。人中属督脉，是督脉与任脉的交接处，督脉入脑上巅，取此穴可接续阴阳经气，施捻转法有开窍醒脑作用；内关是心包经络穴，可醒神宁心；水沟是督脉穴，为醒脑开窍的要穴；涌泉可激发肾经之气，最能醒神开窍，多用于昏厥重症。

另外，百会是督脉穴，为醒脑开窍的要穴；足三里补益气血，使气血上奉于头以苏厥醒神；四肢厥冷加气海；合谷是手阳明经原穴，足三里是足阳明经合穴，阳明为多气多血之经，针补可推动气血循经上注清窍而醒脑；中冲是手厥阴经的井穴，在中指之端，刺之可调阴阳经气，是治疗晕厥的要穴；灸关元、后溪透刺劳宫、素髎是治疗晕厥的要穴。

另外灸取百会、气海可温煦四末而温暖四肢治厥冷。此病应尽快查明原因，配合抢救施治。

耳针取心、脑、神门、下屏尖。

2. 虚脱

虚脱素髎和内关，百会神阙和关元，
昏迷人中和中冲，肢冷脉微取涌泉，
耳针选取升压点，枕心脑和下屏尖。

注

虚脱类似休克，发病暴急，证候凶险，多由大汗不止、大吐大泻、大量失血，或温邪久留致气血津液严重损伤，或元阳素亏而寒邪深重致正不胜邪、阳气虚陷所致。二者均可致阴阳衰竭，即亡阴、亡阳。针刺醒脑开窍，回阳救逆，以督脉、任脉及手厥阴经穴为主。

处方：素髎　内关　关元　百会　神阙

神志昏迷加人中、中冲、涌泉；肢冷脉微加灸百会、神阙、关元。

方解：素髎是督脉穴位，内关是心包经穴位，为阴维所系，两穴持续运针，可升压和改善心功能。灸百会、神阙、关元可回阳复脉。

人中以升压、开窍醒脑而治晕厥神昏最为适宜。心包经的中冲和肾经的井穴涌泉可苏厥泄热开窍。

耳针选升压点枕、心、脑、下屏尖，间歇运针，留针1～2小时。

3. 休克

休克水沟和内关，神阙百会加关元，
素髎百会足三里，命门膏肓气海先。

注

抢救休克用中西医各种方法的同时，可配合针水沟、内关、神阙、百会、关元、素髎、足三里（应重刺激）、内关、素髎（可持续捻法行针）。命门、膏肓、气海应灸。

4. 中暑

中暑大椎和内关，曲池风门与涌泉，
十宣委中点刺血，再刺人中暑热天。

注

中暑取大椎、内关、曲池、风门、涌泉、十宣、委中（点刺血），再刺人中以减轻暑热。

5. 高热

高热大椎和曲池，合谷井宣配合使。
昏迷人中和十宣，烦躁神门印堂刺。

注

高热是常见的急症。凡是口测温度（口温）超过39℃时，称为高热。

高热在中医学中叫“壮热”“实热”“日晡潮热”等，属高热范畴。常见于急性感染、急性传染病、寄生虫病、中暑、风湿热、结核病、恶性肿瘤等。毫针用泻。

处方：大椎　曲池　合谷　十二井或十宣

神志昏迷加人中、十宣；烦躁加印堂、神门；肺卫热加尺泽、外关、鱼际；气分热加支沟、内庭；热入营血加内关、血海；抽搐加太冲、阳陵泉。

方解：泻大椎、曲池、合谷有明显的退热作用。大椎清热益气治热盛恶寒；阳明经的合穴曲池治发热口渴；合谷清热散风，善治头面风热；肺经井穴少商点刺出血，可清肺热利咽，治风热咽痛。神志昏迷针刺短暂捻转可醒脑。

十二井、十宣点刺出血，能泄热开窍；印堂、神门是安神宁心的重要穴位，可治烦躁。

6. 热证

热证要分有汗无，无汗合谷谚譆补。
前谷阳谷复溜泻，风池液门和天柱。
有汗针补复溜肾，间使风池筑宾除。
外感表热发热泻，大椎风池与合谷。
再取大巨滑肉门。三焦失调热阳池，
中脘委阳和石门。寒热往来足三里，
悬钟涌泉与曲池。阴虚发热取太溪。
关元养老三阴交。高热不退泻曲池，

关冲委阳和商阳，点刺少商出血治。
长期发热足三里，风门肺俞和曲池，
通里穴治内心乱，肺经之火泻鱼际。

注

热证要分有汗与无汗。无汗针补谚语、合谷，针泻前谷、阳谷、复溜、风池、液门、天柱；有汗针补复溜、肾俞、肺俞、间使、风池、筑宾；外感表热之发热针用泻法，取大椎、风池、合谷、大巨、滑肉门；三焦失调之发热取阳池、中脘、委阳、石门；寒热往来之发热取足三里、悬钟、涌泉、曲池；阴虚发热取太溪、关元、养老、三阴交；高热不退泻曲池、关冲、委阳、商阳；点刺少商出血。

长期发热取足三里、风门、肺俞、曲池；通里穴治内心乱；肺经之火泻鱼际。

三焦失调热即三焦失调发热证，取间使、风池、筑宾，用泻法。

7. 昏迷闭证

昏迷闭证十二井，人中合谷配太冲，
牙紧颊车与合谷，风池印堂加劳宫。

注

昏迷闭证取十二井穴、人中、合谷、太冲；牙关紧闭取颊车、合谷、风池、印堂、劳宫。

8. 昏迷脱证

昏迷脱证灸神阙，气海关元足三里，
肾俞命门和劳宫，素髎语运两区刺。

注

昏迷脱证灸神阙、气海、关元、足三里、肾俞、命门、劳宫、素髎。语言区和运动两区灸神阙。气海、关元可针亦可灸。余穴针刺。

9. 抽搐

抽搐督脉取内关，太冲合谷阳陵泉，
水沟斜刺雀啄法。痰盛丰隆加内关。
热极曲池加大椎，神昏任重宣涌泉。
百会筋缩合谷后溪，太冲申脉印堂大椎，

注

抽搐是四肢肌肉不随意的抽搐挛动，或兼有颈项强直、角弓反张。同时见意识丧失，或发作后昏迷，分发热性抽搐和无热性抽搐两类。

抽搐由内风（血虚风动，阴虚风动，热盛风动，肝风内动等）引起，常见于小儿惊厥、温热病邪入营血、破伤风、癫痫、癔病、高血压脑病及颅脑外伤等。针取督脉穴位为主，息风定惊，清热开窍。

处方：内关　太冲　合谷　阳陵泉　水沟

配穴：百会　筋缩　合谷　后溪　太冲　申脉　印堂　大椎　曲池

神志昏迷加人中、十宣、涌泉；痰盛加内关、丰隆；十宣点刺出血；印堂、百会、人中应横刺且间歇运针。抽搐针刺起应急作用，还须查明病因，综合施治。大椎刺络拔罐。

方解：督脉为病脊强反折，水沟属督脉，可醒脑，息风止痉，为止抽搐要穴；内关为手厥阴心包经的络穴，可调理心气；合谷、太冲相配可息风定惊；筋会、阳陵泉可镇肝息风，缓解痉挛。

10. 心绞痛

心绞痛取阴郄门，内关膻中灸或针。

注

心绞痛病位在心，与肝、肾、脾、胃有关。心绞痛是心肌缺血致缺氧引起，常突然发生，左侧胸骨后突然剧烈疼痛，可放射至左颈、左肩、左上臂内侧疼痛，并有胸前紧缩、胸闷如窒，出汗和恐惧感。治当通阳行气，活血止痛。以手厥阴经、手少阴经穴为主。

处方：内关　阴郄　郄门　膻中

备用穴：足三里　建里　膈俞　血海　太冲

气滞血瘀加太冲、血海；寒邪凝滞加神阙、至阳；痰浊阻络加中脘、丰隆；阳气虚衰加心俞、至阳；建里配内关治胸懑苦闷；膈俞、血海、太冲治气滞血瘀证。

方解：内关是手厥阴经络穴，痛阴维脉，“阴维为病苦心病”为八脉交会穴，故胸痹心痛不论寒、热、虚、实皆可用之，能调理心气，活血通络，为治疗心绞痛的特效穴；郄门为手厥阴经郄穴，阴郄为手少阴经郄穴，合用活络缓急止痛；膻中为心包经募穴，气会穴，可疏通、调理气机而治心胸疾患。

每次选 2～3 穴，进针后持续捻转 30 秒至数分钟，留针 15～20 分钟。

11. 胆结石、急性胆囊炎、胆道蛔虫病

急胆阳陵泉中脘胆，呕吐三里并内关，
胁痛日月太冲穴。胆道蛔虫阳陵泉，
人中迎香透四白，驱蛔四缝大横胆。
不容巨阙和丘墟，阳陵泉透阴陵泉。

注

胆绞痛病位在胆，与肝有关。胆囊炎和胆结石可同时存在。疼痛发作带放射至右肩胛区，伴恶心呕吐。右上腹胆囊区有明显压痛和肌紧张，有时可触摸到肿大的胆囊。如并发胆管炎时，可出现黄疸和高热。因此胆结石、胆囊炎可取同样穴。

处方：阳陵泉　中脘　日月　胆俞　胆囊穴

方解：胆囊穴是治胆腑疾病的经验穴；阳陵泉是胆经下合穴，可利胆止痛；胆俞是胆的背俞穴，日月是胆的募穴，俞募相配，可疏调肝胆气机，共达疏肝利胆之效。

呕吐加足三里、内关；肝胆湿热加内庭、阴陵泉；肝胆气滞加太冲、丘墟；蛔虫加迎香透四白；胁痛加日月；太冲。毫针用泻法，留针 30～60 分钟，间歇运针。

胆道蛔虫病在上腹中部和右上腹突发剧烈绞痛，剑突处有“钻顶”样特殊痛感，伴呕吐甚或吐出蛔虫。疼痛发作时大汗淋漓，四肢逆冷。疼痛持续数分钟至数小时，一日发作数次。间歇期腹部有闷胀感。胆道蛔虫病疼痛发作时的特点是按无肌紧张，仅有轻微的深部触痛。毫针用泻法，取迎香透四白、不容、巨阙、丘墟、人中、阳陵泉透阴陵泉、胆囊穴。呕吐加足三里、内关；驱虫加取四缝、大横穴。

操作：留针 30 分钟，捻转法。

耳针用捻转泻法，取胆、下脚端、肝、十二指肠。

12. 肾绞痛

肾绞痛泻肾三阴，中极膀胱俞京门。
一切疼痛三阴交，大横太溪和期门，
内关天枢足三里，合谷郄穴和内庭。
志室太溪阴陵泉。

注

肾绞痛的病位在肾与膀胱。肾绞痛骤发从后腰肾区向腹前部、同侧阴囊、大腿内侧放射，体冷汗、恶心、呕吐、肾区叩痛。毫针治肾绞痛用泻法。

处方：三阴交 肾俞 膀胱俞 中极 京门

下焦湿热加委阳、合谷；肾气不足加气海、关元；清利湿热、通淋止痛用阴陵泉伍太溪，可通淋止痛治湿淋证。

方解：肾绞痛的病位在肾，膀胱。肾俞、京门、膀胱俞和中极分别是肾与膀胱经的俞穴和募穴，可助膀胱气化，清利下焦湿热而调气止痛。中极是膀胱经募穴。

三阴交是肝、脾、肾三阴经的交会穴，能鼓舞肾气、利尿通淋而止痛。

耳针选肾、脑、下脚、输尿管。

注意：

一切疼痛包括内脏绞痛、头痛、胁痛、胃痛、腹痛、腰痛、痛经、癌痛、三叉神经痛、坐骨神经痛、手术后疼痛，取三阴交、大横、太溪、期门、内关、天枢、足三里、合谷、郄穴、内庭。针灸取诸穴止痛都有较好效果。

13. 溺水

溺水素髎和内关，会阴关元里太渊。

注

溺水取素髎、内关、会阴、关元、足三里、太渊。

14. 电击

电击迅速刺人中，合谷素髎和太冲。

注

被电击迅速刺人中、合谷、素髎、太冲。

15. 一氧化碳中毒

一氧化碳刺十宣，人中素髎和涌泉，
百会二池足三里，内关合谷膻中脘。

注

“二池”即风池、曲池。“膻中脘”即膻中、中脘。一氧化碳中毒立刺十宣、人中、素髎、涌泉、百会、风池、曲池、足三里、内关、合谷、膻中、中脘。

16. 食物中毒

食物中毒刺中脘，天枢委中和内关，

加灸神阙足三里，再刺关元与承山。

注

食物中毒刺中脘、天枢、委中、内关。加灸神阙、足三里、关元、承山。

针刺食物中毒当用强刺激，泻法。

17. 晕车　船　飞机

晕车合谷足三里，内关人中百会神阙。

注

“神阙姜”是神阙穴贴生姜片以防晕车晕船。灸百会，针合谷、足三里、内关、人中，灸神阙，都可医晕车、船、飞机。

18. 咯血、吐血、衄血、便血、尿血

咯血尺泽足三里，太溪孔最肺鱼际。
吐血上腕和大陵，鱼际郄门和神门。
尿血三阴交三里，肾命关元梁丘使。
衄血大椎和迎香，上星合谷少商施。
便血关元三阴交，中髎长强大肠脾。

注

咯血取尺泽、足三里、太溪、孔最、肺俞、鱼际，用平补平泻法。

吐血取上脘、大陵、鱼际、郄门、神门，毫针用补法或泻法。

衄血取大椎、迎香、上星、合谷、少商，用平补平泻法。

便血取关元、脾俞、大肠俞、中髎、三阴交、长强，用针补或平补平泻法。

尿血取三阴交、足三里、肾俞、命门、关元、梁丘，用平补平泻法。梁丘可灸。

对各种出血都要详细诊查，明确原因，针对治疗。

第八节　其他病证

1. 慢性疲劳综合征

慢性疲劳低热倦，头痛肌骨痛失眠。
肺脾肝肾肝气郁，五脏气血阴阳乱。
三阴交里和肾俞，太冲百会和关元。
脾气太白三阴交，健忘印堂水沟选。
失眠神门加照海。肝郁太冲配内关。
太累翳风瘈脉穴。疲劳强健脾肾肝，
精液大量亏耗尽，少商巨阙至阳填。
疲劳软乏梦失眠，引气归元中下脘，
商曲气穴气旁穴，气海关元腹四关。

注

慢性疲劳综合征是一种原因不明的持续的或反复发作的长期的严重疲劳，常见低热疲倦、头痛、肌肉骨关节疼痛、失眠和记忆力减退、注意力不能集中等多种精神症状的一组症候群，持续时间至少6个月，充分休息后不能缓解疲劳，活动水平比身体健康时下降50%以上，舌淡苔白，脉虚无力。

中医学认为有4种类型：①常易感外邪，屡伤肺气致肺气损伤型；②思虑过度，耗伤心血而成脾气损伤型；③因体力过劳或房劳过度而耗气伤精成肝肾损伤型；④情志不遂成肝气郁结型。

总之，都最终造成五脏气血阴阳失调。以补益气血，调理气机为治则。

治疗慢性疲劳综合征要着重强健脾、肾、肝。

处方：三阴交　足三里　肾俞　太冲　百会　关元

配穴：脾俞　肝俞　中脘　下脘　气海　商曲　气穴　膻中　腹四关（即双侧滑肉门，双侧外陵合叫腹四关）

脾气不足加太白；健忘加印堂、水沟；失眠加神门、照海；肝气郁结加内关。五脏耗伤消耗性病用补法。

另外，很累灸翳风、瘈脉；精竭（精液大亏耗尽）针少商、巨阙、至阳。

方解：针肾俞可调补五脏气血阴阳；百会升清宁神；关元、足三里可补益气血阴阳；太冲、三阴交疏肝理气，健脾补肾，消除疲劳；百会可灸，针当用平补平泻法。

原因不明的严重疲劳感，持续6个月以上，充分休息后疲劳感不缓减，睡眠障碍，失眠多梦，喜睡易醒，醒后不易再睡，记忆力下降，注意力不集中，头痛，心悸，眩晕，当引气归元，取中脘、下脘、气海、商曲、气穴、气旁穴和腹四关。

配穴方义：中脘、下脘均属于胃脘，理中焦调升降；气海调畅气机；关元培肾固本；商曲是足少阴经与冲脉的交会穴，又是颈肩结合部的全息区，加气穴、气旁穴对应。气会膻中可调理气机。腰肌全息区，此三穴和用通调气血，缓解颈、肩、腰之慢性疲劳。腹四关。能通调气血，疏理经气到全身上下及四肢，引脏腑之气布达全身。

操作手法：直刺天部（浅刺）、地部（中刺）、人部（深刺），不捻针，或轻慢提插法。每日1次，每周5次，共1~4周。

为加强远期疗效，还可配合其他治法。

治虚证的操作手法再举述：如身体极度虚弱，甚至昏迷不醒，取十三处大穴，针灸当补虚泻实以补为主。针补当捻转角度小、用力轻、频率慢，同时提插时先浅后深，重插轻提、副度小、时间短，以下插为主，进针慢、出针快，再次慢慢刺入，如此反复施针。

2. 戒断综合征

戒烟神门百会穴，戒毒谷宫水沟内关。
肺气损伤加肺俞。烦躁通里和内关。
咽喉颊车三阴交。失眠照海神门安。
腹泻恶呕足三里，针泻平补平泻专。

注

戒断综合征是指戒酒、戒烟、戒毒等出现的一系列的瘾癖症候群。戒酒戒烟后出现全身软弱无力、烦躁、胸闷、呵欠频频、口淡无味、焦虑如失、感觉迟钝等症状，戒毒者出现恶心呕吐、肌肉疼痛、流泪流涕、瞳孔扩大、毛发竖立、口呵欠连连、发热出汗、腹泻、失眠等瘾癖症候群。治当安神除烦，调和阴阳气血。

处方：①戒烟酒者取戒烟穴、百会、神门；②戒酒毒者取合谷、劳宫、水沟、内关（戒毒谷宫沟内关 谷宫沟内关）、百会、神门。

烦躁者加通里、内关。肺气损伤者加肺俞；

咽喉不适者颊车、三阴交；失眠加照海、神门；腹泻、恶心、呕吐都加足三里。针用泻法或平补平泻法。

方解：百会、神门安神除烦；戒烟穴是戒烟的有效经验穴；水沟可调神导气；内关、劳宫安神定志；合谷疏通调理气血。

3. 肥胖症

肥胖轻重脂肪多，祛湿化痰经络通。
足太阴脾二阳明，中脘天枢和丰隆，
曲池阴陵泉太冲。便秘支沟天枢用。
腹部肥胖归来穴，水道下脘中极攻。

注

肥胖与胃、肠、脾关系密切。肥胖以实证为主，也有虚证。肥胖分为轻度肥胖和重度肥胖。

肥胖症是脂肪积聚过多，体重超过标准体重的20%以上的病证。

轻度肥胖者多无明显的不适感，舌质淡红，苔白腻，脉滑。

重度肥胖者多感疲倦乏力，动则气促，行动缓慢，或脘痞痰多，恶热怕动，动则汗出，少气懒言，甚至面浮肢肿，苔白腻或白滑，脉滑。

治以祛湿化痰（化痰即可消脂），通络活络为治则。取穴以足太阴脾经和手、足阳明经的穴位为主。皆用泻法，虚用补法。

处方：中脘　天枢　丰隆　曲池　阴陵泉　太冲

便秘加支沟、天枢；腹部肥胖加归来、下脘、中极；胃肠积热加上巨虚、内庭；脾胃虚弱加脾俞、足三里；肾阳虚或性功能减退加肾俞、关元；心悸加神门、内关；胸闷加膻中、内关；嗜睡加照海、申脉；下肢水肿加三阴交、水分。

方解：曲池、天枢疏导阳明经气而通利肠胃，消脂降浊；中脘、阴陵泉、丰隆健脾利湿，化痰消脂；太冲疏肝能调理气机。

肥胖者往往需改善皮肤状态；颈项酸痛针天柱；促进面部血液循环针曲池；整个面部都得到治疗加刺足三里、合谷、天枢，改善皮肤且治便秘；中脘强健脾胃，改善皮肤营养；关元穴助皮肤吸收营养；气海穴提升元气；肝俞可解毒；肾俞可排毒；养老穴维持皮肤弹力；子宫健康的女性外表展示着美，且远离疾病，可灸治子宫穴；三阴交、水道、中极穴，只灸中极穴可强健子宫。

4. 衰老

衰老心肺脾肾虚，足阳明胃任脉取。
关元足三里三阴交，百会神阙内关苏。
肾虚肾俞和太溪，脾虚太白加脾俞。
心肺气虚心肺俞，中脘巨阙和身柱。

注

衰老是一种随着年龄增长以脏腑功能逐渐衰退为表现的自然现象。但中医学从心、肺、脾、肾着手补益气血，调理滋养脏腑可延缓衰老。因为人体衰老是由气血不足与运行不畅致脏腑功能减退，阴阳失去平衡造成脾虚和肾虚，出现精神不振、健忘眠差、形寒肢冷、阳痿倦乏，腰膝无力，齿松发脱，食减、气短、懒言、少动，痰多涎多，夜尿多，甚则面浮肢肿，舌淡苔白脉弱。

针灸以取足阳明胃经和任脉穴位为主。

处方：关元　足三里　灸或温针　三阴交　百会　灸神阙　泻内关

肾虚者加肾俞、太溪；脾虚者加脾俞、太白；心、肺气虚者加心俞、肺俞。

方解：足三里健脾强胃，促气血生化之源；关元培本固肾；三阴交健脾胃，与足三里有协同作用；百会开窍宁神，健脑益智；灸神阙可补益元气；泻内关能活血化瘀；中脘健脾胃助消化；巨阙调心气活血、身柱强身。

5. 肿瘤

肿瘤扶正任脾胃，足三里三阴交关元。
食道癌加天突穴，膻中鸠尾巨阙专。
肺癌肺俞和内关，再把列缺尺泽选。
胃肠癌胃上巨墟，大肠曲池和内关。
乳癌膺窗内关乳根。瘀血膈俞血海擅。
气血气海脾胃俞，痰湿阴陵泉丰隆中脘。

注

肿瘤扶正取穴以任脉、脾经和胃经穴为主，穴取脾俞、胃俞、关元、足三里、三阴交。食道癌加天突、膻中、鸠尾、巨阙；肺癌加肺俞、内关、列缺、尺泽；胃肠癌加胃俞、大肠俞、曲池、内关、上巨虚；乳腺癌加膺窗、内关、乳根；瘀血加膈俞、血海；气血两虚加气海、脾俞、胃俞；痰湿加阴陵泉、丰隆、中脘。

6. 癌痛

各种癌症疼痛选：足三里三阴交关元。
肝癌期章阳陵泉，合谷太冲夹脊专。
肺癌孔最尺泽列缺。脑癌前顶印堂长强。
乳癌内关膺乳膻中。口腔照海列缺廉泉。
食道癌加天突穴，膻中鸠尾巨阙选。
直肠天枢大梁丘支沟。胃肠内关天枢中脘。
脾肾阳虚命门肾。肾肝照海太溪太冲健。
厌食天枢下脘上巨虚。呃逆中脘和内关。
气海脾胃气血虚，瘀血肺俞血海添。
痰湿中脘丰隆阴陵泉。减化疗副脾胃督，
大椎三阴交足三里赞。白细胞减加膈俞。
免疫抑制取内关，关元脾胃肝肾俞。

注

癌症镇痛用泻法，癌症疼痛选穴以肝经、大肠经的穴位和相应的夹脊穴为主。

治疗肿瘤癌症的首要目的是改善症状，延长生存期（用相应的补法），以扶正固本为要，取穴以任脉、脾、胃经穴位为主，治各种癌皆选足三里、三阴交、关元。

(1) 肝癌肝大加期门、章门、阳陵泉、合谷、太冲、夹脊穴；肺癌加肺俞、孔最、尺泽、列缺；脑癌加前顶、印堂、长强。

(2) 乳腺癌加内关、膺窗、乳根、膻中（乳癌内关膺乳膻中）。

(3) 口腔癌加取照海、列缺、廉泉。

(4) 食道癌加天突穴、膻中、鸠尾、巨阙。

(5) 直肠癌取天枢、大肠俞、梁丘、支沟。

(6) 胃肠癌加内关、天枢、中脘。

(7) 脾肾阳虚加命门、肾俞。

(8) 肝肾阴虚加照海、太溪、太冲。

(9) 厌食加天枢、下脘、上巨虚。

(10) 呃逆加中脘、内关；气血不足加气海、脾俞、胃俞；瘀血内停加肺俞、血海；痰湿积聚加中脘、丰隆、阴陵泉。

(11) 毫针用补法减轻各种癌的化疗副作用皆选取脾经、胃经和督脉穴，取脾俞、胃俞、大椎、三阴交、足三里。

(12) 白细胞减少加膈俞、肾俞、脾俞、胃俞、肝俞、合谷、大椎、足三里。

化疗导致免疫功能抑制加取内关、关元、脾俞、胃俞、肝俞、肾俞。

方解：关元培本固肾；足三里、三阴交协调三阴，健脾胃，祛湿化痰；合谷、太冲行气活血；相应夹脊穴针对病变部位鼓动脏腑气血，通调气机；大椎为诸阳之会，可宣导阳气，消瘀散热。

在本书中，合谷简称谷，天枢简称枢，膻中简称膻，内关简称关。足三里简称三里，里。三阴交简称阴交、此注意与阴交穴别混，但分析可知。

7. 黄褐斑

黄褐斑取三阴交，阿是合谷和颧髎。
滞瘀太冲与血海，肝肾太溪肝肾疗。

注

处方：三阴交　阿是穴　合谷　颧髎

配穴：气滞血瘀加太冲、血海；肝肾阴虚加太溪、肝俞、肾俞；脾虚湿困加脾俞、足三里、阴陵泉。

方解：取局部阿是穴、颧髎以疏通局部经络之气，化瘀消斑；合谷疏调阳明经气血，三阴交补益脾胃，调和气血，二穴合用通调全身气血，使脏腑精气、津血上荣于面而消斑。

操作：皮损部位用细毫针围刺。

附录 A：高血压

高压调和平肝阳，足厥阴和足少阳，
百会风池三阴交，太冲合谷曲池傍。
肝火行间加侠溪，肝俞肾俞虚阳亢，
痰湿中脘配丰隆，关元肾俞虚阴阳，
气虚血瘀三里膈，头晕头维伍太阳，

心悸失眠内关神，耳针降压沟用上。
高脑危象慎针灸，高压一二期效彰。

注

治疗高血压要调和气血，平肝潜阳。以足厥阴经、足少阳经穴为主。

主穴：百会　风池　三阴交　太冲　合谷　曲池

配穴：肝火亢盛配行间、侠溪；肝俞加肾俞治阴虚阳亢；痰湿壅盛加中脘、丰隆；关元和肾俞治阴阳两虚；气虚血瘀加足三里和膈俞；头晕头重加头维、太阳；心悸失眠加神门；急慢性高血压，都可针刺足三里、曲池、风池、内关、太冲、素髎、太溪、涌泉以通络平衡降压；高血压头痛加印堂、太阳穴；失眠加神门、内关、安眠穴；心悸加郄门、内关穴。

总之，治则为补虚，活络，祛痰。

耳针选降压沟、肾上腺、耳尖、交感、神门、心。

高血压脑病危象者慎用针灸，但高血压属一、二期者则针灸效果彰明。

附录B：假性延髓麻痹症（假性球麻痹）

假性球麻心瘀痰，语言不利吞咽难。
督脉心经心包经，风池翳风上廉泉，
金津玉液咽后壁，水沟通里都可选。

注

假性延髓麻痹症又叫假性球麻痹，是两侧皮质延髓束受损害所产生的症状，临床表现为延髓神经所支配的肌肉呈上运动神经元性瘫痪或不完全性瘫痪，以软腭、咽喉、舌肌运动障碍，吞咽困难，发音、讲话困难，但无舌肌萎缩，也无纤维行震颤，而咽反射存在，下颌反射增强，常见强哭强笑。

假性延髓麻痹症见于西医学的脑血管意外，肌萎缩侧索硬化，梅毒性脑动脉炎等，中医认为其由两种原因所致：①心的功能失常；②痰浊瘀血等病邪阻滞脑络。

治假性球麻痹，以针取督脉、手少阴心经、手厥阴心包经穴位为主，以调神导气，活血通络，通关利窍为治。

处方：风池　翳风　上廉泉　金津　玉液　咽后壁　水沟　通里

方解：金津、玉液、咽后壁可开窍利关；风池、翳风可养脑益髓；水沟调神导气；通里可通心窍、利舌窍；上廉泉可通利舌窍。

注意治此病的针刺操作：风池、翳风针向喉结，震颤徐入2～2.5寸，以小幅度旋转补法，以咽喉部麻胀为佳，应持续捻转1～3分钟。上廉泉针尖向舌根方向斜刺1.5寸；金津、玉液用三棱针点刺出血；咽后壁用3寸以上长针点刺；水沟、通里用泻法。